Cornelius Stetter

Denn alles steht seit Ewigkeit geschrieben

Cornelius
Stetter

Denn alles steht seit Ewigkeit geschrieben

Die geheime Medizin der Pharaonen

Quintessenz

Umschlagabbildung:
Totenpapyrus aus Theben mit Horus, der Sonnenscheibe und einer Uräusschlange (Mittleres Reich).
Foto: Claus Hansmann

CIP-Titelaufnahme der Deutschen Bibliothek

Stetter, Cornelius:
Denn alles steht seit Ewigkeit geschrieben : die geheime Medizin der Pharaonen / Cornelius Stetter. - München : Quintessenz-Verl.-GmbH, 1990

ISBN 3-928036-03-3

Lithographie: Toppan Printing Co. (S) Pte., Ltd., Singapore und JuP Industrie- und Presseklischee, Berlin
Satz: av-satz, Berlin
Druck: Bosch-Druck, Landshut/Ergolding
Umschlagdruck: Kupijai & Prochnow, Berlin
Bindearbeiten: Lüderitz & Bauer, Berlin

Printed in Germany

Inhaltsverzeichnis

Einführung

Land und Leute in 5000 Jahren

Es wäre unvollkommen, würde man über die Geschichte der altägyptischen Medizin berichten, ohne wenigstens in Kürze das Land zu beschreiben, in dem schon vor Jahrtausenden so viele ungewöhnliche Dinge geschehen sind.

Wie war es möglich, daß hier in der schier endlosen, öden Sahara, vor 5000 Jahren eine der erstaunlichsten Kulturen unserer Erde erblühte? Viele Rätsel dieses geheimnisvollen Landes haben ein gemeinsames Schlüsselwort: der Nil.

Ägypten ist ein Kind des Nils. Die alten Ägypter wußten nicht (oder wollten es nicht wissen), woher er kam; aus dem Himmel, nahmen sie an. Mehr als 6500 Kilometer von seiner Mündung entfernt, entspringt der „Weiße Nil" in den Seen Äquatorialafrikas. Nach der Hälfte der Strecke vereinigt er sich bei Khartum mit dem „Blauen Nil", einem reißenden Gebirgsfluß aus dem äthiopischen Hochland. 320 Kilometer weiter nimmt der längste Strom der Erde dann seinen letzten Nebenfluß, den Atbara, auf. In weiten Windungen sucht er sich nun seinen Weg über fünf Katarakte, der nördlichste davon liegt beim heutigen Assuan, dem antiken Syene. Und hier wird das Niltal urplötzlich zu einem smaragdgrünen Vegetationsstreifen in einer knallgelben Wüste, die jeden Tag vor Sonnenuntergang in einen violetten Schimmer getaucht ist. 1300 Kilometer weiter fächert sich der Nil zum Delta auf. Alljährlich zwischen Juli und Oktober (Schneeschmelze und Regenzeit in Zentralafrika) schwoll der Nil zum reißenden Strom an und brachte Erdreich aus der Mitte Afrikas nach Ägypten. Das heranflutende Hochwasser ließ den fruchtbaren Schlamm zurück, die Grundlage für Ägyptens Wohlergehen oder – wenn die Überschwemmung ausblieb – für Hungerjahre. (Heute fehlt dem Land der Nilschlamm. Von 1959 bis 1970 zog der ägyptische Staatspräsident Gamal Abd el-Nasser das Prestige-Objekt „Sadd al-Ali" durch, den Bau des 3,8 Kilometer langen und 111 Meter hohen Assuan-Staudammes, hinter dem der 500 Kilometer lange Nasser-See liegt. Der fruchtbare Nilschlamm sammelt sich heute an der Staumauer, was zur Folge hat, daß in der Regel fast alle Turbinen verstopft sind. Fachleute meinen, daß eines gar nicht allzu fernen Tages der See überlaufen wird, weil der Schlammgrund dann die Höhe der Mauer erreicht haben wird.)

In der Frühzeit der ägyptischen Geschichte war das Land am Nil in 42 Gaue aufgeteilt; 20 entlang des Tals und 22 im Delta. Mit der Zeit schlossen sich die einzelnen Stämme zusammen, und es bildeten sich zwei Reiche: Ober- und Unterägypten. Die oberägyptischen Könige trugen eine weiße Krone mit einem Geier, die unterägyptischen eine rote Krone und ihr Totemtier war die Kobra. Als später die beiden Reiche vereinigt wurden, trug der Pharao die sogenannte „Doppelkrone". Die Vereinigung wird auch auf unzähligen Bildern mit Pflanzen dargestellt: ineinander verknüpft sind Lotosblume und Papyrus, die für Ober- und Unterägypten typischen Gewächse.

Neben dem Niltal und dem Delta gab es noch ein drittes, größeres und bewohntes Gebiet; das Faijum, eine Seeoase südlich von Memphis. Es erhält heute noch Zufluß durch den Bahr Jusuf, einen nördlich von Assiut nach Westen abzweigenden Nilarm, der im Karun-See (Birket Qarun), dem Moëris-See des Altertums, mündet. Das Wort ist altägyptischer Herkunft und bedeutet in etwa „Großer See". Seit der Zeit der Christianisierung nannten ihn die Ägypter Pa-jom (das Meer), und dieser Name hat sich im heutigen „Faijum" erhalten. Der See liegt 45 Meter unter dem Meeresspiegel und ist rund 40 Kilometer lang. Im Altertum war er sechsmal so groß, und es wimmelte in ihm nur so von Krokodilen. Sobek, der Krokodilgott, war deshalb auch die Haupt-Gottheit dieser Region. Durch den Bau mächtiger Schleusenanlagen konnte man den See nach jeweiliger Notwendigkeit weit zurückdrängen und fruchtbares Land gewinnen, das zwei Ernten im Jahr brachte. Pharao Sesostris II. begann diese kolossalen Kultivierungsarbeiten, Amenemhet III. schloß sie ab. Er ließ sich eine Pyramide „mit Seeblick" bauen, die heute so gut wie verschwunden ist. Deren Totentempel – 300 mal 240 Meter groß – galt in der Antike als

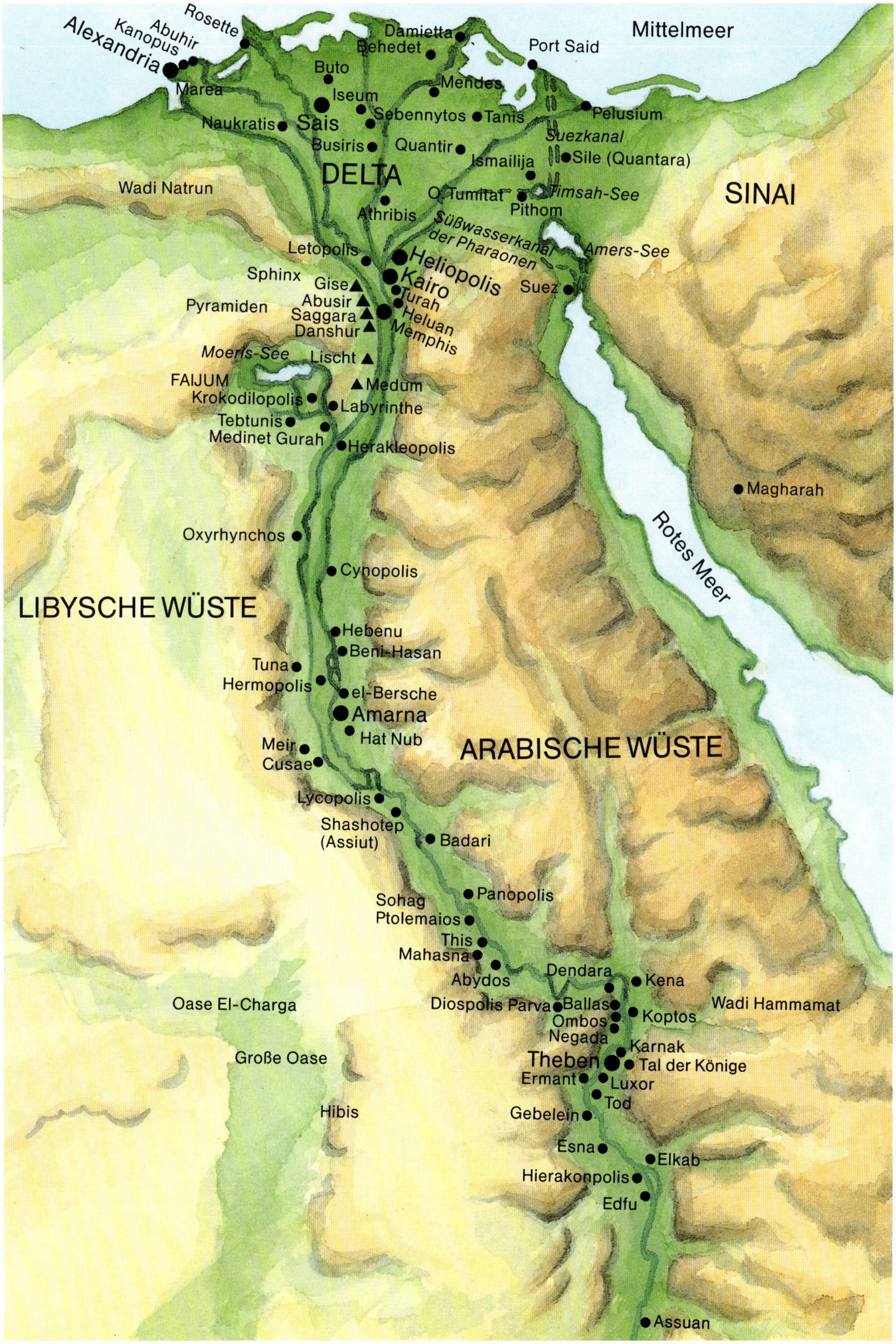
Mittelmeer
Rosette
Abuhir
Kanopus
Alexandria
Marea
Damietta
Behedet
Port Said
Buto
Iseum
Mendes
Sais
Naukratis
Sebennytos
Tanis
Pelusium
Busiris
Quantir
Suezkanal
Sile (Quantara)
Ismailija
DELTA
Wadi Natrun
O. Tumilat
Timsah-See
SINAI
Pithom
Athribis
Süßwasserkanal der Pharaonen
Letopolis
Heliopolis
Amers-See
Sphinx
Gise
Kairo
Suez
Abusir
Turah
Pyramiden
Saggara
Heluan
Danshur
Memphis
Moeris-See
Lischt
FAIJUM
Medum
Krokodilopolis
Labyrinthe
Tebtunis
Medinet Gurah
Herakleopolis
Magharah
Rotes Meer
Oxyrhynchos
Cynopolis
LIBYSCHE WÜSTE
Hebenu
Beni-Hasan
Tuna
Hermopolis
el-Bersche
Amarna
Hat Nub
Meir
Cusae
ARABISCHE WÜSTE
Lycopolis
Shashotep (Assiut)
Badari
Panopolis
Sohag
Ptolemaios
This
Mahasna
Abydos
Dendara
Kena
Oase El-Charga
Diospolis Parva
Ballas
Wadi Hammamat
Ombos
Koptos
Negada
Karnak
Große Oase
Theben
Tal der Könige
Ermant
Luxor
Tod
Hibis
Gebelein
Esna
Elkab
Hierakonpolis
Edfu
Assuan

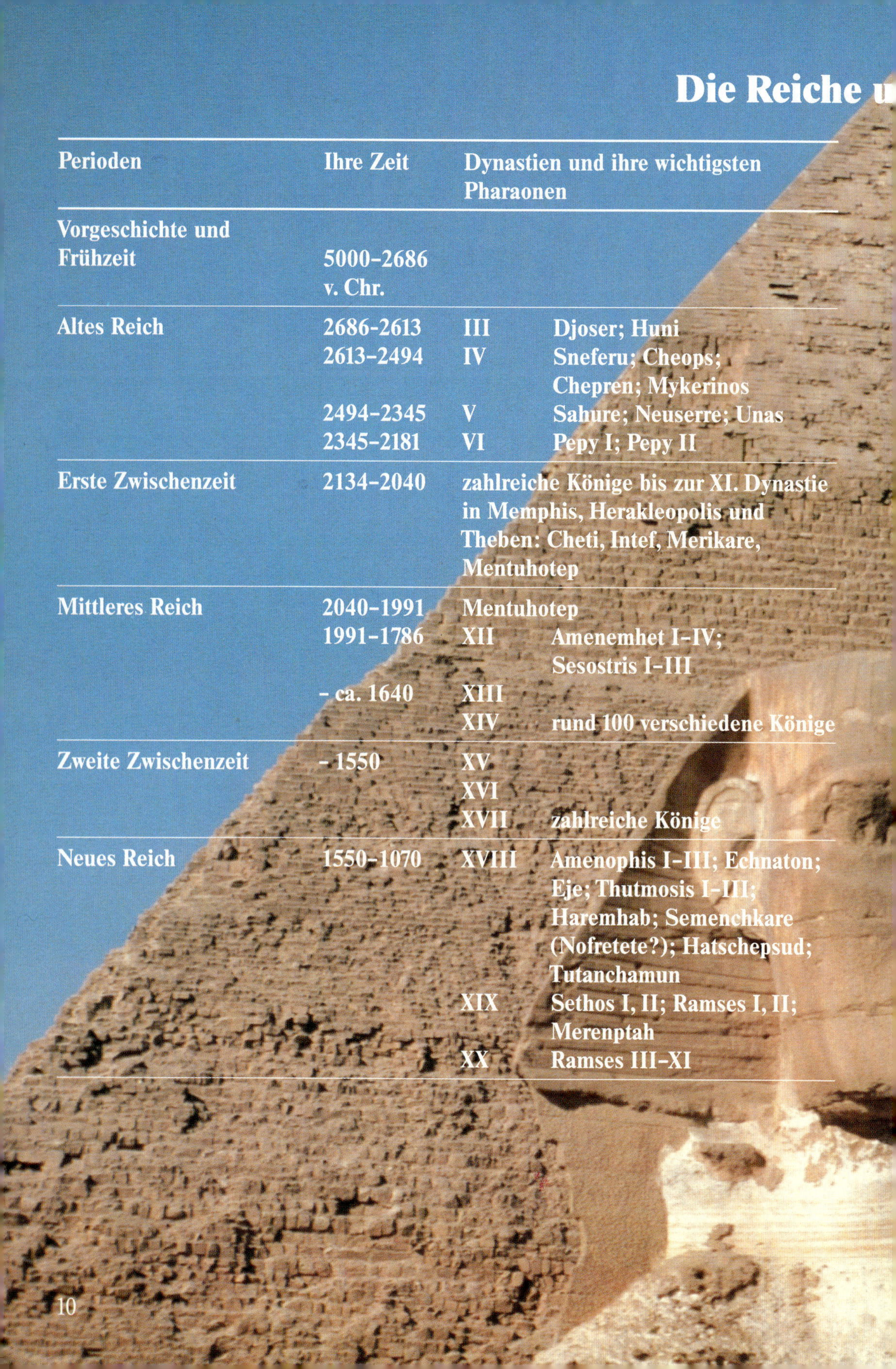

Die Reiche u

Perioden	Ihre Zeit	Dynastien und ihre wichtigsten Pharaonen	
Vorgeschichte und Frühzeit	5000–2686 v. Chr.		
Altes Reich	2686-2613	III	Djoser; Huni
	2613–2494	IV	Sneferu; Cheops; Chepren; Mykerinos
	2494–2345	V	Sahure; Neuserre; Unas
	2345–2181	VI	Pepy I; Pepy II
Erste Zwischenzeit	2134–2040	zahlreiche Könige bis zur XI. Dynastie in Memphis, Herakleopolis und Theben: Cheti, Intef, Merikare, Mentuhotep	
Mittleres Reich	2040–1991	Mentuhotep	
	1991–1786	XII	Amenemhet I–IV; Sesostris I–III
	– ca. 1640	XIII	
		XIV	rund 100 verschiedene Könige
Zweite Zwischenzeit	– 1550	XV	
		XVI	
		XVII	zahlreiche Könige
Neues Reich	1550–1070	XVIII	Amenophis I–III; Echnaton; Eje; Thutmosis I–III; Haremhab; Semenchkare (Nofretete?); Hatschepsud; Tutanchamun
		XIX	Sethos I, II; Ramses I, II; Merenptah
		XX	Ramses III–XI

hre Beherrscher

Perioden	Ihre Zeit	Dynastien und ihre wichtigsten Pharaonen	
Dritte Zwischenzeit	1070–712	XXI–XXV	rund 25 Könige (in der XXIII. Dynastie mehrere gleichzeitige Königshäuser in Theben, Hermopolis, Tanis, Herakleopolis, Leontopolis)
Spätzeit	712–332	XXVI XXVII XXVIII–XXX XXXI	Psammetich I–III Darius; Xerxes Amyrtaios bis Nektabenos II = 2. Perserzeit Darius III; in dieser Zeit beherrschte der nubische Fürst Chababasch kurz Ägypten; Alexander d. Gr.
Griechisch-Römische Zeit	332 v. Chr. – 395 n. Chr.	Makedonische Dynastie: Ptolemaios I-XV; Kleopatra Römische Kaiser, ab 30 v.Chr.: Augustus, Tiberius, Caligula, Claudius, Nero ...	

Trotz vielfältiger Forschungsarbeit lassen sich – zumindest die Datumsangaben – im „Alten" und im „Mittleren Reich" nicht fixieren. Wir müssen von Schätzungen ausgehen. Ab dem „Neuen Reich" werden die Dokumente präziser. Zudem versuchen wir alle Personen-Namen in ihrer deutschen Version wiederzugeben; was uns bei Zitaten aus alten Schriften nicht immer zulässig erscheint. Allein von Tut-ench-Amun gibt es ein Dutzend verschiedener Schreibweisen.

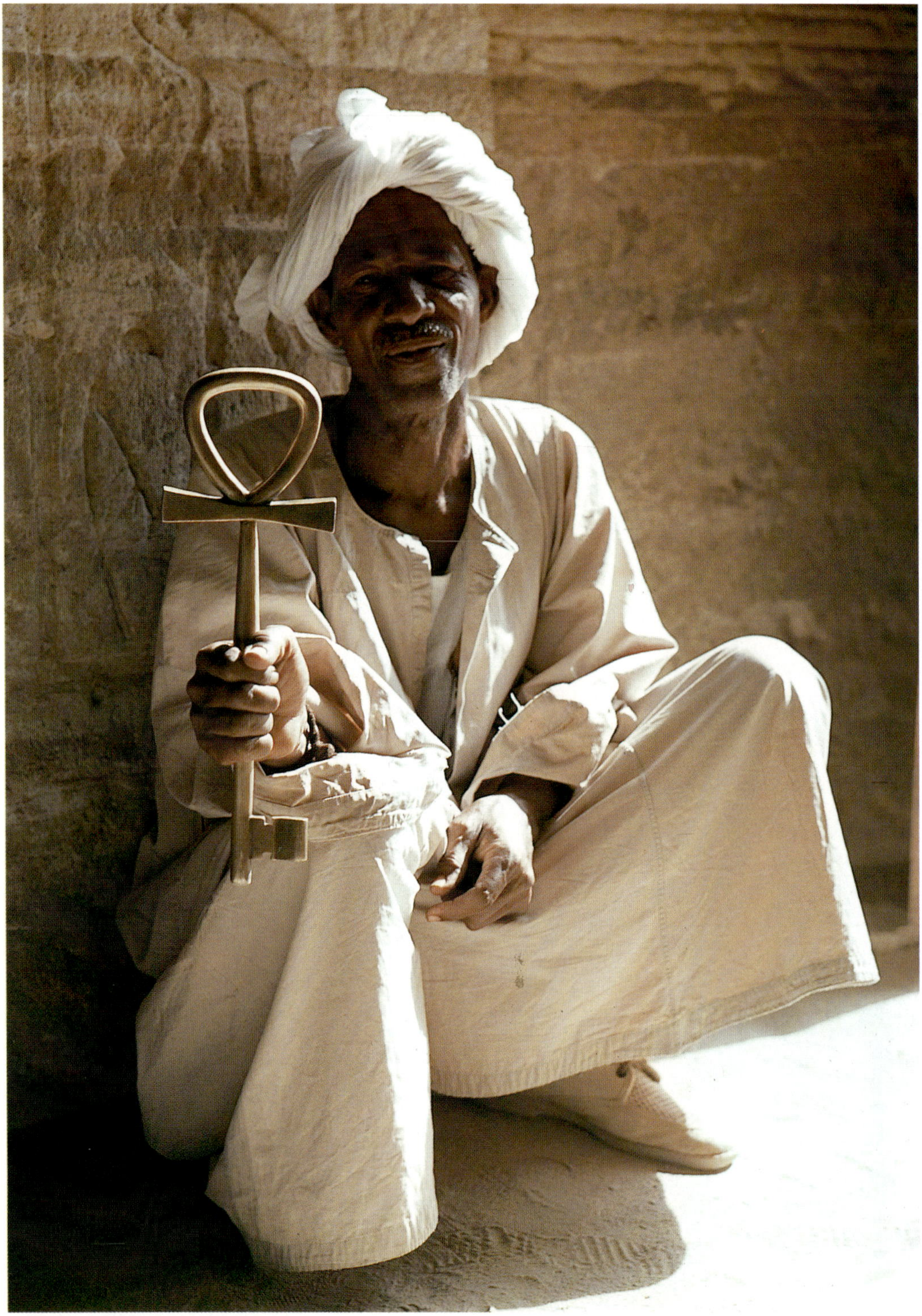

Abdul ist Wächter der Tempelanlage von Abu Simbel. Der Schlüssel zur Eingangstür ist mit dem „Anch"-Zeichen versehen, dem Symbol der Lebenskraft.

berühmtes Labyrinth. Strabo berichtete 25 v. Chr., daß kein Fremder ohne Führer durch die Höfe und Gänge habe finden können. Nach einer griechischen Sage baute Daidalus im Palast von Knossos auf Kreta ein Labyrinth, in dem das Untier „Minotaurus", ein Geschöpf, halb Mensch, halb Stier gehaust haben soll. Diodor von Sizilien schrieb, dieses Labyrinth sei nur ein kleiner Abklatsch des ägyptischen Labyrinths gewesen. Für Herodot war da noch mehr, nämlich 1500 unterirdische Räume mit Kammern für zwölf Pharaonen. Bisher konnten sie bei Grabungen nicht gefunden werden; das Labyrinth wartet auf einen Schliemann unserer Tage.

„Wiewohl das Labyrinth ein wahres Wunder ist, so stellt sich uns doch der in seiner Nähe befindliche Moëris-See als ein noch größeres dar", schrieb Herodot. „Sein Umfang ist 3600 Stadien, das ist die ganze Meeresküste Ägyptens." Linant Pascha fand 1842 Spuren der alten Dämme, danach muß der künstliche See eine Wasseroberfläche von 157 Quadratkilometern gehabt haben – ein unvorstellbares Bewässerungssystem!

Herodot muß den See noch in seiner ursprünglichen Größe gesehen haben. Das heißt, daß die Versandung so in die Zeit der Römer fällt. Da kümmerte sich längst kein besorgter Pharao mehr um das Wasser-Reservoir; das ägyptische Reich war „geschlossen". Eine Periode der Dürre und die Versandung ließen den Moëris-See immer kleiner werden. (Ein Beispiel dafür, wie schnell das in diesen Breiten geht: als dem Nasser-See 1988 wegen Trockenheit der Zufluß aus Äthiopien fehlte, sank der Wasserspiegel des 5000 Quadratkilometer großen Sees um 35 Meter!)

Ein dem Faijum sehr ähnliches Gebiet war das Wadi Natrun, eine Oase beim Delta, südlich von Alexandria. „Natrun" bezieht sich auf die dortigen Salzseen, aus denen man Natron bezog, wichtig zum Beispiel für die Mumifizierung.

Der Nil hatte aber auch noch andere weitreichende Wirkungen. Das Kalenderjahr begann, wenn die Flut einsetzte. Das Jahr bestand aus drei Jahreszeiten zu je vier Monaten: der Jahreszeit der Überschwemmung, den Monaten des Säens und Wachsens und der Zeit der Ernte. Der Monat hatte 30 Tage, das Jahr dauerte 360; dazu kamen fünf Extratage, die sogenannten Epagomenaltage, an denen die Geburtsfeste der fünf Hauptgottheiten gefeiert wurden. Sehr schnell fanden die Ägypter heraus, daß das Jahr nicht 365 Tage hatte, sondern 365¼. Der Bauer richtete sich dennoch nach dem Sonnenkalender.

Die klassische Quelle zur ägyptischen Geschichte ist eine Pharaonenliste, die im 3. Jahrhundert v. Chr. von Manetho niedergeschrieben wurde. Manetho war Priester in Heliopolis und er erledigte diese Arbeit wohl für König Ptolemaios II. Die ursprüngliche (griechische) Handschrift ist nicht erhalten, wir müssen uns auf Überlieferungen von Schriftstellern wie Flavius Josephus, Sextus Julius Africanus oder Eusebios aus

Kaisareia stützen. Manetho beginnt seine Königsliste mit einem Mann, den er Menes nennt und mit der Einigung Ober- und Unterägyptens. Die folgenden Herrscher-Dynastien sind dann in historische Perioden zusammengefaßt: in das Alte Reich, das Mittlere Reich und das Neue Reich. Mit den „Zwischenzeiten" werden Brüche im gleichförmigen Ablauf der ägyptischen Geschichte dokumentiert (sie beruhen zum Teil auf Invasionen fremder Völker).

Königliche Residenz und Mittelpunkt der Verwaltung wurde, nach dem Zusammenschluß, Memphis – an der Nahtstelle der beiden Reiche. Ganz in der Nähe entstand auch die erste Grabanlage in Sakkara, die bis zum Ende des Pharaonenreiches zu einer gewaltigen Totenstadt für Könige, Würdenträger und Millionen mumifizierte, heilige Tiere ausgebaut wurde.

Pharaonen, Hofbeamte, die ersten Schreiber, Priester und Mediziner dieser frühen Jahrhunderte der ersten Dynastien waren von einer bestechenden Genialität. Als ob es gar nichts wäre, „erfanden" sie den Kalender, das Papier und die Schrift, leisteten geradezu Erstaunliches in der Geometrie, durchdachten eindrucksvolle Bewässerungssysteme und waren in Vorratshaltung und Logistik schier unübertrefflich. Schon in der I. Dynastie - also vor mehr als 5000 Jahren – besaßen die Ägypter ein Dezimalsystem und konnten die Fläche eines Dreiecks, eines Vierecks, eines Trapezes und selbst die eines Kreises berechnen. Im letzteren Fall bildeten sie das Quadrat aus acht Neunteln des Durchmessers, was für die Zahl Pi einen Wert von 3,1605 ergab. Erst im Jahre 1596 n. Chr. fand die Kreiszahl, die auch die Statiker beim Pyramidenbau gekannt haben müssen, Eingang in unsere Mathematik. Damals berechnete sie der niederländische Professor Ludolph van Ceulen annähernd mit 3,141592653589793238 46.

Auch die physikalischen Kenntnisse der alten Ägypter müssen schon in den frühen Dynastien weit fortgeschritten gewesen sein. Wir gehen heute davon aus, daß Benjamin Franklin vor knapp 200 Jahren den Blitzableiter erfunden hat. Aber: bereits im 15. Jahrhundert vor unserer Zeitrechnung pflegte man die Tempelbauten so anzulegen, daß der Eingang durch ein großes Tor (den sogenannten „Pylon") dargestellt wurde, das wiederum von zwei hohen, festungsartigen Türmen flankiert war. Jeder dieser Türme war mit zwei von oben bis unten durchgehenden Rinnen versehen, die zur Aufnahme von „Mastbäumen" dienten. Solche Masten waren beträchtlich in ihrer Höhe. Am Tempel von Edfu ragten sie 100 Fuß (etwa 30 Meter) hoch in die Lüfte. Man fand dort eine Inschrift der Ptolemäer; sie lautet: „Dies ist der hohe Pylonbau des Gottes von Edfu, am Hauptsitze des leuchtenden Horns; Mastbäume befinden sich paarweise hier, um das Ungewitter in der Himmelshöhe zu zerschneiden." Und auch bei den Gesetzen der Leitung von

Elektrizität scheinen die alten Ägypter „auf Draht“ gewesen zu sein: Metall, so wußten sie wohl, ist ein guter Leiter und Kupfer ein noch besserer. Wieder berichten die Ptolemäer: „Diese Mastbäume“, heißt es, „sind, um ihren Zweck besser zu erfüllen, mit dem Kupfer des Landes beschlagen.“

Die Erfindung der Schrift (und des Schreibmaterials, das so unendlich viel praktischer war, als die Tontafeln Babyloniens) beeinflußte die gesellschaftliche Struktur gewaltig. Schreiben war notwendig für die Verwaltung des Landes, und die Männer, die Lesen und Schreiben oder eine Urkunde abfassen konnten, wurden zu wichtigen Partnern der Könige. Bis dahin hatte die Gesellschaft aus zwei Klassen bestanden: auf der einen Seite stand der Adel mit den regionalen Fürsten, die Statthalter, Beamte und Krieger waren und auf der anderen Seite die Bauern und Handwerker. Jetzt entwickelte sich eine neue Klasse: die Schriftgelehrten tauchten auf, die nun hohe Beamte werden konnten, oder – Ärzte.

Seinen Höhepunkt erreichte das Alte Reich mit den großen Pyramidenbauern Snofru, Cheops, Chephren und Menkaure (Mykerinos) aus der IV. Dynastie. Zuvor schon hatte König Djoser mit der ältesten Pyramide der Welt, in Sakkara, Zeichen gesetzt. Nichts gewaltigeres war von Menschen bis dahin geschaffen worden. Und das ist auch das Verblüffende an der ägyptischen Geschichte. Plötzlich tat die Menschheit vor 5000 Jahren einen gewaltigen Schritt nach vorne. Einfach so; ganz ohne Vorbereitungen, wie im Handumdrehen, entstand eine hochzivilisierte Gesellschaftsform, die sich zu atemberaubenden technischen Höhenflügen aufschwang und die zu Gemeinschaftsleistungen fähig war, die alle Dimensionen sprengte. Ganz gewiß war der Pyramidenbau ein Meilenstein in der Geschichte der Menschheit, denn zum ersten Mal wurde eine Form der Technologie auf breitester Basis angewandt, wurde man der damit verbundenen Probleme vielfältigster Art Herr.

Die Arbeitskräfte stellte ein geeintes Land, wobei man nicht vergessen darf, daß es sich auch um eine religiöse Gemeinschaftsaufgabe handelte. Die kaum vorstellbare Arbeitsleistung hätte man mit gezwungen Sklaven nicht bringen können. Die allererste Pyramide in Sakkara war aber auch das Werk eines genialen Kopfes, des „Wesirs von Unterägypten, dem Ersten nach dem König von Oberägypten, Großen Haushofmeister, Inhaber der erblichen Adelswürde, Hohepriester von Heliopolis, Baumeister, Bildhauers und obersten Vasenherstellers“: Imhotep, Arzt und bei den Griechen später der Heilgott Asklepios.

Ohne Zweifel ist die Pyramide des Pharaos Chufu (Cheops) – eines der sieben Weltwunder – nicht nur die größte, sondern auch die am sorgfältigsten gebaute. Mit mathematischer Genauigkeit sind die vier Seiten nach den vier Himmelsrichtungen eingerichtet. Das Bauwerk bedeckt ein Quadrat von 230 Metern Seitenlänge und die Masse der Pyramide beträgt etwa 6,5 Millionen Tonnen Kalkstein. Auf der Länge von 230 Metern weicht sie gerade 16 Millimeter von der Waagrechten ab! (Man denke nur an eine normale Zimmerdecke, die im Durchschnitt bei fünf Metern Länge zwei Zentimeter Höhenunterschied aufweist.) Die Pyramide ragte in eine Höhe von 146,6 Meter (heute 137 m) und hat einen Böschungswinkel von 52 Grad; das bedeutet, sie hat die einzigartige geometrische Eigenschaft, daß ihre Höhe zu ihrem Umfang in gleichem Verhältnis steht wie der Radius zum Umfang eines Kreises (1:2). Die Pyramide wurde exakt vermessen, dabei hat man festgestellt, daß die Verhältniszahlen mit einer Genauigkeit von mehr als einem Tausendstel eingehalten wurden. Da das kein Zufall sein kann, waren den wildesten Spekulationen Tür und Tor geöffnet. Selbst heute würde der Bau der Pyramide große technische und organisatorische Schwierigkeiten mit sich bringen. Das Projekt ist nach rund 23 Jahren vollendet gewesen. Das bedeutet, daß jedes Jahr rund 100 000 Steinblöcke mit einem Durchschnittsgewicht von 2,5 Tonnen (es gibt auch welche, die 40 Tonnen wiegen), gebrochen, behauen, auf dem Nil von den Steinbrüchen bis Gizeh transportiert, dann kilometerweit durch die Wüste geschleift und schließlich verarbeitet werden mußten – rund 285 pro Tag! Bei einem zwölfstündigen Arbeitstag würde das bedeuten, daß alle zweieinhalb Minuten ein tonnenschwerer Steinquader fix und fertig an seinem Platz gelegen haben muß. Wie das vor sich gegangen sein soll, hat bis heute niemand definitiv beschreiben oder erklären können. Aufzeichnungen gibt es keine.

Mit dem Wachsen des Bauwerkes mußten die Steinblöcke immer höher hinauf geschafft werden und natürlich wurde auch die Arbeitsfläche immer kleiner, so daß schließlich sicher auch keine Zugtiere mehr verwendet werden konnten. Fahrzeuge mit Rädern gab es nicht, über Rampen und mit Schlitten mußten die Steine transportiert werden. Als kolossales Problem muß sich auch die Versorgung der Arbeiter dargestellt haben. Gehen wir einmal nur von den 100 000 Beschäftigten aus, von denen Herodot berichtet (in anderen Quellen sind es 280 000). Erich von Däniken hat dazu eine humorvolle Rechnung aufgemacht. Da die Ägypter mit Leidenschaft Rettiche und Zwiebel verzehrten und diese auch zur täglichen Essens-Ration gehörten (es gab sogar einen Rettich-Streik), stellte er fest: „Gesetzt den Fall, ein Arbeiter verdrückt am Tag nur 100 Gramm Zwiebel, so hätten 100 000 täglich 10 000 Kilo Zwiebeln weggeputzt und im Monat 300 Tonnen. Wäre auf der Baustelle nur sechs Monate im Jahr gewerkelt worden, so hätten alleine in dieser Zeit 1800 Tonnen Zwiebeln herangeschafft werden müssen. Da es damals weder Lastwagen noch Containerzüge gab, hätte man die Zwiebeln in Säcken und Boote und von diesen wieder auf Ochsen und Esel verladen müssen, wären täglich 200 Arbeiter nur damit beschäftigt gewesen, 50 Kilo schwere Säcke zu entladen und zu verteilen. Doch nun lebten die Pyramidenbauer nicht von Zwiebeln alleine ..."

Der ursprüngliche Eingang zur Pyramide liegt an der Nordseite in 18 Metern Höhe. Von hier führt ein siebenundneunzig Meter langer Gang in einer Neigung von siebenundzwanzig Grad durch den gewachsenen Fels unter die Erde in eine Grabkammer. Sie war ausgerichtet auf den Polarstern. Ein zweiter, achtunddreißig Meter langer, sehr niedriger Gang führt im Inneren von der Bodenfläche aus schräg nach oben. Er verläuft dann waagrecht und wird höher, so daß Menschen aufrecht gehen können. Dieser Gang endet in einer genau unter der Spitze gelegenen Kammer, zwanzig Meter über dem Boden. Ein weiterführender Gang endet blind, der unfertig gebliebene Boden läßt vermuten, daß dieser Plan aufgegeben wurde. Dafür arbeitete man an dem ursprünglich schräg emporsteigenden Gang weiter. Er führt 42 Meter nach oben und wird wegen seiner mehr als acht Meter Höhe „große Galerie" genannt.

Die Galerie führt zur eigentlichen Grabkammer, die mit schwarzem Granit ausgekleidet ist und wieder direkt unter der Pyramidenspitze liegt. Der Sarkophag war bei seiner Entdeckung leer, der Deckel verschwunden. Man vermutet, daß Grabräuber bereits im Alten Reich in die Pyramide eingedrungen sind.

Damit Sie sich ein Bild von der gewaltigen Größe der Pyramide machen können, noch ein Vergleich: in ihr könnten die römische Peterskirche, die Dome von Mailand und Florenz, die Londoner St. Pauls-Kathedrale und die Westminster-Abtei – also die fünf größten Kirchen der Welt – bequem Platz finden.

Nach den großen Pharaonen des Alten Reichs vollzieht sich mit den Jahrzehnten ein Wandel in der gottgleichen Stellung der Könige. Als höchster Gott wird nun die Sonne, „Re", verehrt, der Pharao ist der „Sohn des Re". Die Prieser und Gaufürsten streben nach mehr eigener Macht und zersetzen so den Staatsapparat. Die Provinzvorsteher hatten ihre Stellung in erbliche Posten umgewandelt und betrachteten ihre Gaue als Privateigentum, das sie sogar mit Waffengewalt verteidigten. Später nahmen sie noch dazu die Königswürde in Anspruch. Hungersnöte brachen aus, der Niedergang des Alten Reiches war programmiert, es kam zur sogenannten Ersten Zwischenzeit; Ägypten war wieder geteilt, Regierungssitze wurden Herakleopolis und Theben.

Mit der XI. Dynastie begann das Mittlere Reich und im wieder vereinten Ägypten eine rege Bautätigkeit. Die Herrscher der XII. Dynastie bescherten dem Land inneren Frieden, nachdem sie den Gaufürsten die Flügel gestutzt hatten. In Unternubien entstand eine Reihe großer Festungen. Der Einfluß Ägyptens dehnte sich über den zweiten Nilkatarakt hinaus aus und es setzte ein reger Handelsbetrieb zu den Bergwerken (Gold, Diorit) ein; die Geschäftsbeziehungen zu Vorderasien wurden verstärkt, die Sümpfe des Faijum trocken gelegt und besiedelt. Was aber diesen Zeitabschnitt zu einer „klassischen Periode“ macht, sind die intellektuellen Leistungen. Es entstanden bedeutende literarische Werke, die später, in der XVIII. Dynastie, Vorbild-Funktionen hatten.

„Die Abenteuer des Sinuhe“ wurden zum klassischen Werk über die Erlebnisse eines ägyptischen Hofbeamten in der Fremde, ebenso die „Geschichte des Schiffbrüchigen“ oder die Erzählungen aus dem „Papyrus Westcar“, die sogar noch die „Märchen aus 1001 Nacht“ beeinflußten.

Der herausragendste Pharao dieses Zeit war Sesostris III., der ein zahlenmäßig beträchtliches, stehendes Heer zur Verfügung hatte. Er kontrollierte das goldreiche Nubien, sicherte die Handelswege nach Palästina und überwand die Stromschnellen des 1. Katarakts durch den Bau eines Kanals.

Um 1640 v. Chr. löste eine Gruppe von Fremden (aus dem nördlichen Mesopotamien) die XIII. Dynastie ab. Sie wurden „Hyksos“ genannt, nach der griechischen Wiedergabe eines ägyptischen Begriffs, der „Herrscher der Fremdländer“ lautet. Erst um 1532 v. Chr. gelang es Ahmose (1550-1525 v.Chr.), die Hyksos vollständig zu vertreiben. Er verfolgte sie über Jahre bis nach Palästina, während es noch dazu im Süden, in Nubien bis zur Insel Sai in Höhe des dritten Katarakts, Kampfhandlungen gab und auch im Land Aufstände niedergeschlagen werden mußten. Doch Ahmose setzte sich überall durch und hinterließ einen intakten Staat. Sein Nachfolger Amenophis I. war es dann übrigens, der das erste Grab im Tal der Könige anlegen ließ.

Zwei Gebirgseinschnitte, ein östlicher mit der Mehrzahl der Pharaonengräber und ein westlicher mit den Gräbern Amenophis III. und Ejes, bilden das „Tal der Könige“. Insgesamt sind es 62 geöffnete Gräber, diese letzte Nummer trägt das Grab von Tutench-Amun, das Howard Carter erst in diesem Jahrhundert ausgegraben hat. (Am Morgen des 6. November 1922 schickte er seinem Finanzier, dem Earl of Carnavon, dieses Telegramm: „Endlich wunderbare Entdeckung im Tal gemacht; großartiges Grab mit intakter Versiegelung; habe selbiges wieder zugedeckt bis zu Ihrer Ankunft. Gratuliere.“).

Es ist das kleinste dieser Gräber, die alle in derselben Weise angelegt sind: in das Felsmassiv ist ein Gang gehauen (bei Haremhab von 105 Metern Länge, bzw. Tiefe), der sich senkt und von verschieden großen Kammern unterbrochen wird. Der Gang endet in der Grabkammer, alle Wände sind üppig und kunstvoll bemalt; zumeist mit Illustrationen zu religiösen „Büchern“, wie dem „Pfortenbuch“, dem „Höhlenbuch“ oder der „Litanei des Re“ (Hymnen auf Re).

Wie kostbar diese riesigen

Grabanlagen eingerichtet gewesen sein mögen, können wir uns kaum vorstellen. Der Schatz des Tut-ench-Amun ist der einzige erhaltene, der uns einen Ahnungsschimmer geben könnte. Er lagerte in ein paar winzigen Kämmerchen und füllt heute das ganze erste Stockwerk des riesigen Kairoer Museums. Vermutlich war er nicht einmal typisch für die Pracht und Herrlichkeit der Pharaonen.

Die Nekropolenarbeiter, Handwerker und Künstler, lebten in der Nähe der Gräber. In einer Senke hinter dem Bergrücken von Qurnet Murai liegen die Ruinen von rund 70 Häusern, in denen die Arbeiter mit ihren Familien seit der Regierungszeit Thutmosis I. wohnten. Sie wurden mit Naturalien entlohnt, mit Fisch und Fleisch, Korn und Salz, Wein und Gemüse.

Thutmosis I., der von den Hyksos die bespannten Streitwagen übernommen hatte, war einer der kühnsten Feldherren des alten Ägypten. Er unternahm ausgedehnte Kriegszüge nach Süden und Osten und erweiterte das Reich bis zum Euphrat. Thutmosis III. unterwarf in 17 Feldzügen das Mitanni-Reich; unter seiner Regierung wurde Ägypten zum Zentrum eines Weltreichs, Hethiter, Babylonier und Assyrer beeilten sich, Gesandtschaften nach Ägypten zu schicken.

Nie war Ägypten stärker und wohlhabender. Die Kriege brachten Massen von Sklaven ins Land – billige Arbeitskräfte. Aus allen Himmelsrichtungen flossen die Tributzahlungen in die Schatzkammern, in Form von Gold und Juwelen, Hölzern, Textilien und Drogen.

Amenophis IV. dann vernachlässigte die Außenpolitik und löste einen religiösen Umsturz aus. Mit Echet-Aton (heute Tell el-Amarna) gründete er eine neue Hauptstadt. Anstelle des Gottes Amun sollte die Sonnenscheibe Aton als oberster Schöpfer und Lebensspender verehrt werden.

Der „Ketzerkönig", der sich Echnaton nannte, wollte die Vereinheitlichung der Götter. Und er wollte ganz offensichtlich auch die Priester in ihre Schranken weisen. Sie waren im Land am Nil zu mächtig geworden. Im Neuen Reich besaßen die Tempel – und damit die Priesterschaft – 750 000 Morgen Land, 500 000 Stück Vieh und 107 000 Sklaven. Sie kassierten die Abgaben von 196 Städten und erhielten vom Pharao (die Zahlen betreffen Ramses III.) 32 000 Kilo Gold, eine Million Kilo Silber und 185 000 Sack Korn – jährlich!

Echnaton starb, ohne einen Erben zu hinterlassen. Kurzfristig hatte er das Volk nicht für seine neue Religion gewinnen können; es blieb alles beim alten, nur seine Denkmäler wurden zerstört und sein Name ausgemeißelt.

Obwohl mit Sethos I., Ramses II. und Siptah noch bedeutende Männer die Doppelkrone trugen – der Untergang des Neuen Reiches war schließlich nicht mehr aufzuhalten. Das Bronze-Zeitalter ging zu Ende, den ägyptischen Truppen standen plötzlich Krieger mit Eisenwaffen gegenüber. Die Sitten verfielen, die Versorgung der Bevölkerung konnte nicht mehr gewährleistet werden, Justiz und Verwaltung waren so korrupt wie die Priesterschaft. Die Grabräuberei nahm erschreckende Ausmaße an; es gab kein Grab mehr, das vor den Schändern sicher war. Man zerstückelte Mumien oder riß ihnen die Binden vom Körper – nur um an den Schmuck zu kommen. Das Gold wurde von den Särgen gekratzt und das Silber an Ort und Stelle eingeschmolzen. Am 22. Tag des 3. Monats der Wintersaison, im 16. Regierungsjahr des Pharaos Ramses IX. (1124 v. Chr.) machte der Grabräuber Amun-penufer dieses Geständnis: „Wir fanden die edle Mumie des heiligen Königs, die mit einem Krummsäbel bewaffnet war. Zahllose goldene Amulette und Schmuckstücke waren auf seiner Brust, und eine goldene Maske war über seinem Gesicht. Die edle Mumie dieses Königs war völlig mit Gold bedeckt, und seine Särge waren mit Gold und Silber geschmückt, sowohl von innen, wie von außen, und mit kostbaren Steinen eingelegt. Wir sammelten das Gold ein wie auch die Amulette und die Schmuckstücke, die bei ihm waren und das Metall, das an seinen Särgen war. Wir fanden die Königin in genau derselben Pracht und holten uns alles, was wir bei ihr fanden. Dann legten wir Feuer an ihre Särge. Wir nahmen uns die Möbel, die wir bei ihnen fanden, sie enthielten Gegenstände aus Gold, Silber und Bronze und teilten das geraubte Gut unter uns auf...“

In den nun folgenden Jahrhunderten zerfiel das Reich und fremde Mächte machten sich im Land am Nil breit: Perser, Lybier, Assyrer und Äthiopier. 332 v. Chr. nahm Alexander der Große Ägypten den Ägyptern ab, nach seinem Tod erbten die Ptolemäer das Land, und 30 v. Chr. wurde Ägypten schließlich römisch.

Damit erlosch für das Abendland die ägyptische Kultur, bis Napoleon den Docht wieder anzündete und das erste ägyptische Institut zur Erforschung der alten Kultur gründete. Er war ein guter Beobachter und erkannte viele Probleme des Landes auf Anhieb; wie in dieser Notiz:

„In keinem Land hat die Verwaltung soviel Einfluß auf den öffentlichen Wohlstand. Ist die Verwaltung gut, so werden die Kanäle sorgfältig gegraben und in gutem Zustand gehalten, die Vorschriften über die Bewässerung richtig ausgeführt, und die Überschwemmung reicht weit. Wenn die Verwaltung schlecht ist, korrupt oder schwach, dann sind die Kanäle mit Schlamm verstopft, die Dämme werden schlecht instandgehalten, die Bewässerungsvorschriften bleiben unbeachtet, und die Grundlagen des Bewässerungssystems werden durch die staatsfeindliche Haltung und die Privatinteressen von Einzelpersonen in ganzen Bezirken zunichte gemacht. Eine Regierung hat keinen Einfluß auf Regen- und Schneefall in der Beauce oder in der Brie, in Ägypten jedoch hat die Landesleitung einen unmittelbaren Einfluß auf die Ausdehnung der Bewässerung, die an deren Stelle tritt. Das macht den Unterschied aus zwischen dem von den Ptolemäern regierten Ägypten und jenem Ägypten, das schon unter den Römern verfiel und von den Türken vernichtet wurde.“

Was geschah mit den Menschen, die die täglich wiederkehrende Sonne als Gottheit Re verehrten. Ihre Nachkommen leben heute noch an den Ufern des Nils: es sind die Kopten, die das Christentum angenommen hatten, wie sie es der Apostel Markus gelehrt hatte. Die Kopten sind die Gründer einer der ältesten christlichen Glaubensgemeinschaften und ihre Kirchen finden sich heute noch in jeder Stadt. 90 Prozent der Bevölkerung gehören freilich anderen Stämmen an und der islamischen Glaubensgemeinschaft, nachdem eine Sturzflut arabischer Heere im 7. Jahrhundert n. Chr. aus ihrem Mutterland hervorgebrochen war und den gesamten Nahen Osten überflutet hatte. 968 fielen die Fatimiden in Ägypten ein (sie gründeten die Universität El-Azhar), dann überrannte 1169 Sultan Saladin das Reich, danach die Mameluken, schließlich die Osmanen.

Doch kehren wir nun zurück zu den Anfängen der ägyptischen Geschichte, die auch die Geschichte ihrer Ärzte ist und der Archäologie ...

Prolog

Wie man die Hieroglyphen neu entdeckte

Der 27. September 1822 ist ein denkwürdiges Datum für die Ägyptologie und – für die Medizin. Da erschien in Paris vielbegafft ein Signore Belzoni, Kraftmensch und Gaukler von Beruf, mit Fuhrwerken und Lasten, die er am „Boulevard des Italien" zu einer protzigen Ausstellung dekorierte. In einer Nachbildung des Grabes von Pharao Sethos I. (an der italienische Künstler 27 Monate gearbeitet hatten) stand ein Sarkophag, lagen etliche Mumien und allerlei nachgemachter ägyptischer Grabplunder. Den feinen Damen gruselte es wohlig. Doch das war es nicht, was grenzenlose Neugier erweckte.

An diesem sonnigen Herbsttag schenkte ein sehr bescheidener Mann aus der Pariser Rue Mazarine – ein gewisser Jean-François Champollion – der „Académie des Inscriptions et Belles Lettres" ein unvergleichliches Büchlein: „Lettre à Monsieur Dacier, relative à l'alphabet des hiéroglyphes phonetiques". (Dem sollte ein Jahr später dann die Schrift „Précis du systeme hiéroglyphique" folgen.) Ganz Paris war aus dem Häuschen, und zumindest die kultivierten Kreise hatten ihre Sensation. Die Entdekkung von Tut-ench-Amuns Grab in Deir el Bahri, rund 100 Jahre später, machte nicht mehr Furore.

Doch was hatte es nun mit dem 32jährigen Champollion auf

sich? Dazu müssen wir uns kurz Napoleons Ägyptenfeldzug des Jahres 1799 anschließen: Man war mit Schanzarbeiten am Fort Julien bei Rosette beschäftigt. Ein Artilleriehauptmann namens Bouchard, ein unbeliebter, herrischer Schinder, der seinen Männern in der brutalen Hitze aber auch gar keinen kühlen Schluck gönnte, leitete die Arbeiten. Hochrot vor Zorn beobachtete er (im Schatten sitzend), wie einer seiner Männer über einen Stein stolperte und hinschlug. Bouchard verstummte mitten in seiner Strafpredigt, als er die sonderbaren Schriftzeichen auf dem Stein sah. 'Kriegsbeute', dachte er vermutlich und: 'wertvoll'. Da sollte er recht haben.

Man brachte den Fund zunächst nach Alexandria ins Haus des Generals Menon. Dort kassierten ihn 1801 die Engländer nach ihrem Sieg über die Franzosen und verschifften den tonnenschweren Basaltbrokken in ihre Heimat. Im Laufe des Jahres 1802 wurde der „Stein von Rosette“ dann im Britischen Museum zu London ausgestellt. Dort liegt er bis heute.

In den stark beschädigten Stein ist dreifach derselbe Text gehauen. Es handelt sich um ein Dekret der ägyptischen Priestersynode, die sich in Memphis versammelt hatte, zu Ehren des jungen Königs Ptolemäus V. Epiphanes, datiert auf den 27. März 196 v. Chr. Was darin stand, ist nicht weiter wichtig: Für die den Tempeln und dem ägyptischen Volk gewährten Vergünstigungen wurden in dieser behördlichen Verordnung eine Reihe von Ehrungen beschlossen, die später auch im 1. Philae-Dekret für den König und seine Gemahlin Kleopatra I. erneuert wurden. Trotz der damals erlassenen Auflage, ein Exemplar dieses Steines in allen Tempeln aufzustellen, fand man bis heute keinen zweiten.

Der Text des Steines von Rosette nun – da wird es für uns alle interessant – ist in griechisch, (die letzten 27 Zeilen fehlen), demotisch (hier fehlen die ersten 14 Zeilen) und in einer Hieroglyphen-Version festgehalten. Dem strebsamen Buchhändler-Sohn Champollion aus Figeac in Südfrankreich, der bis zu diesem Zeitpunkt sein Traumland Ägypten nie gesehen hatte, war völlig klar: es mußte mit Hilfe der griechischen und der demotischen Teile möglich sein, endlich die Hieroglyphen zu entschlüsseln. Und er machte seine Hausaufgaben ordentlich.

Man kannte zwar schon jahrhundertelang die Hieroglyphen, doch seit der Zeit der alten Griechen vermochte sie niemand mehr zu entziffern. Vielmehr wurde gelaubt, es handle sich um geheimnisvolle religiöse Symbole und nicht um eine echte Schrift. Phantasievolle Diskussionen gab es da unter den Gelehrten – und Deutungen wie die des deutschen Jesuiten Athanasius Kirchner (1601–1680 n. Chr.), der die simple Inschrift „Osiris sagt“ so interpretierte: „Das Leben der Dinge, nach Typhons Besiegung, die Feuchtigkeit der Natur, durch die Wachsamkeit des Anubis.“

An die Stelle aller Spekulationen traten 23 Jahre nach der Entdeckung des Steines gesicherte Kenntnisse. Und nach jenem denkwürdigen Tag im September 1822 nahm die moderne Ägyptologie ihren Anfang. Grabinschriften und bemeißelte Tempelwände waren endlich offene Bücher, die vielen Papyri verbargen nicht länger die aufregende Geschichte des alten Ägypten.

Jetzt waren die Forscher nicht weiter auf die Hinterlassenschaft der griechischen Geschichtsschreiber angewiesen, sie konnten nun selbst eintauchen in die wundersame Welt der Pharaonen. Und jetzt erst bekam man auch einen geradezu atemberaubenden Einblick in die großartige Qualität der altägyptischen Heilkunst. Im Auftrag des preußischen Königs Friedrich Wilhelm IV. unternahm Friedrich Lepsius die erste große Ägypten-Expedition. Eine lange Reihe bedeutender Wissenschaftler entrissen fortan den Wüsten um den Nil ihre Geheimnisse, der vielleicht berühmteste davon war der Franzose Auguste Mariette. Er gründete das Ägyptologische Museum in Kairo, das größte und reichste Museum ägyptischer Kultur auf dieser Welt.

Aufsehenerregende Dinge wurden im Verlauf der vergangenen Jahrzehnte – die so unbedeutend erscheinen gegen die Jahrtausende, die seit den Tagen der ägyptischen Hochkultur vergangen sind – gefunden. Doch viele Rätsel um das „geliebte Land der Götter“ sind immer noch ungelöst.

Die Geheimnisse der Papyri

Die Kraft der Wahrheit
ist es, daß sie dauert!
(Lehren des Ptahhotep, 2400 v. Chr.)

Zuerst einmal werden sich viele fragen: wie sieht so ein Papyrus – auch einer von den medizinischen, von denen jeder sorgsam bewacht hinter Schloß und Riegel aufbewahrt wird, eigentlich aus?

Es sind natürlich keine Bücher – auch wenn immer vom „Buch der Augenkrankheiten" oder „Buch der Wunden" gesprochen wird. Es sind Rollen aus Papyrus, der auch heute noch so hergestellt wird wie vor 4000 Jahren. Jeder Tourist kann in den kleinen Fabriken, zu denen man bei jeder organisierten Pyramiden-Tour geführt wird, zusehen, wie die Wasserpflanze in Streifen geschnitten, diese übereinandergelegt und gepreßt werden. Nach rund einer Woche hat man ein festes Blatt, auf dem es sich bestens Schreiben und Malen läßt.

Die Papyri aus alten Zeiten waren Blätter von etwa 40 cm Länge und rund 32 cm in der Höhe, die man fabrikmäßig in acht Metern Länge in den Handel brachte.

Die Sprache der uns überlieferten Dokumente ist mittelägyptisch mit alt- und neuägyptischen Einsprengseln. Ihre Beschriftung erfolgte – wie auch heute noch in der arabischen Schrift – von rechts nach links und in Kolumnen von wechselnder Breite (15 bis 27 cm), zudem in waagrechten Zeilen untereinander (18 bis 26 pro Blatt).

Geschrieben wurde nicht in Hieroglyphen, sondern in dem von den Griechen so benannten „Hieratisch". Der Unterschied ist simpel ausgedrückt ungefähr derselbe wie bei uns zwischen Druckschrift und Schreibschrift. „Auf hieratisch" ging es für den Schreiber einfach schneller.

Die Überschriften, Quantitäts- und Drogenangaben wurden in roter Tinte geschrieben, der Rest schwarz. Die Papyri sind auf beiden Seiten beschrieben (bis auf den Papyrus Hearst). Ein und derselbe Schreiber muß es, der Handschrift nach, beim Papyrus Ebers und Papyrus London gewesen sein. Wobei der Papyrus London schwer zu lesen ist: er war schon einmal beschrieben, wurde abgewaschen und neu beschriftet.

Unter den 42 „Hermetischen Büchern" der Ägypter, die Clemens Alexandrinus 200 nach Christus nennt, sollen auch sechs Bücher medizinischen Inhalts gewesen sein. „Über den Bau des Körpers", „Über die Krankheiten", „Über die Geräte" (des Arztes), „Über die Heilmittel", „Über die Augenkrankheiten" und „Über die Zustände der Frau".

Die Bücher sind verlorengegangen, auch ihr Umfang ist uns nicht bekannt. Clemens äußerte sich dazu nicht. Doch was er in wenigen Zeilen vermerkte, muß zutreffend gewesen sein, denn wir finden auch beim Geschichtsschreiber Diodor 50 v. Chr. den Bericht über ein heiliges, den ägyptischen Ärzten verbindliches Buch, das die gesetzlich vorgeschriebenen Behandlungsweisen enthalten haben soll – „so wie sie von zahlreichen berühmten Ärzten älterer Zeit verfaßt worden seien" (Diodor I 82 nach Bekker, Teubner, Leipzig 1853).

Wie immer man solche und ähnliche Berichte beurteilen mag, man kann getrost davon ausgehen, daß es umfassende medizinische Aufzeichnungen gegeben hat, die systematisch geordnet zusammengefaßt und kodifiziert wurden. Sicher der größte Teil davon wurde mittlerweile entdeckt.

Die gefundenen Textsammlungen sind alles andere als systematische Werke. Nicht ohne Mühe muß man sie auseinanderklauben. Sieht man von einigen „Sammelbüchern" ab, bestehen die Papyri aus losen Einzeltexten – insgesamt etwa 1200.

Ein großer Teil der Rezepttexte ist für uns rätselhaft, weil wir die alten Mittel wegen unserer Unkenntnis vieler Drogen nicht mehr herstellen können. Vieles läßt sich natürlich erraten. Ein Beispiel: „... wenn etwas von seiner Frucht zerkaut wird, von einem Mann mit *whj*-Erscheinungen in seinem Kot, so bewirkt das ein Beseitigen der Krankheit im Bauch des Mannes ..." – gemeint ist die ölhaltige *dgm*-Pflanze; wir gehen davon aus, daß es sich um die Rizinusstaude handelt. Und so heißt es auch in einem anderen Rezept (Papyrus Ebers Nr. 25): „Für das Ausleeren des Bauches (für) das Beseitigen der

Krankheit im Bauch des Mannes; Früchte der *dgm*-Pflanze werden gekaut, werden hinuntergetrunken in Bier bis herauskommt alles das, was in seinem Bauch ist...“

Wer die medizinischen Aufzeichnungen gemacht hat, weiß man nicht. In jedem Fall sind sie zwar original in ihrer Aussage, aber sicher nicht von Ärztehand aufgetragen, sondern Abschriften nach bis zu 1000 Jahre älteren Vorlagen. Für ein Diktat vom Arzt persönlich an den Schreiber gibt es keinen stichhaltigen Beweis. Schon gar nicht, weil in verschiedenen Papyri mehrmals die gleichen Rezepte auftauchen. Das müßte ein seltsamer Medicus gewesen sein, der nicht erkannt hätte, daß er sich ständig wiederholt. Vermutlich haben Laienschreiber für Auftraggeber gearbeitet. Und unwahrscheinlich ist auch, daß sich die Schreiber mit medizinischen Texten in ihrer Kunst vervollkommnen wollten. Da hätten sie lustvollere Themen wählen können: über die Schönen am Nil zum Beispiel oder den Prunk in den Goldpalästen. Ihre medizinische Unkenntnis zeigt sich auch oft darin, daß der gute Schreiber einfach nicht wußte, zu welchem Körperteil die entsprechende Behandlungsart gehörte. Im Papyrus Ebers findet sich in Nr. 102 und Nr. 296 ein und daselbe Rezept für gänzlich unterschiedliche Leiden. Sicher war es so, daß die Rezepte und Behandlungsweisen von vielen ungenannten Ärzten auf Zetteln notiert und die Einzelstücke später zu den großen Sammelschriften zusammengefaßt wurden.

Viele Diagnosen gehen vermutlich bis ins „Alte Reich“ zurück. Trotzdem scheint wahrscheinlich, daß man – schlicht gesagt – auch ein bißchen geschummelt hat. Da fiel ein Rezept zum Beispiel nächtens direkt vom Himmel in den Hof des Tempels von Chemmis herab und wurde „als Wunder zu König Cheops gebracht“. Ein fahler Mond, berichtet der Schreiber noch dazu, habe die Szene begleitet. Andere Rezepturen kamen von Gottheiten selbst. So nach dem Motto: für Isis von Re allhöchstselbst.

Das zwingendste Argument für das hohe Alter vieler medizinischer Texte ist sprachwissenschaftlicher Natur. Der Papyrus Smith zum Beispiel enthält einen ganzen Schwung von Redewendungen oder Ausdrücken, die zu Ende des Mittleren und im Neuen Reich gänzlich ungebräuchlich waren. Die meisten Ägypter kannten sie schon gar nicht mehr. Solche Ausdrücke mußten ergo vom Schreiber „abgespickt“ worden sein. Es sei denn, er kannte noch die ursprüngliche Bedeutung der Worte und kommentierte in Maginalien. Wie dies im Papyrus Edwin Smith geschah. Da steht, der Kranke sei „an seinen Landungspfählen festzumachen“. Was läge da für uns näher als zu sagen: ihm ist schlichtweg ordentliche Bettruhe empfohlen. Weit gefehlt! Unser Schreiber, gewiß ein listiger alter Bursche, kommentierte für uns Unwissende so: „Der Kranke soll auf seine gewohnte Diät gesetzt werden und keine (!) Medizin bekommen.“

Ägyptens früheste medizinische Literatur bestand aus Monographien, die später häufig zu Kompendien vereinigt wurden. Eine davon sei hier vorweggenommen, da andere Unterlagen zum Thema fehlen. Es handelt sich um den „Tierärztlichen Papyrus von Kahun“, ein Fragment, das uns die Existenz der Tiermedizin beweist. Sie hatte sich – wie bei vielen anderen Kulturkreisen auch – parallel zur Humanmedizin entwickelt und vor allem für die Bauern Bedeutung. Der Verlust eines Ochsen mag manchem schlimmer angekommen sein als der Tod eines Kindes, das ohne Kosten „ersetzbar“ schien. Wir wissen nichts von den Tierärzten, mag sein, sie waren autodidaktisch geschulte Hirten oder aber ausgebildete (Menschen-)Ärzte, die sich auch um das liebe Vieh kümmerten. Das Papyrus-Fragment aus Kahun widmet sich hauptsächlich Hunden und Stieren. Ein Fall als Beispiel:

„Wenn ich einen Stier mit Blähungen sehe, dann triefen seine Augen, seine Stirn ist gerunzelt, die Wurzeln seiner Zähne sind gerötet, sein Nacken geschwollen: Wiederhole die Beschwörungen für ihn. Laß ihn auf die Seite legen und mit kaltem Wasser besprengen, laß seine Augen, seine Hufe und seinen ganzen Körper mit Kürbis und Melonen abreiben, laß ihn mit Kürbis beräuchern ... warte Hirte ... eingeweicht sein ... daß es beim Durchweichen zieht ... bis es sich löst in Wasser: Laß ihn mit Kürbis oder Gurken abreiben ...“.

Daß die großen „Bücher“ des medizinischen Wissens auch Benutzer hatten und nicht nur in den Bibliotheken vergammelten, zeigen gelegentliche Randbemerkungen auf den Papyri über die Brauchbarkeit der Rezepte. Und auch Notizen wie „er ist ein Oberarzt, der täglich das Buch liest“ oder „ihm bringt man ein Futteral mit Schriften“. Der eine Arzt hielt sich also mit regelmäßiger Lektüre fit und kundig, sein Kollege ließ sich medizinische Literatur zum Patienten tragen. Wohl vorsichtshalber. Denn Diodor, der hellenische Geschichtsschreiber, notierte: „wenn die Ärzte bei genauer Befolgung der Regeln des heiligen Buches nicht imstande sind, den Leidenden zu retten, so sind sie gegen jede Beschuldigung sichergestellt. Haben sie aber gegen die Vorschrift gehandelt, so kann auf Todesstrafe erkannt werden, wobei der Gesetzgeber davon ausgeht, daß nur selten wenige einsichtiger sein werden als das auf vieljährige Beobachtung gegründete und von den vortrefflichsten Meistern zusammengestellte Heilverfahren.“ Doch wer wollte in jenen fernen Tagen am Nil schon einen ärztlichen Kunstfehler nachweisen, und von Hinrichtungen aus diesem Grund ist uns auch nichts bekannt.

Drei Jahrzehnte nach der Entzifferung der Hieroglyphen durch Champollion begann die wissenschaftliche Bearbeitung medizinischer Papyri 1853 durch Heinrich Brugsch, ein honoriger Forscher, mit seinem Aufsatz: „Die medizinischen Kenntnisse der alten Ägypter und über ein altägyptisches medicinisches Manuscript im königlichen Museum zu Berlin". Es handelte sich dabei um einen von ihm gefundenen Papyrus, der „Berlin 3038" genannt wird.

Vorweg noch eines zur Erklärung der sonderbaren Namen aller Papyri: sie verdanken ihr „Etikett" dem Fund- oder Aufbewahrungsort, dem ersten Besitzer oder dem Herausgeber der Erstveröffentlichung. Gemeinsam haben sie alle die Atmosphäre nüchterner Beobachtungen, praktischer Vorschriften und der Behandlungsdetails, die durchaus wissenschaftlich genannt werden kann. Das gilt vor allem auch für die als aussichtslos beschriebenen Fälle, die ja nur von theoretischem Interesse sein konnten. Der Papyrus Ebers enthält sogar zwei Abhandlungen, die für das systematische wissenschaftliche Interesse der altägyptischen Ärzte zeugen; betitelt: „Das Geheimnis des Arztes" und „Die Kenntnis der Bewegung des Herzens und die Kenntnis des Herzens". Danach enthält der menschliche Körper 46 „Gefäße", die Schleim, Blut, Samen, Urin, den Atem des Lebens und den Atem des Todes enthalten. Im „Geheimnis des Arztes" werden 22 Gefäße im menschlichen Körper genannt, die mit den Gliedern in Verbindung stehen. Sie sind in elf Paaren angeordnet und waren für den Arzt deshalb interessant, weil in ihnen bestimmte Krankheiten ihren Ursprung haben sollten. Die Bedeutung des Herzens und seine Beziehung zum Pulsschlag (bei den Ägyptern: „Das Herz spricht in allen Gliedern") ist richtig erkannt. Aber auch die Funktion des Herzens als Pumpstation und das Vorhandensein von „Kanälen" zu allen Körperteilen. Darauf bauten sie ihre Lehre von den Lebensfunktionen im Menschen auf. „Sie waren nicht weit von der Entdekkung des Blutkreislaufs entfernt", schrieb der Ägyptologe H. J. Breasted.

Die Geschichte der Papyri, und was sie uns sagen

Der Älteste

Das ist der Papyrus „Kahun". Das weiß man deshalb so genau, weil auf seiner Rückseite eine kleine Abrechnung steht aus der Zeit König Amenemhet III. der von 1840 bis 1792 v. Chr. lebte. Im Jahr 1898 (n. Chr.) fand ihn Sir Flinders-Petrie bei Ausgrabungen. Erstveröffentlichung 1898 F. Griffith, London: „Hieratic Papyri from Kahun and Gurob".

Der Papyrus Kahun umfaßt 17 Diagnosen über Frauenleiden an den Genitalien und 17 Einzeltexte, die Mittel aufzeigen, die die Empfängnis ermöglichen sollen oder Geburtsprognosen geben. Das Weh und Ach betrifft der Reihe nach: Augenbeschwerden – Sehkraftbehinderung – Nackenschmerzen – die Kranke riecht nach Gebratenem – Schmerzen am After, Damm, Beinansatz – Schmerzen in den Augenhöhlen – Gehbeschwerden – Schmerzen im Nacken und in den Ohren, Hörbeschwerden – Schmerz in den Genitalien und allen Gliedern – Harnbeschwerden – Schlafschwierigkeiten – Oberschenkelschmerzen – dasselbe auf nur einer Seite – Durst – Schmerzen am Damm.

Der letzte Abschnitt „... du sollst betreffs ihrer machen ...“ schildert die Ausräucherung des Genitals, Einläufe, Mittel zum Einnehmen und zum Einreiben der Beine.

Edwin Smith

Der „Bruder“ des Papyrus Ebers, mit dem zusammen er in Theben im Antiquitätenhandel aufgetaucht ist. Beide Papyri wurden als Rollen sowohl Edwin Smith als auch Georg Ebers angeboten, dabei kam es zu kuriosen Verwechslungen. Smith, der eigentlich als Landwirt in Oberägypten arbeitete, war brennend interessiert an den Ausgrabungen des antiken Theben, und 1862 erstand er die Papyrus-Rolle. Der Amerikaner, der in London, Paris und Kairo (auch die ägyptische Schrift) studiert hatte, fand kein Interesse an einer Übersetzung seiner Rolle. 1906 übergab seine Tochter den Papyrus der New Yorker Historical Society. Erst 1930 war es dem amerikanischen Ägyptologen J. H. Breasted dann nach zehnjähriger mühseliger Arbeit gelungen, den Papyrus zu übersetzen. Man nimmt an, daß dessen Text zwischen den Jahren 3000 und 2600 v. Chr. entstanden ist, ein Kommentar mit 69 Glossen wird auf das 25. Jahrhundert v. Chr. datiert. Der Papyrus Smith selbst stammt aus dem Jahr 1550 v. Chr. (in anderen Quellen wird die Zeit um 1700 v. Chr. angegeben) und ist 32 cm hoch und 4,70 m lang. Der hohen Qualität der medizinischen Beschreibungen des Papyrus Smith verdanken wir das lebhafte Interesse der Forscher und Wissenschaftler an den anderen Papyri, die um die Jahrhundertwende - wie die ganze ägyptische Medizin – recht nebensächlich behandelt wurden.

Die Erstausgabe fertigte James H. Breasted 1930 in Chicago, und sie hieß: „The Edwin Smith Surgical Papyrus, published in facsimile an hieroglyphic transliteration with translation and commentary in two volumes“. 1931 im Band 231 der Deutschen Zeitschrift für Chirurgie, S. 645-690, berichtete Max Meyerhof „Über den Papyrus Edwin Smith, das älteste Chirurgiebuch der Welt“.

Auf der Vorderseite dieses Dokuments einer vergangenen Welt stehen 17, auf der Rückseite fünf Kolumnen. Die Vorderseite enthält mit 48 Fällen das „Buch von den Wunden“, die Rückseite Rezepte.

„Buch von den Wunden“ ist eine neuzeitliche Namensgebung. Wie es ursprünglich hieß – vielleicht „Sammelbuch der Verletzungen“ oder so ähnlich – ist uns nicht bekannt, da die erste Kolumne stark beschädigt ist. Die Fälle sind in der Ordnung, nach denen die Ägypter die Körperteile aufzählten. Beginnend beim Kopf, Hals, Schulter, Arme, Oberkörper. Dennoch ist uns offensichtlich nur ein Teil des ursprünglichen Textes erhalten: der

Papyrus Smith hört mitten im Satz bei einer Behandlung der unteren Wirbelsäule auf. Es besteht aller Grund anzunehmen, daß der vollständige Text einmal auch Verletzungen des Bauches, des Beckens, der Beine und Füße eingeschlossen hat.

Max Meyerhofer 1931: „Der Verfasser des Chirurgiebuches hat sein Werk ungemein methodisch geschrieben, indem er stets vom Kopf abwärts zu den weiter unterhalb liegenden Organen vorrückt und bei jedem Körperteil die leichteren Weichteilwunden den einfachen und immer komplizierteren und schwereren Knochenbrüchen vorangehen läßt. Er hat aber auch sein Buch sogleich in eine lehrhafte, in eine richtig scholastische Form gebracht. Sein Buch ist so, wie es da ist, zum Einpauken und Auswendiglernen vollkommen geeignet. Ähnliches finde ich in der arabischen medizinischen Literatur des Mittelalters wieder, wo die Übersetzer aus dem Griechischen sehr häufig Werke von Hippokrates und Galen in die Form von Frage und Antwort gebracht und methodisch vereinfacht haben, um den Ärzten das Erlernen des Inhalts so bequem wie möglich zu machen."

Hier im folgenden als Beispiel Fall 41 des Wundbuches, die „Vorschrift für eine bösartige Wunde in seiner Brust: Wenn du untersuchst einen Mann mit einer bösartigen Wunde in seiner Brust. Und jene Wunde ist entzündet und Hitze strömt aus der Öffnung jener Wunde gegen deine Hand, und die Ränder jener Wunde verfärben sich, und jener Mann hat Fieber ... Dann sollst du dazu sagen: einer mit einer bösartigen Wunde in seiner Brust, die entzündet ist. Er hat Fieber. Ein Kranker, den ich behandeln will ... Dann sollst du ihm machen, kühlende Mittel für das Ausziehen der Hitze in der Öffnung der Wunde ... Dann sollst du ihm machen Mittel für das Trocknen der Wunde, ... werde zerkleinert, und werde damit verbunden. Wenn gleiches geschieht an irgendeinem anderen Körperteil, so mögest du ihn behandeln entsprechend diesen Vorschriften." Mit welchen Mitteln behandelt wurde, werden wir noch sehen.

In 22 der 48 Fälle soll der Patient (nur am 1. Tag) mit frischem Fleisch verbunden werden, um so schnellstmöglich die Blutung zu stoppen. In den nächsten Tagen verordnete man in weniger ernsten Fällen nur mehr eine Salbe aus Fett, Honig und einem pflanzlichen Stoff. Das Fett sorgte für Feuchtigkeit und schützte nach außen; der Honig zog Wasser und wirkte antiseptisch und die jeweilige Pflanze sollte die Wunde zusammenziehen und rasch heilen lassen.

Im Wundenbuch wird auch ausführlich die Behandlung von Bruchverletzungen dargelegt:

Fall 25: „Wenn du untersuchst einen Mann (mit) einer Verschiebung an seinem Unterkiefer und du findest seinen Mund geöffnet, so daß sich ihm sein Mund nicht schließen kann; dann sollst du deinen Finger (wohl die beiden Zeigefinger) auf die Enden der beiden Krallenknochen legen, welche die Unterkiefer im Inneren seines Mundes sind, und deine beiden Daumen unter sein Kinn; dann mußt du sie (die ausgerenkten Gelenkköpfe sind gemeint) zusammenfallen lassen, indem sie an ihrer Stelle sind ... Verbinde ihn mit *imr·w* und Honig jeden Tag, bis es ihm besser geht."

Fall 35: „... wenn du untersuchst einen Mann mit einem Bruch am Schlüsselbein, indem eines verkürzt ist ... Dann mußt du ihn ausgestreckt hinlegen, indem etwas Gewölbtes zwischen seinen Schulterblättern ist; dann sollst du eine Ausbreitung vornehmen an seinen Schultern, bis sich seine Schlüsselbeine ausstrecken, bis der Bruch an seine Stelle fällt. Dann mußt du ihm zwei Leinenbinden machen; dann mußt du deren eine innen an seinem Arm, die andere unten an seinem Arm anlegen. Dann sollst du ihn verbinden; behandle ihn mit Honig jeden Tag ..."

Auf der Rückseite des Pap. Smith stehen noch eine Anzahl von Sprüchen gegen den Pesthauch, eine Diagnose für ein Frauenleiden und zwei Schönheitsmittel.

Die Pest (wir vermuten, daß sie mit *iꜣd·t* gemeint ist) muß bisweilen jährlich aufgetreten sein und brachte Krankheit und Tod.

„Spruch für das Abwehren des Hauches der Pest des Jahres"

(Smith 18,1 – 11): „Er ist über ein Amulett zu sprechen." Solche Sprüche oder Zauberformeln gibt es in fast allen Papyri. Prof. Dr. Hermann Ranke gab 1948 in einer Sendung von Radio Stuttgart (im Rahmen der „Heidelberger Universitätsstunde") dazu seine Meinung kund, die auch heute noch Gültigkeit hat: „In einigen Fällen, in denen menschliche Hilfe unmöglich schien, wurde ein letzter Versuch unternommen, Hilfe aus einer übernatürlichen Quelle zu erhalten. In anderen wird das Heilmittel mit Zaubersprüchen einer Anzahl von Rezepten ohne Zaubersprüche zugefügt - wieder zur Auswahl für den Arzt, falls sein Patient unbedingt einen Zauberspruch haben wollte. Wenn schließlich der Text des Papyrus Ebers durch drei Zaubersprüche eingeleitet wird, die hergesagt werden sollten, wenn man ein Heilmittel anwandte, einen Trank einnahm oder einen Verband abnahm, so kann das kaum anders aufgefaßt werden, als ein Ausdruck des Glaubens an die Hilfe der Götter. Wir dürfen nicht vergessen, daß sogar zur aufgeklärten Zeit der Griechen in den Schriften des Hippokrates (auf den wir als Schirmherr schwören) Apoll angerufen wurde. Und um Gesundheit gebetet wird ja auch heute noch."

Ebers – der umfangreichste medizinische Papyrus

Er hat ein Hochformat von 30 cm, ist ganze 20 m lang und gilt als unser Grundbuch für das Wissen um die altägyptische Medizin. Auf der Rückseite befindet sich ein kleiner

Kalender mit dem Sothisdatum (Sothis = Sirius, mit dessen heliak. Aufgang – etwa zu Beginn der Nilschwelle – das ägyptische Jahr begann) vom 9. Jahr König Amenophis I. (1536 v. Chr.).

Der Ägyptologe Georg Ebers (1837-1898) war Universitätsprofessor in Leipzig. 1873 bot ihm ein Araber in Luxor den Papyrus zum Kauf an. Der Verkäufer wollte ihn elf Jahre zuvor in Theben zwischen den Beinen einer Mumie gefunden haben. Veröffentlicht wurde er erstmals 1875 in Leipzig in einem Werk mit der Überschrift: „Papyrus Ebers. Das hermetische Buch über die Arzneimittel der alten Ägypter in hieratischer Schrift. Herausgegeben, mit Inhaltsangabe und Einleitung versehen, von Georg Ebers. Mit hyroglyphisch-lateinischem Glossar von L. Stern." Die erste wirklich verläßliche Übersetzung erarbeitete allerdings erst 1937 der norwegische Medizinhistoriker B. Ebball.

Neben seiner medizinischen Vielfalt zeichnet sich der Papyrus Ebers durch seine poetische Sprache aus. Da wird zum Beispiel mit einer „geschrumpften Frucht" ein Furunkel verglichen und mit einem „flüchtigen Hauch" die Ohnmacht.

Der Papyrus umfaßt 108 Kolumnen (100 auf der Vorderseite), die in 45 Gruppen aufgeteilt sind. Er ist zu umfangreich, als daß man detaillierter berichten könnte. Deshalb nur ein paar Auszüge: Die Gruppe zwei zum Beispiel stellt eine umfangreiche Rezeptsammlung dar, mit Angaben für Abführmittel, zum Regeln des Stuhlganges und Harnlassens, gegen Eingeweidewürmer und so fort. Die meisten dieser Heilmittel sollen getrunken oder gekaut werden, andere wendet man als Darmzäpfchen oder mittels Einlauf an. In der vierten Gruppe werden Magenleiden behandelt. Und zwar auf eine ungemein lebendige Weise. Man glaubt einen Internisten vor sich sitzen zu haben, der sich bemüht, die Krankheitsursache zu finden und das Leiden zu lindern. Allerdings: die Texte sind schwer verständlich und strotzen von unbekannten Ausdrücken. In der 16. Gruppe ist das „Sammelbuch der Augen" in 95 Rezepte zusammmengefaßt, und die 43. bringt das erste der beiden im Papyrus Ebers enthaltenen Bücher über das Herz und das Gefäßsystem: „Das Geheimnis vom Herzen".

Mit solchen „Nebensächlichkeiten" wie etwa Husten läßt sich der Papyrus Ebers nur in Kürzeln ein. Da gibt es ein Rezept in wenigen dürren Worten, das im Papyrus Berlin – als wäre es uns Unwissenden zuliebe breitgewalzt – ausführlicher so erklärt wird: zerkleinerte pflanzliche und mineralische Stoffe sollen auf heiß gemachten Steinen erhitzt werden, darüber soll ein Topf gestülpt und in dessen Boden ein Loch gebohrt und ein Rohr gesteckt werden. Dann müsse man den Kräuterdampf schlukken, siebenmal. Und da der Mund dabei austrocknet, mit Öl nachspülen ... (Mit dem „Schlucken" war das einatmen gemeint. Im ägyptisch-arabischen Sprachgebrauch „trinkt" auch heutzutage der Ägypter den Tabak, wenn er raucht!).

Der Papyrus Hearst

Er wurde 1899 in Dair-al-Ballas (Oberägypten) von einem Araber ausgegraben. Seinen Namen hat er von Mrs. Phoebe-Hearst, die ihn der Universität von Kalifornien vermachte. Etwa ein Drittel der Ebers-Texte finden sich auch im Hearst. Er ist 17 cm hoch und 3,50 m lang und zeitlich etwas früher datiert als der Ebers. Wiederum in Leipzig wurde er 1905 erstmals veröffentlich, als „The Hearst Medical Papyrus. Hieratic text in 17 facsimile plates in collotype with introduction an vocabulary by George A. Reisner."

Papyrus med. Berlin

Heinrich Brugsch fand ihn bei Ausgrabungen in Sakkara mehrere Meter tief in einem Gefäß. Der Papyrus ist etwa 1300 v. Chr. mit einer Vielzahl orthographischer Fehler geschrieben. Er ist 20 cm hoch und 5,20 m lang. Auch er ist ein Kind der Wissenschaft, das in Leipzig das Interesse der Öffentlichkeit erweckte. Man schrieb das Jahr 1863 und Heinrich Brugsch „Recueil de monuments égyptiens", II. Band.

Der Papyrus Berlin ist reicher und interessanter als der Hearst. Papyri Ebers und Berlin haben bei den Niederschriften im Gefäßbuch gleichlautende Schlußsätze: „Die Gefäße der Beine sind es, die anfangen abzusterben".

Im Papyrus Berlin sind noch sechs Rezepte angehängt, die von einem Arzt namens Neterhotep stammen sollen.

Beatty VI

Der Papyrus Beatty befaßt sich in erster Linie mit Erkrankungen des Afters. Anfang und Ende des Papyrus sind stark beschädigt, er ist 21 cm hoch und 1,35 m lang. Die Erstausgabe erschien in London 1935 durch Alan H. Gardiner: „Hieratic Papyri in the British Museum. Third Series: Chester Beatty Gift".

Papyrus med. London

Er liegt mit seinen wenigen echten Rezepten und seinen vielen Zaubersprüchen an der Grenze zwischen Medizin und Zauberei. Er wurde um 1350 v. Chr. aufgezeichnet, ist 17 cm hoch und 2,10 m lang. Sein Anfang und sein Ende sind weggebrochen. Die Erstveröffentlichung erschien in Leipzig 1912, W. Wreszinski: „Der Londoner medizinische Papyrus".

Papyrus Carlsberg VIII

Er ist nur in Bruchstücken von zehn Zentimetern Höhe erhalten.

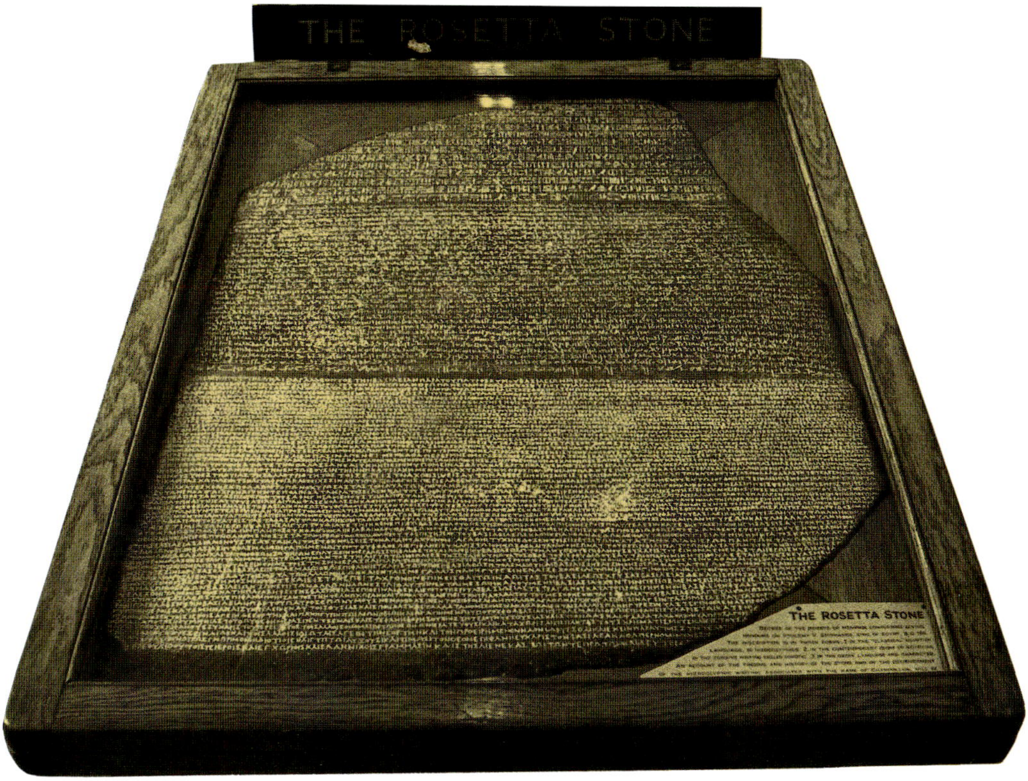

Mit diesem Steinbrocken nahm alles seinen Anfang: 1799 stolperte ein französischer Hauptmann bei Schanzarbeiten am Fort Julien bei Rosette über ihn. 1802 kam der Stein mit den sonderbaren Schriftzeichen als Kriegsbeute nach England. Dort liegt er bis heute - ausgestellt in London. In den „Stein von Rosette“ ist ein Dekret der ägyptischen Priester-Synode geschlagen. Das geschah im März 196 v. Chr. und zwar in drei Sprachen: griechisch, demotisch und in Hieroglyphen. Mit Hilfe der griechischen Teile war es möglich, den ägyptischen Text zu übersetzen. 23 Jahre nach der Entdeckung des Steines hatte es der Franzose Jean-François Champollion geschafft, das Rätsel der Hieroglyphen zu entschlüsseln. Erst jetzt nahm die moderne Archäologie ihren Anfang: Grabinschriften und bemeißelte Tempelwände waren endlich „offene Bücher“, die vielen Papyri verbargen nicht länger die aufregende Geschichte des alten Ägypten.

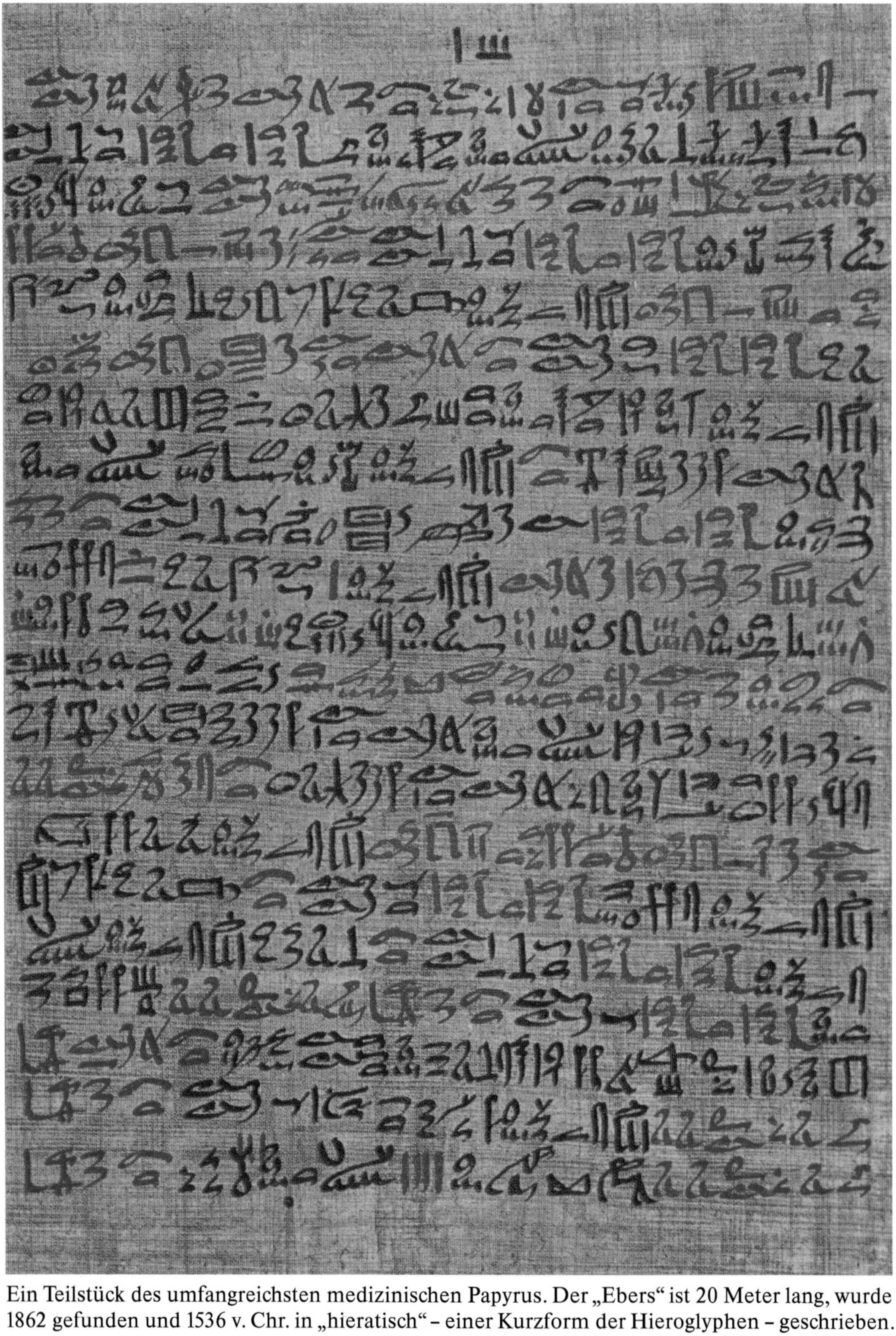

Ein Teilstück des umfangreichsten medizinischen Papyrus. Der „Ebers" ist 20 Meter lang, wurde 1862 gefunden und 1536 v. Chr. in „hieratisch" – einer Kurzform der Hieroglyphen – geschrieben.

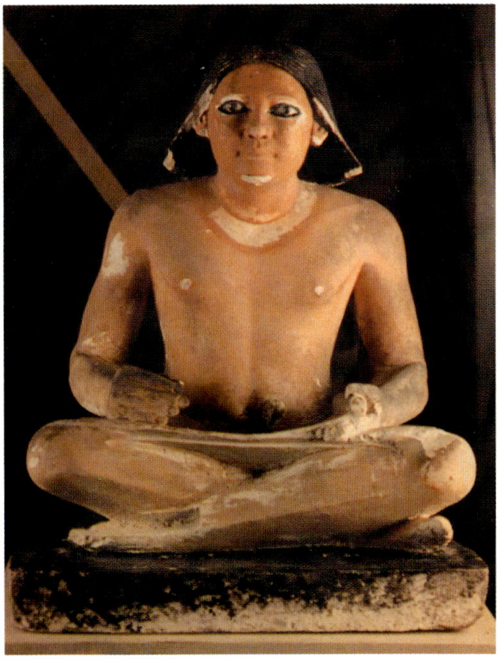

Diese Kalksteinstatue eines Schreibers mit Papyrusrolle stammt aus der Zeit der IV./V. Dynastie (Altes Reich 2600–2190 v. Chr.). Die medizinischen Papyri sind allerdings erst viele Jahrhunderte später nach Überlieferungen zusammengefaßt, erweitert und aufgezeichnet worden. Teilweise entstanden sie nach „Zettelsammlungen" mit Rezepten, Drogenangaben und Behandlungshinweisen, die schon bis zu 1000 Jahre alt waren.

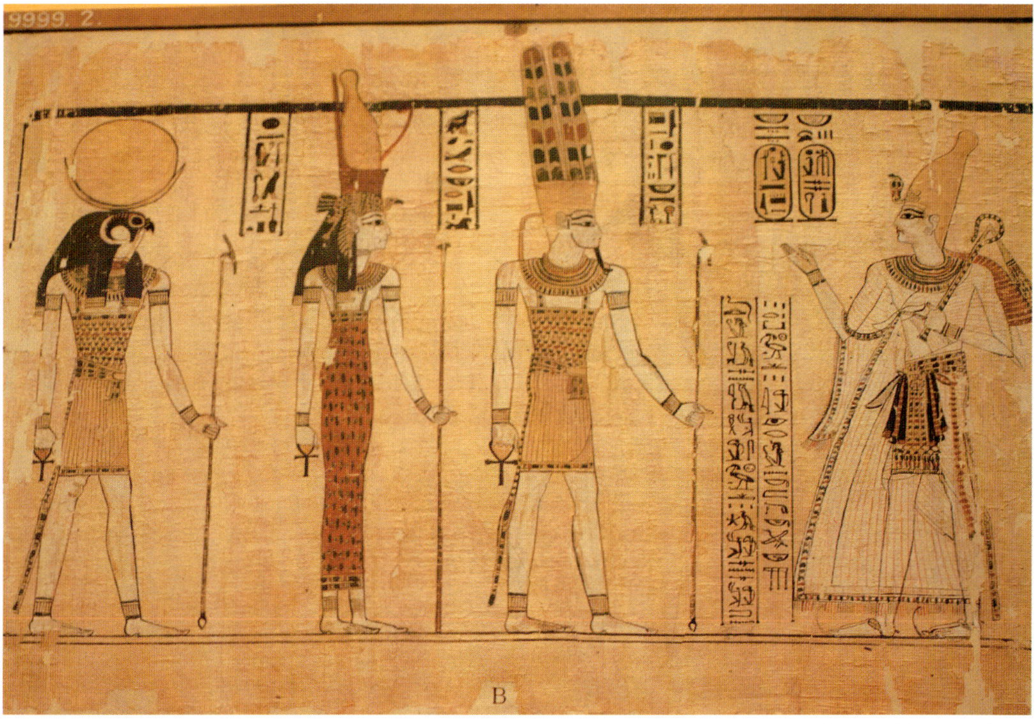

Dieser Papyrus entstand etwa 400 v. Chr. und zeigt die „Triade von Theben": ein Pharao bittet bei den Göttern Chons, Nut und Amun um Wohlergehen (British Museum London).

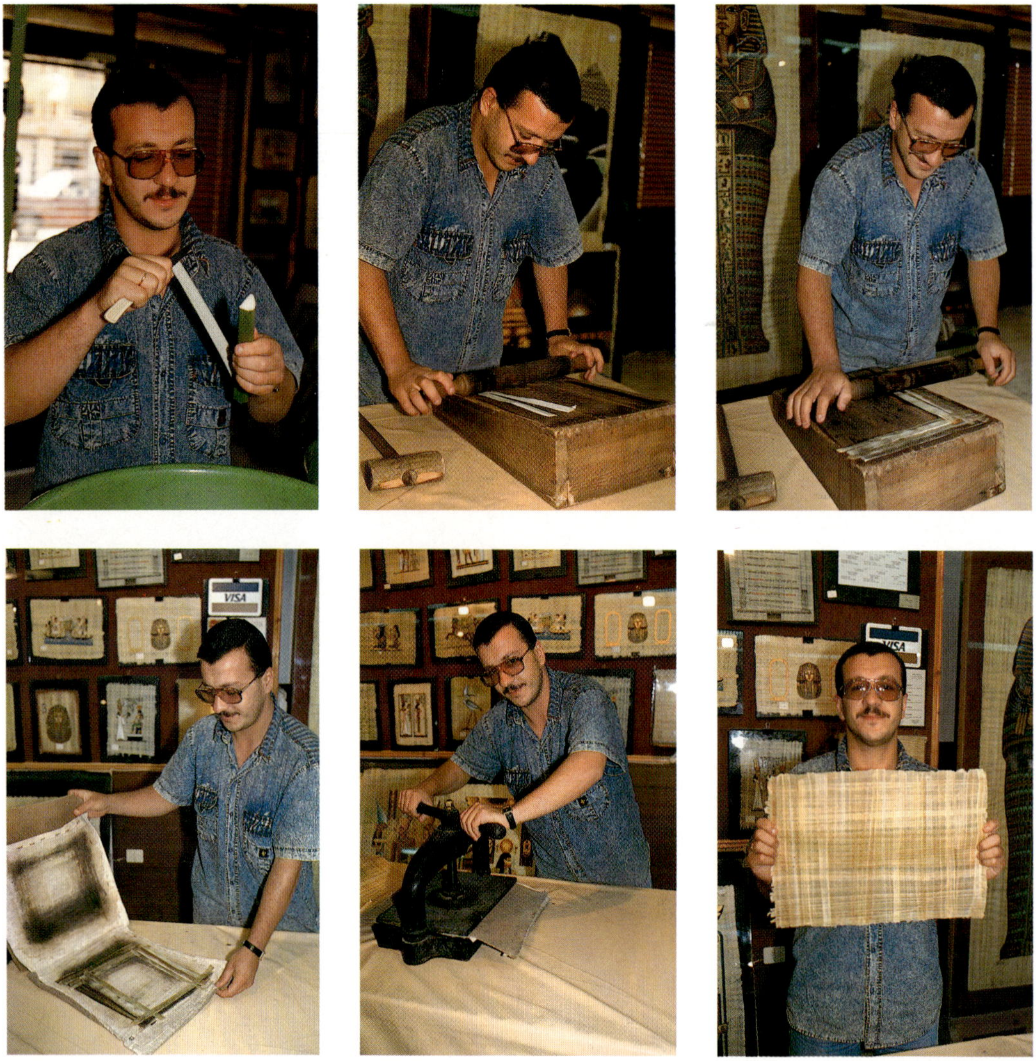

Nur wenige Minuten von den Pyramiden in Gizeh entfernt befinden sich mehrere Papyrus-Geschäfte, in denen Papyri gefertigt und nach alten Vorlagen beschriftet und bemalt werden. Die Herstellung geschieht so wie schon vor Jahrtausenden: in Teichen wird die Wasserpflanze gezogen. Ihr Stengel wird dann in Streifen geschnitten, die man der Länge nach und quer übereinanderlegt. Nach einer Woche in der Presse sind die Streifen zu einem kräftigen „Papier“ zusammengewachsen. Die Papyri aus alten Zeiten waren Blätter von etwa 40 Zentimetern Länge und rund 32 in der Höhe, die man fabrikmäßig in acht Metern Länge in den Handel brachte. Die Sprache der uns überlieferten Dokumente ist mittelägyptisch mit alt- und neuägyptischen Einsprengseln. Die Beschriftung erfolgte – wie auch heute noch in der arabischen Sprache – von rechts nach links.

Lesbar sind drei Kolumnen. Die Niederschrift erfolgte etwa 1200 v. Chr. 1939 erschien in Kopenhagen Erik Iversens „Papyrus Carlsberg Nr. VIII with some remarks on the egyptian origin of some popular birth prognoses“.

Inhalt der Papyri

(nach einer Einteilung von Prof. Grapow)

Allgemeines. Mittel gegen Fieber – Rezeptierbuch über die Verwendungsmöglichskeiten der dgm-Pflanze – Mittel zum Nachtrinken nach dem Einnehmen eines beliebigen Medikamentes – Begleitsprüche.

Verletzungen und Wunden. Diagnosen des Wundenbuches, Rezepte für Knochenbrüche – Schlagwunden – Brandwunden – Bißwunden.

Geschwulste, Schwellungen, Jucken. Diagnosen und Rezepte für Geschwulste verschiedener Art – Rezepte zur Behandlung von Schwellungen und Jucken.

Leiden am Kopf. Allgemeine Rezepte – Rezepte für Augenleiden, Ohrenschmerzen, die Nase und den Mund (für Zunge und Zähne).

Erkrankungen der Gliedmaßen. Rezepte für Leiden an den Fingern und Zehen – Rezepte für Beinleiden.

Erkrankungen des Leibesinneren. Allgemeine Rezepte zur Anregung der Eßlust und der Verdauung, Rezepte für allerlei Erkrankungen – Magenleiden (Diagnosen und Rezepte) – Rezepte für Erkrankungen des Herzens, der Lunge und der Leber – Erkrankungen des Afters und der Blase.

Erkältungskrankheiten. Rezepte für den Husten – Diagnosen und Rezepte für *'st·t*-(Rheuma?).

Frauenleiden. Eigentliche Frauenleiden – Rezepte für die weibliche Brust – Geburtsprognosen und anderes.

Schönheitsmittel. Rezepte für die Haarpflege.

Hausmittel. Rezepte für Räucherwerk – Rezepte gegen Ungeziefer.

Arztbezeichungen. Arzt – Oberarzt – Priester (der Sachmet) - Zauberer – Sachkundiger – Vorlesepriester – Untergebener des Arztes – Verbinder – Hirt (der Rinder als Tierarzt).

Instrumente. Das Besteck (des Arztes) befand sich in einer Bereitschaftstasche: Binse (für Schnittbehandlung als Messer) - Feuerbohrer (zum Brennen von Geschwüren) – Messer – Meißel (zum Öffnen des Mundes) – Schröpfkopf – Cucurbitulae – Stachel (zum Aufstechen einer Brandblase) – *hnw*-Instrument, um eine Geschwulst und deren Inhalt zu packen – *hmm*-Instrument zum Brennen einer Geschwulst („... sollst du eine Messerbehandlung vornehmen; es werde in Feuer erwärmt, dann blutet es nicht sehr“, Pap. Ebers Nr. 872; „Wenn es sehr blutet, sollst du mit Feuer brennen“, Pap. Ebers Nr. 876; „Aber hüte dich vor den Gefäßen“,

Pap. Ebers Nr. 860 und 871) – Erwärmte Scherben (zur Augenbehandlung) – Tupfer, Tampons, Leinenstoffe – Hilfsmittel: normale Messer, Salblöffel, Mörser etc.

Wie die Klistiere aussahen, kann man nur vermuten. Vielleicht ein an der Spitze aufgeschnittenes Horn, wie es im Pariser Louvre liegt. Bei der Anweisung „Eingießen mit einer Geierfeder" war wohl der hohle Federkiel gemeint – nach Pipettenart. Von Behandlungen in Krankenhäusern wissen wir nicht sicher. Sie könnten den Schulen angeschlossen gewesen sein. In der Regel hat man den Patienten vor Ort versorgt.

Diagnosen. Die Diagnosen in den Papyri haben kein starres Schema, sind aber nach vier Punkten aufgebaut:

Die Überschrift (die haben sie alle gemeinsam, im Gegensatz zu den Arzneimitteln, wo Trank, Salbmittel oder Streumittel steht) *š's ȝ·w,* was ungefähr heißt „Vorschrift(en) für Erkenntnis und Behandlung (einer Krankheit)".

Die Formel „Wenn du untersuchst ...", was eigentlich wohl genau übersetzt „wenn du mißt, abwägst", aussagen mag. Oder auch „wenn du prüfst" (nämlich die zum Teil ja operativ zu entfernenden Geschwulste); Pap. Ebers Nr. 436: „Wenn du den Biß des Krokodils untersuchst ...". Die Untersuchung erfolgte durch Betrachten (Inspektion) und Befragen, Tasten der Hand und Finger (Palpation) und auch durch Riechen. Das Gehör nahmen die altägyptischen Mediziner nicht zu Hilfe. Perkussion (Abklopfen, um aus der Art des Schalls Veränderungen zu erkennen), war so unbekannt wie die Auskulation (Abhorchen wegen unnatürlicher Geräusche). Dafür betrachtete man den Stuhlgang; Patienten mit Magenbeschwerden besah sich der Medicus, wenn sie auf dem Rücken lagen.

Die Formel „Du sollst sagen ...": Im so eingeleiteten Abschnitt der Behandlung stellt der Arzt die Art der Erkrankung fest. Sie erfolgt in Form des Satzes „das ist die ...-Erkrankung". Nun folgt auch der Grad der Heilungschancen. Allerdings taucht äußerst selten auf „Es ist ein hoffnungsloser Fall".

Die Formel „Du sollst machen": Der Behandlungsteil. Hier folgt entweder die Angabe eines Rezeptes oder Details über den Verband etc.

Die Texte der Papyri suchen stets einen erklärenden Vergleich. Wenn beschrieben werden soll, wie sich die Vertiefung, die der palpierende Finger auf dem Bauch des Kranken hinterläßt, wieder ausgleicht, heißt das knapp so: „Er geht (der Magen) und kommt unter deinen Fingern wie Öl in einem Schlauch", Pap. Ebers Nr. 199. In einem anderen Fall hat der Patient ein Mittel bekommen, das den Körper über den Mund oder After inklusive der Schadstoffe wieder verläßt. Da steht dann: „Es sieht nun aus wie Blut des Schweines, nachdem es erhitzt ist." Ein Geschwür am Kopf wird beschrieben: „Es ist spitz und erhöht wie eine weibliche Brust".

Jeder Arzt wußte nun, was gemeint war. Es hatte sich ein hügeliges Geschwür mit einer Eiterspitze gebildet. Im Buch von den Wundverletzungen wird bei einer Schädelverletzung mit der Fontanelle eines Kindes verglichen (Pap. Smith Fall 8): „Wenn du einen Mann untersuchst mit einer Klaff-Wunde an seinem Kopf, die bis zum Knochen reicht, zersplittert ist sein Schädel, aufgebrochen ist das Gehirn seines Schädels; dann sollst du seine Wunde abtasten, und du findest jenen Splitterbruch, der an seinem Schädel ist, (wie) diejenigen Schrumpeln, die an gegossenem Metall entstehen; es ist etwas darin, das zittert (und) flattert unter deinen Fingern wie die schwache Stelle der Schädeldecke eines Kindes, die noch nicht festgeworden ist. Es entsteht jenes Zittern (und) Flattern unter deinen Fingern, sobald das Gehirn seines Schädels aufgebrochen ist. Er gibt Blut aus seinen Nasenlöchern; er leidet an Versteifungen an seinem Nakken. Dann sollst du sagen: ein Leiden, das nicht behandelt werden darf...". Dazu gibt es die Randbemerkung: „(Das ist) ein großer Splitterbruch, der offen ist zum Innern seines Schädels, (nämlich) der Haut, die sein Gehirn umschließt; und so ist es aufgebrochen (und) quillt aus dem Innern seines Kopfes". Bei den Ausscheidungen, die im Verlauf des umfangreichen Textes beschrieben werden, könnte es sich um die Beobachtung von „Liquor cerebrospinalis" handeln (Hirn-Rükkenmarks-Flüssigkeit; bei den verschiedendsten Erkrankungen des Hirns gibt diese Flüssigkeit wertvolle diagnostische Hinweise – möglicherweise wußten das schon die altägyptischen Ärzte). Die Prognose ist schlecht, der Patient wird kaum überleben und die Therapie zielt auf reines Abwarten: „Du sollst die Wunde mit Fett bestreichen, du sollst sie nicht verbinden, du sollst nicht zwei Streifen darauf befestigen, bis du weißt, daß er einen entscheidenden Punkt erreicht hat...".

Exakte Beobachten und Beschreibungen liefern uns zahlreiche andere Fälle, die der Arzt des Altertums ebenso rasch diagnostizierte wie sein heutiger Kollege: den „risus sardonicus" (Krampflachen bei Tetanus) zum Beispiel, die Aphasie (vom Hirn ausgehende Sprachstörung) oder die „Hemiplegie" (motorische Lähmung einer Körperhälfte).

Staunenswerte Erkenntnisse von Medizinern der Pharaonen, 1000 Jahre ehe Homer seinen Ilias sagen läßt: „Denn ein Arzt ist höher denn viele andere zu achten, Pfeile herauszuschneiden und lindernde Kräuter zu streuen".

Offensichtlich konnten sie noch viel mehr: eine Tafel aus der Vorzeit (I. und II. Dynastie) scheint eine Tracheotomie zu zeigen, die chirurgische Öffnung der Luftröhre oberhalb oder unterhalb der Schilddrüsenenge bei Erstickungsgefahr. Und im Anatomischen Museum von Kairo liegen drei Schädel mit äußerst glattrandigen, kreisrunden Löchern, die von einer Operation stammen könnten: der „Trepanation" (Schädelöffnung).

Von den Rezepten

Die Zahl der Rezepte ist sehr groß. Bekannt sind uns etwa 900, doch das sind längst nicht alle, die es gegeben hat. Man kann sich nur darauf beschränken, das wichtigste zu berichten. Dazu bilden die Rezepte des Papyrus Ebers die beste Grundlage. Auch die Rezepte bestanden aus mehreren Teilen, meist der Überschrift und dem „Rezeptkörper".

Spezielle Bezeichnungen:

phr·t = Heilmittel (kann der Verband sein, Trank, Salbe. Es heißt dann: „es werde verbunden, werde getrunken, werde damit gesalbt (geschminkt)

hr-̀ = Heiltrank (süßer Fruchttrank mit Wasser – süß war eigentlich nicht üblich)

swrj·t = Trank (nur für Magenleiden)

mrh = Öltrank

gś·w = Salbe

'sdm = Schminkmittel (finden sich nur in kleiner Zahl unter den Rezepten für Augenleiden. Nur ein einziges Rezept gibt als Zweck des Schminkmittels eine Verbesserung der Sehkraft an). Der ägyptische Arzt hat die Kosmetik dem medizinischen Bereich zugeordnet. So enthält der Papyrus Ebers zum Beispiel dieses Rezept gegen Falten: man zerreibe fein je eine Einheit Gummi von Terebinthe (Pistazienbaum), Wachs, frischem Behen-Öl (von der Moringe, einer mohnähnlichen Pflanze) und Zyperngras, gebe es in Pflanzensaft und reibe es täglich ins Gesicht. Gegen trockene Haut wird empfohlen: Galle vom Rind, Öl, Gummi und Straußenei-Mehl mischen, mit Pflanzensaft verdünnen und täglich das Gesicht damit waschen.

tmtw = Streumittel, Puder (derart überschriebene Rezepte gibt es drei. Sie gelten für das Trockenmachen einer Wunde oder das Trocknen eines „laufenden" Ohres)

mt = Darmzäpfchen (Rezepte, deren Medikament in Form eines Darmzäpfchens verabreicht werden soll, gibt es mehrere)

k3p·t = Räuchermittel (gibt es im Papyrus Ebers zweierlei. Das eine, um den Geruch des Hauses oder der Kleider angenehmer zu machen – also nicht medizinisch, das andere gegen Ungeziefer)

Die Rezepte sind recht unterschiedlich gehalten. Zum Teil äußerst knapp, zum Teil ungewöhnlich lang. Insbesondere sind viele Vorschriften der Zubereitung und Anwendung extrem gestrafft, da sie scheinbar für den ägyptischen Arzt eine Selbstverständlichkeit waren, uns aber Schwierigkeiten bereiten. Beispiel für die Kurzform: „Schlangenfett; werde damit gesalbt." Bei Brandblase, am 1. Tag: „Honig, werde damit verbunden." Abwehren von Erhitzung: „Ein Frosch gekocht in Fett, werde damit gesalbt." Für die Gefäße: „Milch einer Frau, die einen Knaben geboren hat; über Nacht in einem neuen Topf (gemeint ist wohl ein sauberer), bis die entsprechende Sahne entstanden ist; werden alle schmerzenden Stellen damit gesalbt." Dies war sicher verkürzt, das Rezept findet sich an anderer Stelle nochmal mit den zusätzlichen Ingredienzen Gummi und Widderhaar. „Heilmittel für ein Auge, an dem Böses entstanden ist: Schweinegalle, in zwei Hälften zerteilt; es werde das Auge damit geschminkt am Abend; und werde ihre Hälfte getrocknet, fein zerrieben, werde das Auge damit geschminkt am Morgen" (Pap. Ebers Nr. 392=61).

Zu einem guten Teil wird die Bereitung der Mittel einfach gewesen sein. Daß sich aber hinter Formel wie „werde zur Masse" gemacht oder „werde gekocht" auch kompliziertere Vorgänge versteckten, ahnen wir durch rund 40 Rezepte, die ausführlicher beschrieben werden. Rezept Nr. 21 im Papyrus Smith besteht nur aus einer einzigen Droge, einer uns unbekannten Frucht. Es beschreibt ein Mittel, das Altersflecken auf dem Kopf, auf den Händen und dem Körper beseitigen soll:

Man nehme dazu ein großes Quantum der Frucht, zerstoße sie und setze sie der Sonne aus. Nach dem Trocknen werde sie enthülst und gewürfelt. Früchte und Spreu sollen getrennt mit Wasser zu einer weichen Masse vermengt und tüchtig gekocht werden, bis sie fast fest ist. Sodann werde die erkaltete Masse in fließendem Wasser gewaschen, bis das Wasser weder salzig noch bitter schmeckt. Wieder werde sie der Sonne ausgesetzt, dann zermalen, erneut mit Wasser zum Brei gerührt und gekocht. Es bildet sich Öl auf der Oberfläche, das man abschöpfen und in einem mit feinem Ton ausgeriebenen Topf sammeln möge. Erst später sei es in ein Salbgefäß zu füllen.

Eine langwierige Prozedur für ein Medikament, das nur einen einzigen Bestandteil aufzuweisen hat. Wie kompliziert mag da das Rezept in Papyrus Ebers Nr. 663 gewesen sein, das aus 37 verschiedenen Drogen zusammengemanscht wurde, von dem es aber nur knapp heißt: „... werden zu einer Masse gemacht, werde damit verbunden". Aus.

Manche Medikamente sollen eingenommen werden in „Fingerwärme", das soll heißen, so warm, wie es ein hineingesteckter Finger gerade noch verträgt (Pap. Ebers Nr. 23) oder in „angenehmer Wärme" (Pap. Ebers Nr. 91) oder „zwischen beiden Wärmen", was wohl lauwarm heißen soll.

Man muß kein Sherlock Holmes sein, um beim Papyrus Hearst Nr. 45 zu erkennen, wie mit folgendem Rezept zu verfahren ist: Es besteht aus vier Drogen, unter denen sich auch Honig befindet. Wie es zubereitet wird, ist nicht gesagt. Aber am Schluß der Weisung steht: „werde eingenommen vier Tage und du sollst den Honig hineinfallen lassen vor dem es Fortnehmen." Mit dem „Fortnehmen" kann nur ein Abnehmen des Topfes vom Feuer gemeint sein; ergo wird das Medikament gekocht. Und weiter ist der tiefere Sinn der, daß das Süßmittel erst unmittelbar vor dem Einnehmen zugesetzt werden soll, also nicht mitgekocht werden darf.

Drogenbezeichnungen

Das Stoffgebiet, dem die offiziell verwendeten Dinge als „die Drogen" zugehören, ist schier unbegrenzt und umfaßt die Tier- und Pflanzenwelt, das Mineralreich, Speisen und Getränke sowie verschiedenes vom Menschen selbst.

Dazu gibt es etliche Bezeichnungen, die sich nicht einmal sicher als pflanzlich oder mineralisch katalogisieren lassen. Es werden rund 70 Tiere genannt, ungefähr 20 Säugetiere, 20 Vögel, 10 Fische, 10 Kriechtiere, Insekten und eben auch unbestimmbare. Dazu 25 Pflanzen und 20 Mineralien. Von Tieren und Pflanzen kommen logischerweise nur in Frage: Fleisch, Fett, Blut oder Kot, Blätter, Früchte und auch Sägemehl.

Daneben gibt es in den Papyri eine Unzahl von Beschreibungen, die wir nur übersetzen, aber nicht medizinisch auswerten können. Jeder bei uns weiß, was Löwenzahn ist und im Salat mit einem Löwenzahn-Blatt liegt gewiß kein richtiger Löwenzahn. Im Englischen gibt es eine Pflanze mit Namen „buttercup"; wer wollte das schon mit „Tasse für Butter" in einem Rezept übersetzen? Im alten Ägypten war der Gebrauch einer Pflanze üblich, die wörtlich übersetzt „Schlangenkraut" heißt, beschrieben als „auf dem Bauch wachsend mit weißen Blättern" und „Blüten wie Lotus". Wir wissen nicht, was das sein könnte. Genauso geht es uns mit dem „Mäuseschwanz", dem „Eselskopf" oder der „Feder des Toth" (eines Gottes).

Interessant – wenn nicht mehr – ist die „Zunge des Teiches". Die koptische Apotheke kennt ein Medikament „Zunge des Meeres" (lăs-ĕn-jŏm). Die Ägypter meinen aber tatsächlich mit ihrem Ausdruck nicht die See, das Meer, sondern den künstlichen See, den Teich. Im Arabischen, das den koptischen Ausdruck übernommen hat, ist damit der „Rückenschulp" des Tintenfisches gemeint, der bei Augenkrankheiten Anwendung findet. Die ägyptische Zunge des Teiches steht aber in keinem Augenrezept.

Fremd sind uns auch die „Kohlen der Mauer" (vielleicht Holzkohle?), der „Kalk des Ofens" oder die „Kaulquappen des Kanals".

Es gibt eine Fülle von griechischen, römischen und altdeutschen Texten, die sich wie Übersetzungen ägyptischer lesen. Auch bei uns gab es einst das als Spruch: „Urin der Schwangeren wird über Weizen und Gerste gegossen. Sprießt die Gerste zuerst, wird ein Knabe geboren werden, beim Weizen ist ein Mädchen zu erwarten". Bei Paullini (Neuvermehrte heilsame Dreckapotheke. 4. Aufl., Frankfurt/M. 1713) heißt es: „Mache zwo Gruben in die Erde, wirff in eine Gersten und in die andere Weizen, in beide giesse den Urin der

Schwangeren. Schosst der Weizen ehe empor als die Gersten, so wirds ein Sohn, kommt aber die Gerste ehe empor, so hast du eine Tochter zu gewarten." – Im Ägyptischen ist das Wort Gerste maskulinen Geschlechts, der Weizen feminin, im Deutschen ist es umgekehrt. Was bei dieser urinösen Geschlechterbestimmung geschieht, hat also mit Zauberei nichts zu tun, sondern – leider – nur mit Grammatik.

Wie eine Krankheit entsteht

*Mein Herz wurde schwach,
mein Sinn war nicht glücklich
in meinem Leibe.*
(Sinuhe, um 1970 v. Chr.)

Die Krankheiten – so dachte man im alten Ägypten – wurden von Göttern, insbesondere den Boten der Sachmet, Dämonen oder spukenden Toten bewirkt. Sie konnten den Menschen aber auch durch Magie „angehext" werden und durch den „Hauch" eines Gottes, Dämonen oder Zauberers in den Menschen eindringen. Und zwar in die Öffnungen der linken Körperseite, denn diese galt als die „tödliche". Einige Krankheiten (Beschwerden an Herz und Bauch) erklärte man sich durch den Gift-Samen, mit dem Ungeziefer nachts sein Opfer „schwängerte". Als Grund sah man oft eine Versündigung gegen Gebote einer Gottheit und die prompte Bestrafung derselben.

Folgen wir den Schilderungen Herodots, so standen im Mittelpunkt des ärztlichen Denkens Ernährungsfehler als auslösender Faktor für – zumindest alle inneren – Krankheiten: „Die Ägypter gebrauchen Abführmittel drei Tage hintereinander jeden Monat und sorgen für ihre Gesundheit durch Brechmittel und Klistiere, da sie der Meinung sind, daß alle Krankheiten der Menschen von den genossenen Speisen entstehen. So ist es schädlich, die Früchte der Sykomore zu essen. Ein Magenleiden kann auf den Genuß zu scharf gebratenem oder möglicherweise verdorbenen Fleisches zurückgeführt werden. Der Magenkranke soll erst wieder bei Eßlust zu Speisen greifen und die Frau bei 'gewissen' Erkrankungen hungern. Es ist ein schlechter Traum, wenn man von warmem Bier träumt; denn warmes Bier verursacht Beschwerden, und wer Wasser zu einer bestimmten Sorte Fisch trinkt, bekommt Fieber."

Nicht ordnungsgemäß verdaute und im Körper verbliebene Speisen verwandelten sich – nach Ansicht der alten Ägypter – in schädliche Stoffe, die „Schmerz- und Schleim-Stoffe", die sich über den ganzen Körper und seine Gefäße verteilten und lokale Erkrankungen verursachten. So sah man Ernährungsfehler als Grund für Vereiterungen, Schwellungen, Verstopfungen oder Versteifungen an. Ganz gleich, ob die Speisen nun falsch zubereitet oder verkehrt in ihrer Zusammenstellung auf den Tisch kamen. Die geregelte Darm-Entleerung galt deshalb auch als Teil der „ewigen Seligkeit" und der Proktologe mit dem Titel „Hirt des Afters" gehörte zu den gesellschaftsfähigsten Spezialisten.

Der Geschichtsschreiber Diodorus: „Sie sagen, was bei jeder genossenen Speise über dem Verdauten sei, das sei überflüssig, und hieraus würden die Krankheiten entstehen."

Das bringt uns zu heutigen Volksweisheiten: „Iß dich halbsatt, trink dich halbtrunken, dann lebst du ganz", sagt ein russisches Sprichwort. Im Orient heißt es: „Trink ein Drittel, iß ein Drittel, laß ein Drittel leer" und in Ägypten: „Wir leben von einem Viertel dessen, was wir essen, und von dem Rest leben die Ärzte."

Die im Verlauf einer Krankheit auftretenden Folgeerscheinungen konnten ebenfalls ganz „natürlich" erklärt werden: Wechselseitig, glaubte man, können sich körperliche und seelische Störungen bedingen: Ärger und Zorn führen zu krankhaften Herzzuständen; umgekehrt ruft eine Verstopfung Angsterscheinungen hervor.

Nach neuen Untersuchungen soll die griechische Lehre von Ausscheidungen „Perittoma" in der Schule von Knidos auf die ägyptische Vorstellung von den „wechedu" zurückgehen, den krankmachenden Substanzen, die in den Fäkalien entstehen und in die Blutgefäße gelangen. Berechtigt ist hier die Frage, ob nicht die Entstehung einer metastasierenden Sepsis (Pyämie) gemeint sein könnte.

Als Grenzfälle galten Krankheiten, die man zwischen natürlicher und übernatürlicher Ursache ansiedelte, wie die jährlich während der Nilschwemme auftretenden Seuchen, an denen auch Dämonen Schuld hatten.

Wie sich der Kranke fühlt, hat in allen altägyptischen Märchen und Erzählungen große (auch dramaturgische) Bedeutung. Sinuhe, der Ägypter, der durch einen Hollywood-Film zu weltweiter Berühmtheit gelangte, erzählt in seinen Erinnerungen von einer Ohnmacht, die er während eines Empfangs beim König erlitt: „Ich war ausgestreckt auf dem Bauch, ich wußte nichts von mir vor ihm, während der König mich freundlich grüßte. Ich war wie ein Mann, ergriffen von der Dämmerung. Meine Seele war gegangen. Mein Körper war matt geworden. Mein Herz, – nicht war es in meinem Bauch. Ich hatte aber doch Kenntnis vom Leben mehr als vom Tode; denn dann hörte ich des Königs Stimme."

Der Arzt Sinuhe nahm im Mittleren Reich, während der letzten Regierungsjahre des Königs Amenemhet I. (XII. Dynastie, 1991-1971 v. Chr.), an einem Feldzug teil. Als er von der Ermordung des Königs erfuhr, glaubte er sich als Mitwisser schuldig und floh nach Syrien. Dort avancierte Sinuhe zum Stammesfürsten; doch je zügiger sich sein Lebensabend näherte, umso mehr drängte es ihn in die Heimat zurück. Sesostris I. (1971-1929 v. Chr.), der Sohn von Amenemhet I., erfuhr vom Aufenthaltsort Sinuhes und bat ihn um Rückkehr an den Königshof. Der ehemalige Leibarzt im Palast kehrte heim, erhielt ein Haus mit Dienern und ein prächtiges Grab.

Ob sich das alles tatsächlich so zugetragen hat, ist umstritten. Sicher aber ist, daß sich die ältesten Niederschriften der Sinuhe-Geschichte bereits auf das Ende des Mittleren Reiches datieren. Die wichtigsten Papyri aus dieser Zeit werden heute in Berlin aufbewahrt. Wir kennen Sinuhe-Texte aber auch von Tonscherben (sogenannten Ostraca) her und aus Inschriften des Neuen Reichs.

Die anschauliche Beschreibung einer Vergiftung schildert eine Göttersage, nach der Isis den Sonnengott sich an etwas Spitzem stechen ließ (es war ein Skorpion). Nach dem Stich schreit er auf und kann Isis – die ihn aushorchen will – zuerst einmal nicht mehr antworten: „... nicht fand er seinen Mund, um darauf zu antworten, indem seine Lippen zuckten und alle seine Glieder zertreten ...". Als er sich dann zum Reden aufraffen kann, sagt er, daß ihn etwas gestochen hätte: „... Ich kostete nichts so schmerzhaftes wie es, es gibt nichts krankhafteres als es. Es ist nicht Feuer, es ist auch nicht Wasser. Mein Herz hat Hitze. Mein Körper zittert. Alle meine Glieder haben Schüttelfrost. Ich bin kälter als Wasser, ich bin heißer als Feuer. Mein ganzer Körper ist bedeckt mit meinem Schweiß. Mein Auge zittert, ohne fest zu bleiben. Ich kann nicht klar sehen. Der Himmel regnet auf mein Gesicht (er schwitzt) mitten in der regenlosen Zeit ...". Die Geschichte endet mit seiner Erlösung: „... Es brannte das Gift mit Brennen und war mächtiger als Flamme und Feuer, bis Isis es bannte ...".

Ein leidvoller Krankenbrief des Malers Pai ist uns so erhalten: „... was der Maler Pai zu seinem Sohn, dem Maler Prahotep sagt: laß mich nicht im Stich, es geht mir nicht gut. Höre nicht auf, um mich zu weinen, denn ich bin im Dunkeln. Mein Herr Amun hat sich von mir abgewendet.

Bringe mir etwas Honig für meine Augen und ebenso ... und echtes Stibium. Tue es, tue es! Bin ich nicht dein Vater? Suche ich meine – Augen, so sind sie nicht da ..."

Die anatomischen Kenntnisse der ägyptischen Ärzte

Obwohl die altägyptischen Ärzte die Möglichkeit gehabt hätten, anläßlich der Mumifizierung und deren Vorbereitung, die Anatomie des menschlichen Körpers genauestens zu studieren, unterließen sie dies – wahrscheinlich aus religiöser Scheu: Sie wollten offenbar den Leichnam über das von den Balsamierungsriten vorgesehene und damit unerläßliche Maß hinaus nicht zerstören, um ein Weiterleben des Toten im jenseitigen Reich nicht zu gefährden. So vermischen sich in den einzelnen Darstellungen doch hin und wieder exakte Beschreibungen mit recht phantasievollen; mal fundiertes Erfahrungswissen also, mal – auch religiös bedingte – Theorie. Den Versuch, die Körperteile in eine gewisse Ordnung zu bringen, haben wir in der Auflistung des Papyrus Smith bereits gesehen. Diese althergebrachte Ordnung stammt vermutlich aus dem alten Totenkult, in dem die rituelle Zusammensetzung des Leichnams und die Vergöttlichung der einzelnen Körperteile Voraussetzung für die funktionsgerechte Erhaltung des Körpers im Jenseits waren. Das geht zurück auf die Legende des Osiris.

Es gibt mehrere Versionen dieser Geschichte; die am meisten verbreitete ist die des Philosophen und Historikers Plutarch (um 50 bis 125 n. Chr.): Für ihn war Osiris der Sohn von Geb, dem Erdvater und von Nut, die den Himmelsdom geschaffen hatte; er war der Bruder von Isis, Nephthys und Seth. Friede und Glück herrschte in Ägypten, als er – mit seiner Schwester Isis als Gemahlin – über das Land regierte. Doch an Seth nagte die Eifersucht. Er bat seinen Bruder zu einem Bankett, an dem 72 Verschwörer teilnahmen. Während des Essens führte Seth eine reich geschmückte Kiste vor, die er heimlich nach den Maßen von Osiris hatte anfertigen lassen. Derjenige, der sie gänzlich auszufüllen vermochte, sollte sie als Präsent behalten. Niemand genügte diesem Anspruch – bis auf Osiris. Als er in der Kiste lag, warfen die Verschwörer den Deckel darüber, nagelten sie zu und versenkten sie im Nil. Verzweifelt suchte Isis nach ihrem Gatten, bis sie ihn schließlich am Ufer des Flusses Byblos fand. Sie brachte den Leichnam von Osiris zurück ins Nildelta, doch auch dort stöberte ihn Seth wieder auf, zerstükkelte ihn und verstreute die Glieder seines Bruders über ganz Ägypten. Noch einmal machte sich Isis auf, um ihren Geliebten „zusammenzusetzen". Sie fand alle Teile, bis auf das Glied des Osiris, das von einem Fisch verschlungen worden war. Plutarchs Erzählung findet hier ein jähes Ende, doch in den alten Schriften der Ägypter lesen wir, wie es weiterging: Der Sonnengott Re höchstpersönlich schickte Anubis – den späteren Bewacher der Einbalsamierung (die Priester trugen bei der Zeremonie den Schakalkopf des Gottes) – vom Himmel. Anubis konnte den Körper wieder komplett zusammensetzen und in seine Haut wickeln.

So kennen wir nun Osiris auf den alten Darstellungen: mit gekreuzten Armen in ein Totentuch gewickelt, zum zweiten Mal geboren, freilich nicht mehr als Herrscher auf Erden, sondern im Jenseits. Wenn Sie so wollen: die allererste Mumie!

Nach Hermann Grapow lassen sich die anatomischen Kenntnisse der altägyptischen Ärzte in groben Zügen so umreißen:

„Kopf mit Gesicht und Schädel. Am Schädel Scheitel und Hinterkopf, bedeckt von der Kopfhaut mit dem Haar. Im Schädelkasten liegt unter den beiden Scheitelbeinen das von der Hirnhaut umhüllte Gehirn. Die Schädelknochen sind durch Nähte verbunden. Am Kopf sind sieben Höhlen für Augen, Ohren, Nasenlöcher und Mund. Das Gesicht mit Stirn und Schläfe, Wangen und Kinn; das Ohr mit Innenohr und Ohrläppchen; das Auge, das in seiner Höhlung an einer Wurzel festgewachsen ist, zeigt das Schwarze und das Weiße sowie die Pupille und ist mit Braue und Wimperhaaren versehen; die Nase, die sich aus den Vertiefungen des Gesichts erhebt, ist durch die Nasenscheidewand ausgezeichnet, welche die Nasenhöhle in zwei Nasenmuscheln mit den Nasenlöchern scheidet. Unter dem Auge nach dem Ohr hin liegt das Jochschläfenbein, in das der Unterkiefer eingelenkt ist, der mit dem Oberkiefer zusammen den Mund bildet, an dem die Ober- und Unterlippe, die an Wurzeln sitzenden Zähne und die Zunge unterschieden werden.

Der Hals enthält in seinem vorderen Teil die Kehle mit der Luft- und Speiseröhre; sein hinterer Teil, der Nacken mit sieben Nackenwirbeln, sitzt auf dem Rückgrat auf, das aus den Rückenwirbeln besteht.

Der Arm mit Oberarm und Unterarm, Hand mit Handrücken und mit Daumen und Fingern ist an der Schulter befestigt, die aus dem Schulterblatt besteht und dem Schlüsselbein, das vorn ans Brustbein stößt. Zwischen dem Rückgrat und dem Brustbein sitzen die Rippen.

Die Brust mit den Brustwarzen und der Bauch mit dem Nabel und dem Unterleib umschließen zusammen mit den Seiten und dem Rücken die Eingeweide: Die Lunge und das Herz, Magen und Galle, Leber, Milz, den Darm mit dem Mastdarm und die Harnblase.

Die Hinterbacken mit dem After und die Geschlechtsteile, der Penis des Mannes mit Vorhaut und Hoden, die weibliche Scham mit den Lippen der Scheide und die Gebärmutter.

Am Bein wird unterschieden: Oberschenkel und Unterschenkel mit Schienbein und Wade; Knie mit Kniescheibe; Fuß mit Fußrücken und Sohle samt Zehen."

Mitunter sind die Beschreibungen im Original ein wenig verschwommen, was wahrscheinlich doch manchmal auf unzureichende Kenntnis der Zusammenhänge zurückzuführen ist. So gibt es zum Beispiel keinen Unterschied zwischen Vene und Arterie oder Sehne und Muskel. Und das Wort *šsb* wird für die Luft- wie für die Speiseröhre verwendet.

Das Herz sei froh

Arztwesen im alten Ägypten

Mein Gatte, mein Bruder, mein Freund! Werde nicht müde desEssens, des Trinkens, des Rausches, der Wollust.
(Grabspruch im Tal der Königinnen)

Aller Lebenswunsch der alten Ägypter kreist um ein vitales Leben in Frische und Gesundheit und – um einen ebenso vitalen Tod. Gesundheit bedeutete „Wohlbefinden“. *snb* schrieb der gebildete Mensch unter seinen Brief; soviel wie „bleib gesund“ oder „leb wohl“. In einem Märchen spricht der Prinz mit einem Greis, den er liegend beim Massieren antrifft, die Begrüßung: „Es sei dein Befinden wie jemandes, der lebt mit dem Greisentum noch vor sich, der schläft bis zum Tagesanbruch, frei von Leiden, ohne keuchenden Husten.“

nḏm – angenehm, fühlte sich dann der Alt-Ägypter. Auf einem Papyrus stehen dazu die Zeilen: „Ich brauche zu essen mit meinem Munde, zu entleeren aus meinem After, muß zum Trinken und zum Beischlaf fähig sein. Das Herz sei froh, die Glieder seien in unversehrtem Zustand, der Nacken sei fest unter dem Kopf, das Auge schaue die Ferne, die Nase ziehe frei die Luft ein, das Ohr sei offen und vermöge zu hören, der Mund aufgetan und wisse zu antworten, die Arme seien in Ordnung und möchten Arbeit verrichten. Das Herz ist es, das jedes Erkennen erzeugt, und die Zunge ist es, die wiederholt, was im Herzen gedacht ist. Herz und Zunge mögen Macht über alle meine Glieder haben."

In den 3000 Jahren von Mena bis zu den Ptolemäern erreichte die Heilkunst der altägyptischen Mediziner so hohes Niveau und Ansehen, daß ausländische Monarchen sich von den Pharaonen zu Friedenszeiten nur eine Gunst erbaten: einen Arzt für ihren Hof. In Homers „Odyssee" lesen wir, daß „der Ägypter an medizinischen Kenntnissen die ganze Welt hinter sich läßt". Und: „Siehe, so heilsam war die künstlich bereitete Würze / Welche Helenen einst die Gemahlin Thons, Polydamna / In Ägyptos geschenkt. Dort bringt die fruchtbare Erde / Mancherlei Säfte hervor, zu guter und schädlicher Mischung. / Dort ist ein jeder ein Arzt und übertrifft an Erfahrung / Alle Menschen; denn wahrlich, sie sind vom Geschlechte Päeons."

Viele Ärzte spielten am Hofe des Pharaos eine bedeutende Rolle und standen hoch in der Gunst ihres Herrschers, was ihre Titel überschwenglich zum Ausdruck bringen. Nehmen wir zum Beispiel Penthu, der zur Zeit Echnatons (XVIII. Dynastie) praktizierte. Er wurde „Priester Atons" genannt, „der im Palast ein- und ausgeht und ungehindert Zugang zum König hat". Durchaus bemerkenswert, denn an den Palastwachen mußte man erst einmal ungehindert vorbeikommen. Penthus hoher Rang ist auch an seiner Kartusche (Siegel) zu erkennen: seinem Namen in Hieroglyphen folgt ein Mann mit Dreschflegel – Symbol der Macht. Über einen anderen Arzt steht in den Aufzeichnungen: „Er war Vorsteher der Priester der Sachmet (der löwenköpfigen ‚Mächtigen', die ihre Boten auch den Pesthauch senden ließ), Vorsteher der Zauberer, Oberarzt des Königs, der täglich das Buch liest ... der seine Hand legt auf den Patienten, indem er ihn kennenlernt; geschickt im Untersuchen ..."

Man bestattete die Hofärzte prunkvoll und errichtete ihnen Standbilder, so daß die Nachwelt heute zwangsläufig mehr von ihnen weiß als vom Durchschnitts- oder gar Armenarzt. 1926 fand der Deutsche Hermann Junker in Gizeh eine aufschlußreiche Stele von Türgröße. Seine Entdeckung in einem Edlen-Grab unweit der Pyramiden (ihr Alter dürfte sich auf die Zeit zwischen 2723 und 2563 v. Chr. datieren) bekundete den Ruf des *Irj* – neben Hesire der erste Arzt der Geschichte. Auf der Grabsäule wird er „Chef aller Hofärzte" genannt, und „Augenarzt des Palastes, Arzt des Leibes, der die inneren Leibessäfte kennt, Hüter des königlichen Afters, der das *bm* (kennen wir nicht) bereitet". Der königliche After erforderte in jenen Tagen ebensoviel Fürsorge wie zu Molières Zeiten. Mit dem Papyrus Chester Beatty verfügen wir heute auch über ein altägyptisches Handbuch für den „Hirten" oder „Wächter des Afters".

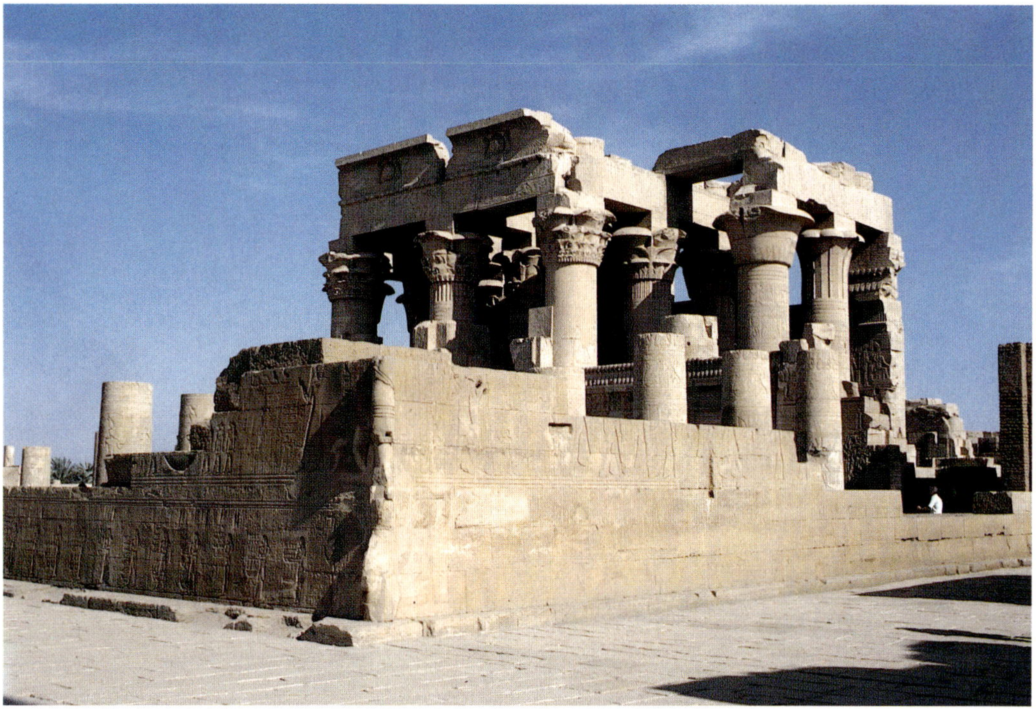

Kom Ombo - eine der schönsten Tempelanlagen am Nil, unweit von Assuan. Tuthmoses III. begann mit dem Bau, die Ptolemäer und schließlich Caracalla (211 n. Chr.) beendeten ihn. Der Tempel zeigt in einem Korridor (unten) für Ägypten einzigartige medizinische Darstellungen.

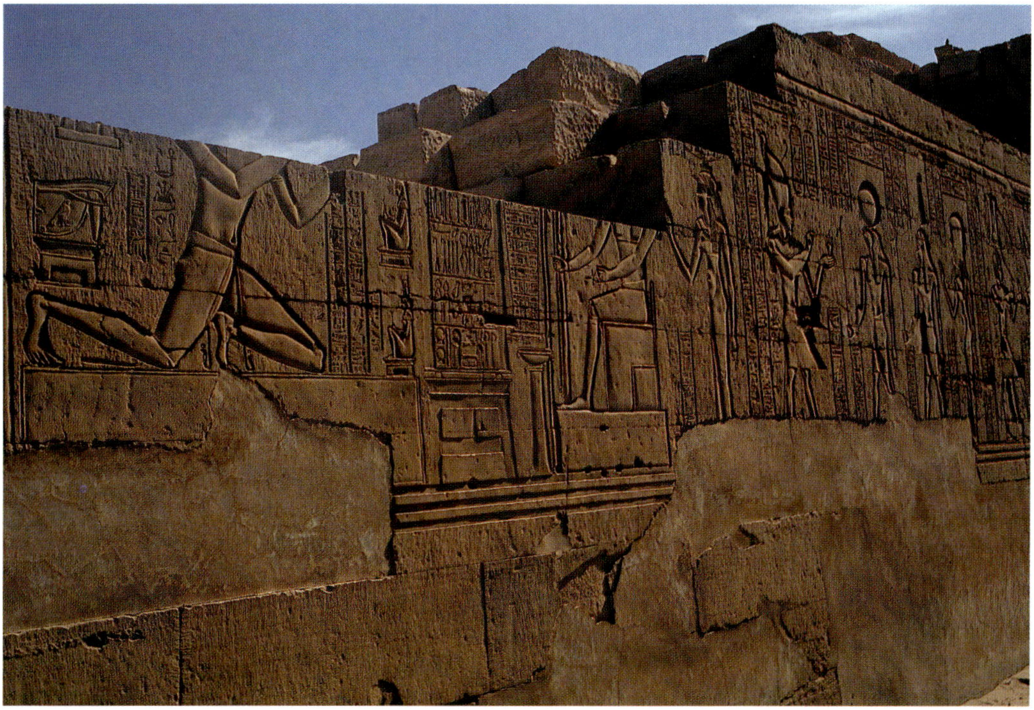

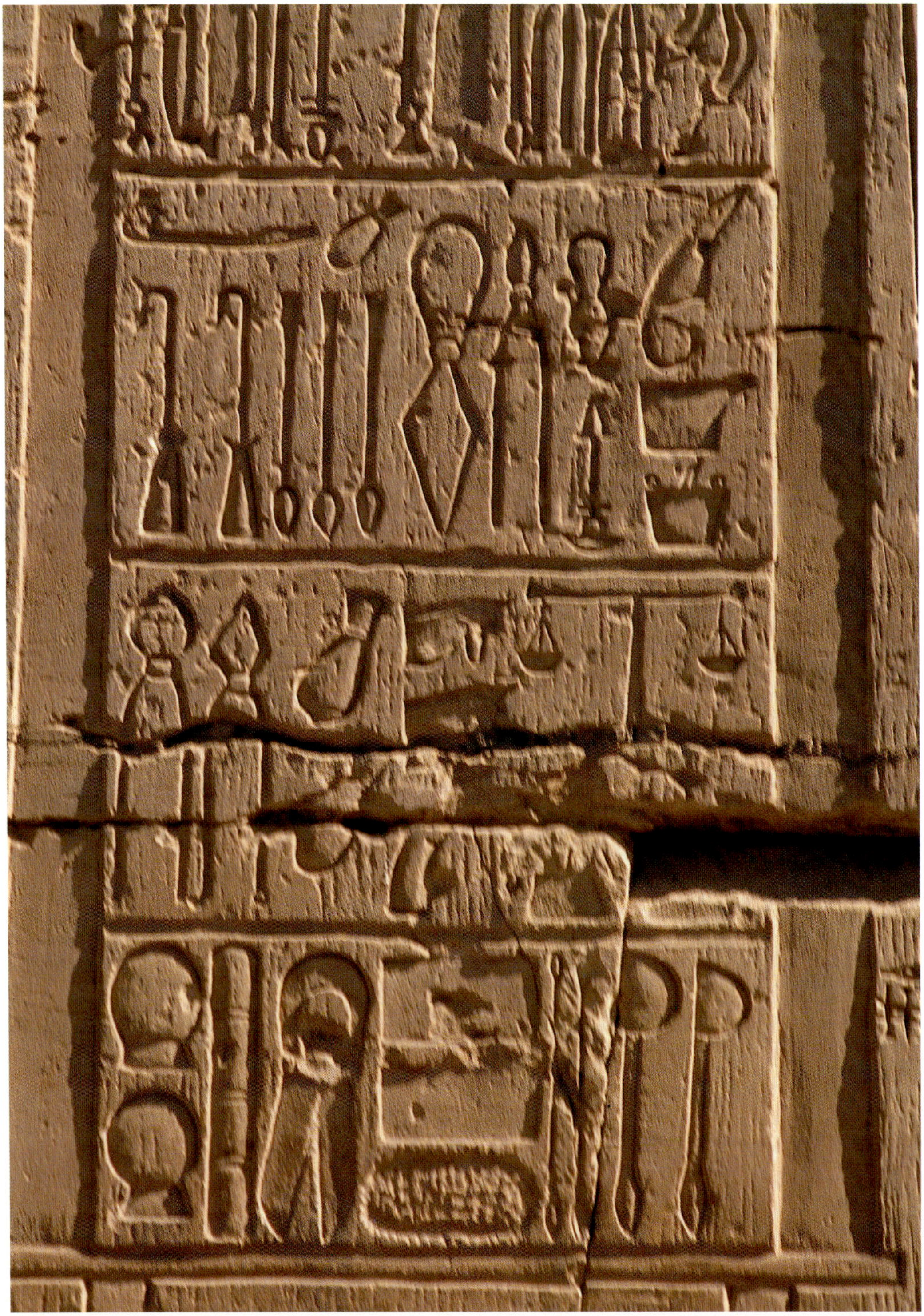

Kaum gesehen von den Touristen: ein Detail aus der Nordwand in Kom Ombo. In die Mauer wurden Abbildungen von den gebräuchlichsten chirurgischen Instrumenten geschlagen.

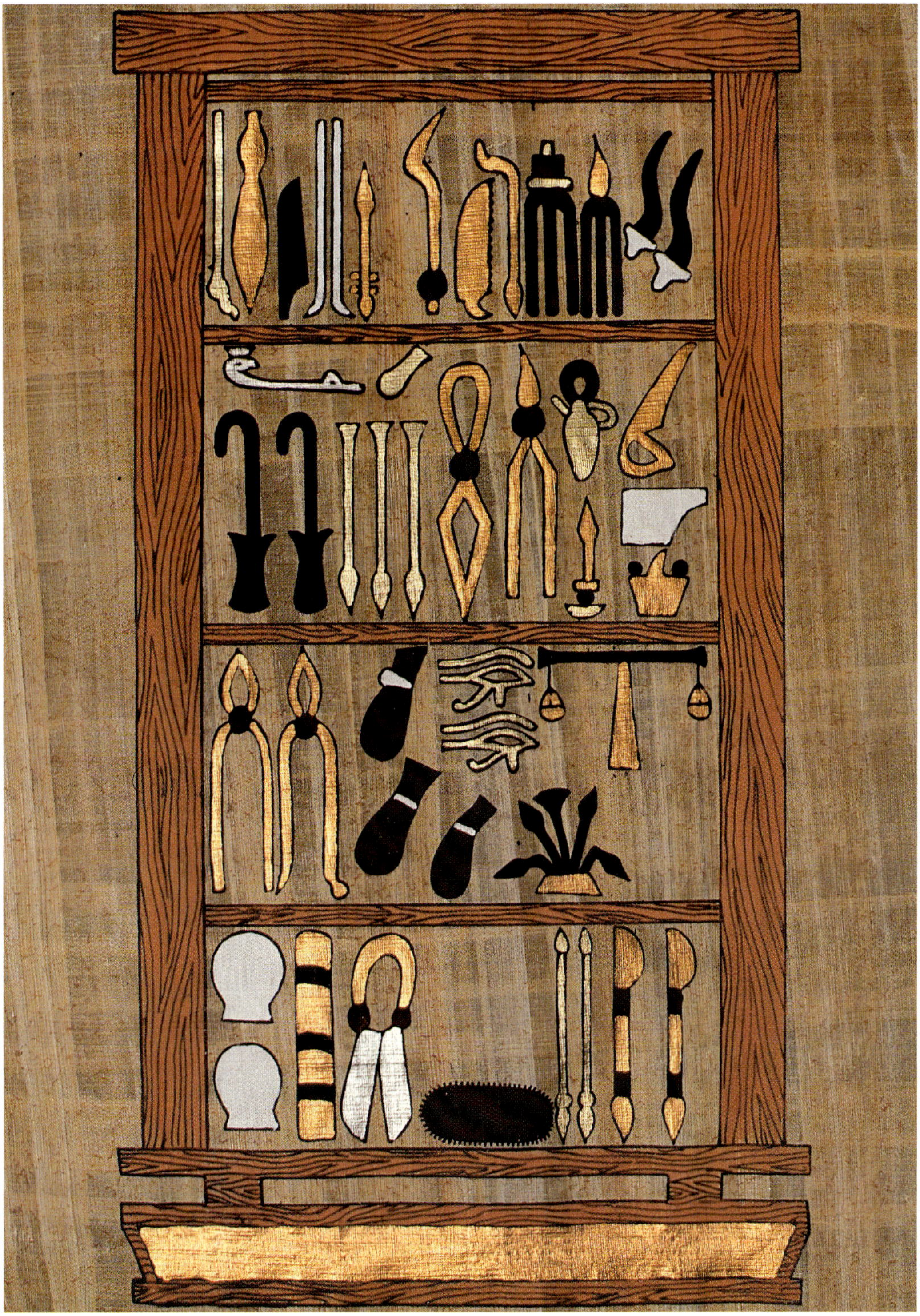

Auf diesem neuzeitlichen Papyrus aus einer Werkstatt in Gizeh sind die chirurgischen Geräte der altägyptischen Ärzte nach dem Relief von Kom Ombo dargestellt.

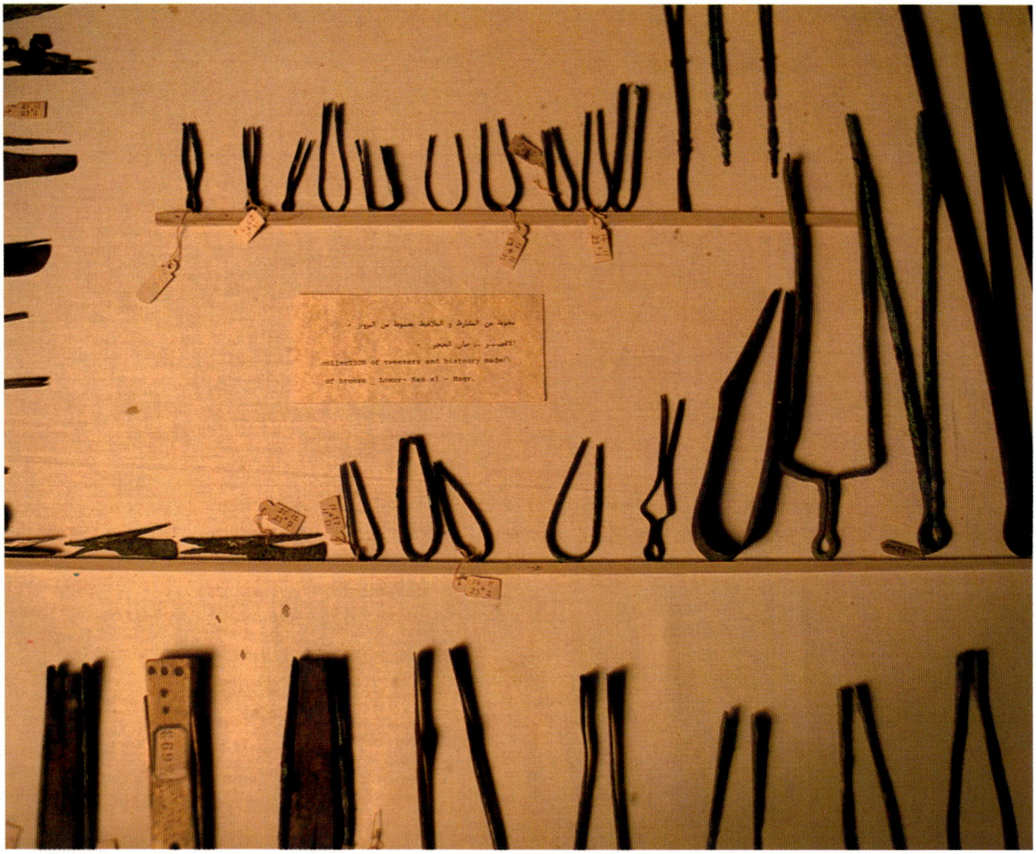

Jeder, der im Ägyptischen Museum Kairo die Treppen zum ersten Stock hinaufsteigt, wendet sich kurzentschlossen dem Saal mit den Grabschätzen Tut-ench-Amuns zu. Dort befinden sich die Königs- und Priestersärge, Hausrat, Geräte, Streitwagen und Schmuck. Linker Hand vom Eingang zur „Großen Galerie“ befindet sich im Halbdunkel ein Schaukasten mit medizinischen Instrumenten - Messern, Pinzetten, Zangen. Da künstliches Licht im ägyptischen Museum untersagt ist, erstand unser Foto im heimlichen Strahl von Taschenlampen.
Über 6000 Funde aller Art sind heute im größten Museum mit ägyptischen Kunstschätzen der Welt ausgestellt. Seinen systematischen Aufbau verdankt es dem französischen Archäologen Auguste Mariette-Pascha (1821–1881). Im Jahre 1850 als Beamter des Louvre nach Ägypten entsandt, entfaltete er dort eine erfolgreiche Tätigkeit durch Ausgrabungen - vor allem in Memphis und Abydos. Das unter seiner Leitung auf Anordnung des Khediven gegründete Museum wurde der Vorläufer des heutigen. Nach Mariette folgte sein Landsmann Gaston Camille Maspero (1846–1916). Seit 1952 wird das Museum von ägyptischen Wissenschaftlern geleitet.
Neben den gigantischen, dem Besucher zugänglichen Ausstellungen bergen Magazine und Kammern eine Fülle von Schätzen und ausschließlich der Forschung dienende Funde, die fortwährend durch Neuausgrabungen und Ankäufe erweitert werden.

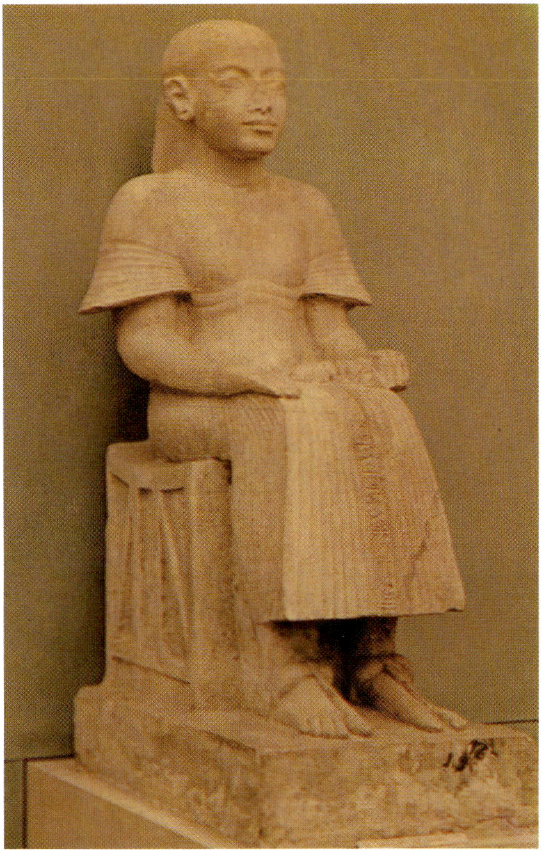

Aus der XVIII. oder XIX. Dynastie stammt diese Statue des Iwty. Er trug den Titel „Chefarzt der zwei Länder" (Ober- und Unterägypten) und „Königlicher Schreiber". Sie steht im holländischen Museum Leyden.

In den 3000 Jahren von Mena bis zu den Ptolemäern erreichten die Ärzte Ägyptens so hohes Ansehen, daß sich viele fremdländische Fürsten von den Pharaonen nur eine Gunst erbaten: einen Medicus vom Nil. Homer schrieb, „der Ägypter lasse an medizinischen Kenntnissen die ganze Welt hinter sich". Die Ärzte standen hoch in der Gunst ihrer Könige, was ihre Titel überschwenglich zum Ausdruck bringen. „Chef aller Hofärzte", „Augenarzt des Palastes", „Arzt des Leibes, der die inneren Säfte kennt", „Priester Atons, der im Palast ein und ausgeht und ungehindert Zugang zum König hat" waren gängige Titel.

Doch auch die Vornehmen hatten ihre „Leibärzte", die fest angestellt waren. Dazu praktizierten viele Mediziner im Auftrag des Pharaos bei den riesen Arbeiter-Trupps: im Sinai, in den Kupfer- und Türkis-Minen, beim Tempel-, Straßen- und natürlich Pyramidenbau. Wie diese Ärzte entlohnt wurden, wissen wir nicht genau. Am Hofe hatten sie jede Vergünstigung und auch diejenigen, die mit in die Kriege zogen, wurden vom Pharao bezahlt. Der Allgemeinarzt, der über Land zog, wurde mit Naturalien entlohnt, einem goldenen Ring oder Armreif – je nach den Verhältnissen.

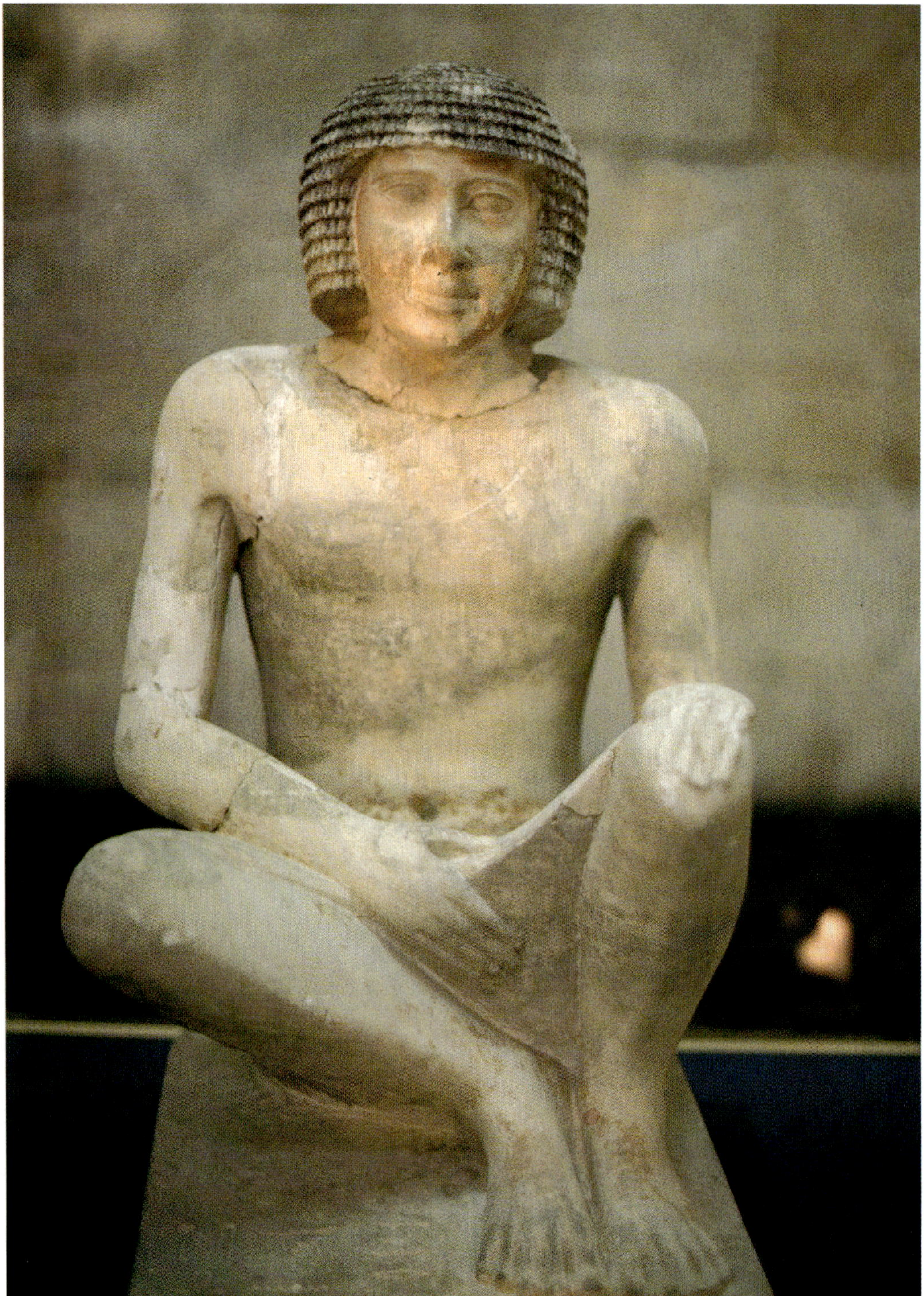

Eine der schönsten Statuen im Museum von Kairo und künstlerisch völlig ungewöhnlich wegen der Stellung der Beine: Ne-Ankh-Re, Chefarzt in Gizeh zur Zeit der XI. Dynastie.

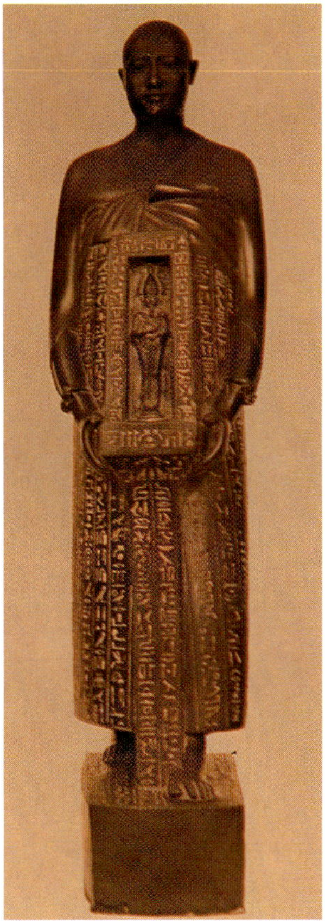

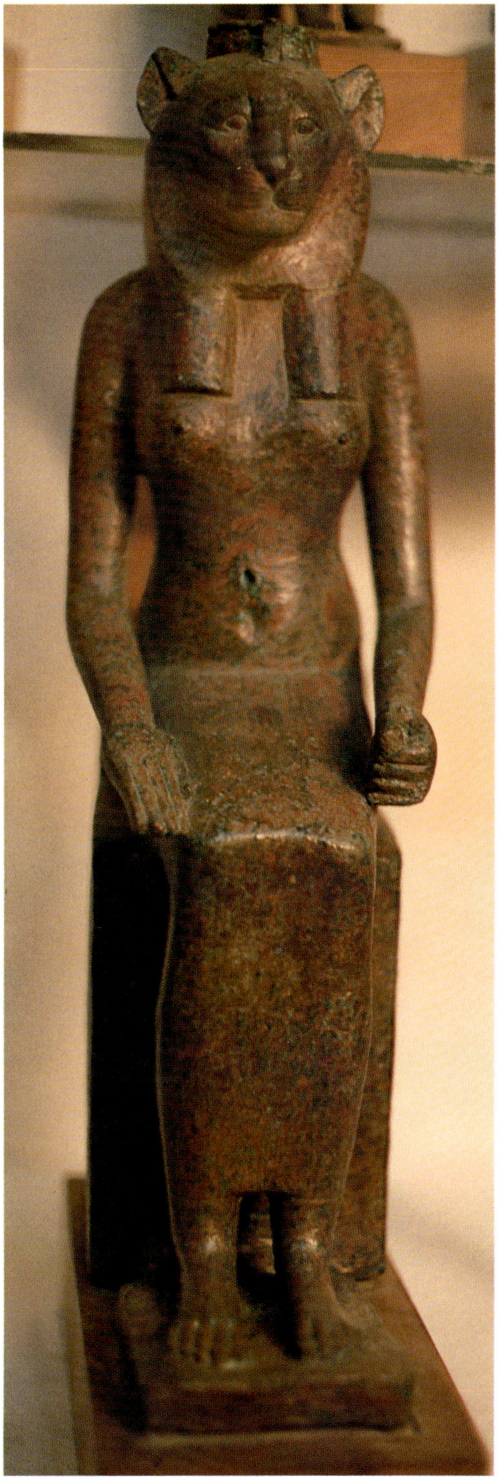

Das ist der Mann (oben), dem König Darius befahl, die Ärzteschulen einzurichten: Uzahor-resinet *(wḏꜣ-ḥ-rśnt·)* aus der XXVII. Dynastie. Allerdings fand man die Statue ohne Kopf, und ein anderer aus der Zeit wurde aufgeklebt. Wichtig für die Forschung sind die Inschriften auf dem Körper („Chef der Ärzte und königlicher Schreiber, Freund der Sonne, nahestehend der Mutter der Götter, Neith, und den Göttern von Sais, Träger des königlichen Siegels und sein Freund, Chef der Schreiber der großen Halle und des Palastes, Navigator des Königs"). Das Foto stammt aus den Archiven des Vatikan.

Das Bild rechts (Museum Kairo, Saal 19) zeigt Sechmet, die löwenköpfige Heilsgöttin, der allerdings auch die Schuld an vielen Krankheiten zugesprochen wurde.

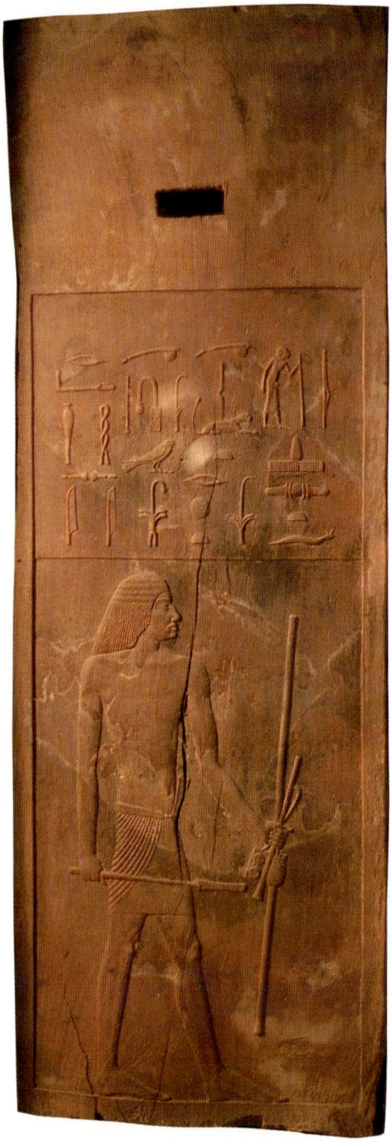

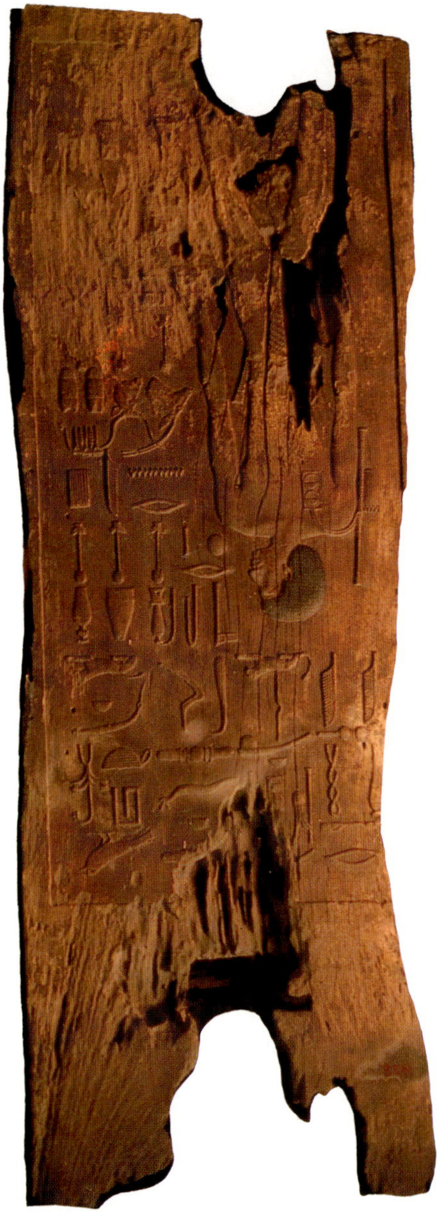

Ägyptische Wissenschaftler sind sicher, daß er der erste Arzt der Geschichte war: Hesire *(Hsj R`)*. Er lebte zur Zeit des Pharaos Djoser und scheint beträchtliche Reichtümer angehäuft zu haben. In Sakkara hat Mariette sein Grab gefunden – 43 Meter lang und über fünf Meter hoch. Es wurde ganz offensichtlich mehrmals von Grabräubern geplündert. Die Archäologen fanden neben erstaunlichen Wandmalereien, die in der III. Dynastie noch nicht üblich waren, dennoch sechs hölzerne Türen, die Hesire und seinen Beruf darstellen. Das sechste war verfallen. Diese Paneele befinden sich heute in Kairo, drei sind im großen unteren Saal des Museums, in der Abteilung „Altes Reich" zu sehen; zudem kleine Alabaster-Arbeiten, die auf seinen Namen hinweisen. Die Inschriften (rechts) weisen Hesire als Chefarzt, Chef der Zahnärzte, Architekt, Schreiber und Priester aus.

Nicht nur bei Königs, sondern ganz allgemein gab es bei den Ärzten eine Rangordnung: neben dem ganz normalen Medicus, den Chef der Ärzte, den Aufseher der Ärzte und den Oberaufseher. Im Palast hatten die verschiedenen Mediziner ihren Oberarzt und an der Spitze der Truppe stand der „Größte Arzt von Ober- und Unterägypten". Diesen Titel fand man in Inschriften bis hin zur XXX. Dynastie.

Logischerweise strebte der ehrgeizige Arzt einen Posten beim Pharao an. Damit waren Gold und Frauen, Sklaven, gebratene Gänse und volle Weinschläuche gesichert. Als Hofarzt besaß man sein eigenes Boot und ließ sich rudern oder segeln, wohin man gerade auch benötigt wurde – oder sich gerne die Zeit vertat.

Aber auch die Noblen und Vornehmen, die edlen Gutsherren und Provinzverwalter hatten neben ihren Hörigen in Haushalt oder Werkstatt die festangestellten Leibärzte. Wer es so weit noch nicht gebracht hatte, stand sich beim Publikumsverkehr im Tempel nicht schlecht, oder er praktizierte im Auftrag des Pharaos bei den riesigen Arbeiter-Trupps: im Sinai, in den Kupfer- und Türkis-Minen oder beim Tempel-, Straßen- und Pyramidenbau.

Der schmalbrüstige Riemenmacher wie der fette Bordellwirt nannte den Arzt den „Kenner der geheimen Kunst", seine „Bücher", also die Papyri, enthielten das „Geheimwissen der Ärzte", waren nur den Fachleuten zugänglich und wußten von den „Rezepten für geheime Mittel, wie sie nur ein Arzt macht."

swnw schrieb sich der Arzt am Nil damals oder *wr swnw* (Oberarzt). Da die wenigsten Patienten lesen konnten, fügte man den Buchstaben die Schriftzeichen des Pfeiles bei; vielleicht, weil der Arzt mit einer Pfeilspitze Geschwüre öffnete – meinen einige Historiker. Naheliegender wäre allerdings eine Erklärung, die wir bei uns wieder im Mittelalter finden – und zwar die „Krankheitspfeile" auf vielen Darstellungen. Zum Beispiel beim heiligen Sebastian, dessen Statue immer mit Pfeilen „gespickt" wurde: er zog damit das Unheil symbolisch auf sich. Sebastian war der Schutzpatron gegen Seuchen (wie die Pest). Im übertragenen Sinne könnte man also kombinieren: Pfeil = Todesbote = Arzt = Helfer in der Not...

Arzt zu werden war im alten Ägypten wohl Familientradition. Ob der Berufsstand erblich war, wissen wir nicht, doch sicher wollten Arzt-Väter ihr Wissen (als „Erbschaft") an die Söhne weitergeben. Hier fände sich eine Parallele zu den israelischen Ärzten, die viel von den ägyptischen Medizinern übernommen haben. Bis hinein ins 17. Jahrhundert gab es zahlreiche jüdische Ärzte-Dynastien, was allerdings nicht nur traditionelle Gründe hat. Die Jungen mußten von ihren Altvorderen lernen, da jüdische Studenten nicht die Hochschulen besuchen durften.

Wie die Ausbildung der Ärzte vonstatten ging, läßt sich in den überlieferten Schriften schwer in Erfahrung bringen. An einigen Plätzen – in Deir el Medineh, dem Ramesseum, Muttempel in Karnak und Grab des Ptahhotep in Sakkara) ließ sich aber archäologisch die Existenz von „ Schulklassen“ nachweisen. Der vergöttlichte Arzt Imhotep soll in Memphis eine Ärzteschule gegründet haben, der eine riesige Bibliothek angegliedert war. Sie bestand noch zur Römerzeit, und über sie gelangten zahlreiche ägyptische Heilmethoden und Rezepte in die europäische Medizin. Der „Schreiber des Königs und Oberarzt des Herrn“ Uzahor-resinet berichtet in seiner Lebensgeschichte (in H.Schäfer: „Wiedereinrichtung einer Ärzteschule in Sais“, Gardiner Journal Nr. 24, 1933):

„Seine Majestät, König Darius, befahl mir, während Seine Majestät in Elam war als Großkönig aller Länder und Oberster Fürst Ägyptens, nach Ägypten zu kommen, um die Halle des Hauses des Lebens, das Haus ... nach ihrem Verfall einzurichten. Die Barbaren brachten mich von Land zu Land und führten mich nach Ägypten, wie es der König befohlen hatte... Ich tat, wie Seine Majestät mir geboten hatte. Ich füllte sie (die beiden Häuser) mit all ihren Studierenden aus den Söhnen einflußreicher Männer ... Söhne von Armen waren nicht darunter. Ich stattete sie aus mit all ihrem Personal. Ich unterstellte sie Gelehrten. Ich übergab sie der Obhut jeden weisen Mannes ... für all ihre Arbeit. Seine Majestät befahl, ihnen jede Art guter Dinge zu geben, damit sie ihre Arbeit leisten könnten. Ich stattete sie aus mit allem, was für sie von Nutzen war und jedwedem Bedarf, mit all ihren Instrumenten, so wie es vor Zeiten in ihnen (den Häusern) war. Dies tat Seine Majestät, weil sie den Nutzen dieser Kunst kannte, und um das Leben eines jeden Kranken zu retten und die Namen aller Götter, ihre Tempel und ihre Einkünfte festzustellen, auf daß ihre Feste ewig gefeiert würden.“

Kein Zweifel: Obwohl dieses Dokument aus dem sechsten vorchristlichen Jahrhundert stammt, ist doch sicher, daß es die Ärzteschulen schon viel früher gegeben haben muß. Und auch, daß chirurgisch ausgebildet wurde, denn die Lehrer und Schüler erhielten ja „all ihre Instrumente“.

Daß diese Schulen zumeist einem Tempel angeschlossen waren, sollte uns weder verwirren, noch dazu verleiten anzunehmen, die medizinische Ausbildung habe sich auf eine magisch-religiöse beschränkt. Sicher spielt die Magie – wir kommen noch darauf – eine bedeutende Rolle: doch die Tempel waren, vor allem im Neuen Reich, der Mittelpunkt nicht nur theologischer, sondern auch weltlicher Wissenschaften.

Springen Sie über die Schwelle der vor- und nachchristlichen Datumsgrenze in unser Mittelalter: Waren nicht auch die Domschulen Vorläufer der Universitäten?

Wie es in den Ärzteschulen zuging, bleibt der Phantasie überlassen. Nur an einer Stelle im Papyrus Ebers heißt es, daß „Toth der Führer ist, der die Schrift reden läßt, der die medizinischen Sammelbücher machte, der den Gelehrten Wissen verleiht, den Ärzten, die in seinem Dienst stehen ...".

Auch wie die Ärzte für ihre Dienste entlohnt wurden, steht nicht geschrieben. Der sizilianische Chronist Diodor berichtet nur: „... bei Feldzügen und auf Reisen innerhalb der Landesgrenzen werden alle ohne Vergütung behandelt. Denn sie (die Ärzte) beziehen ein Gehalt vom Staat ..."

Auch die Oberärzte der Pharaonen und die „Direktoren" der Schulen haben sicher ein Gehalt bezogen. Der Ägyptologe Henry Sigerist glaubt sogar, daß es eine Art „Gesundheitsministerium" gegeben hat. Logischer Weise dann mit Beamten mit festem Salär. Und auch die vielen „Betriebsärzte" beim Pyramidenbau (Hunderttausende Menschen mußten allein in Gizeh über 20 Jahre betreut werden) wurden wohl vom Pharao entlohnt.

Der Allgemeinarzt, den der Krieg an der Front meist auch zum Chirurgen ausgebildet hatte, zog über Land, denn der größte Teil der Bevölkerung wohnte nicht in den Städten. Und da bezahlte man ihn mit Wein und getrocknetem Fisch, einer Heiligenfigur oder einem goldenen Ring – je nach den Verhältnissen.

Imhotep

Der Arzt, der zum Gott wurde

Daß du wissest: ich war mit meinem Hof in größter Sorge, weil der Nil sieben Jahre lang nicht gekommen und das ganze Land in größter Not war. Da richtete ich mein Herz nach vorn; und ich fragte den Weisen Imhotep um Rat, wo sich die Geburtsstätte des Nils befinde und wer der Gott sei, der dort weilte. Da antwortete Imhotep: "Ich bedarf, daß ich in das Bücherhaus gehe und die heiligen Bücher nachschlage." Er kehrte alsbald zurück und enthüllte mir Wunder, zu denen noch keinem König seit Urzeit der Weg gewiesen worden war..."

(Inschrift auf der „Stele der Hungersnot" mit dem Erlaß des Djoser an den Fürsten von Elephantine, um 2780 v. Chr.)

Mehr als 100 Ärzte sind uns namentlich bekannt. Andere verschwanden im Verlauf der Zeit in den Schubladen der Geschichte. Für jeden Namen, den wir kennen, stehen wohl 1000 Unbekannte - glauben wir zumindest den „Vätern der Geschichtsschreibung": Diodorus Siculus, Herodotus aus Halikarnassos oder Homer. Sie wunderten sich vor allem über den bemerkenswerten Grad der Spezialisierung, der schon in „den ältesten Zeiten erreicht" worden sei. Auch wenn diese wissensdurstigen „Reporter" des Altertums des öfteren zähneknirschend vor einem lächelnden Ägypter standen, der sagte: „Ihr Griechen seid wie Kinder, ihr stellt ständig

Fragen!". Sie trugen die Schriften, die wir so lange nicht lesen konnten, fasziniert nach Hellas und schöpften aus den uralten Quellen des Wissens. Ohne Ägypten kein Abendland erkannten sie, wohlwissend auch, daß die Wiege mittelmeerischer Kultur am Nil lag. Zu Zeiten, als in unseren noch gesunden Eichenwäldern ein Kranker sterben mußte, da man es, als von Odin beschlossene Sache hielt.

Nach Herodot taten sich im alten Ägypten vor allem die Augenärzte hervor. Dann kamen jene, die sich mit dem Schädel befaßten, und den dritten Platz in dieser „Hit-Liste" der Spezialisten nahmen die Zahnärzte ein.

Hesire, er zählt ebenfalls zu den ersten Ärzten der Welt, hieß vor rund 4600 Jahren bereits „Chef der Zahnärzte". Etwa zu jener Zeit praktizierte auch der Arzt Imhotep (ìj-m-ḥtp, „der Zufriedenheit gibt"). Sicher der unvergleichlichste aller altägyptischen Ärzte, ein wahrhaftig großer und eindrucksvoller Mann.

Er wurde an den Hof des Pharaos Chasechem gerufen, weil die Kunde von seiner medizinischen Kunst sich dereinst – auch ohne Massenmedien – fix herumgesprochen hatte. Zahlreiche Legenden verbinden sich von da an mit dem Leben Imhoteps.

Er soll in die oberägyptische Hauptstadt gekommen sein, um das Leben der Großen Königin zu retten. Nach der Geburt ihres Prinzen Djoser – so stellte er schnell fest – hatte die Pharaonin einen Dammriß erlitten. Mit schnellen Handgriffen unterband er trotz der Klagen der Pharaonin und ihrer drei Hebammen die Blutung und nähte die Wunde. Der Tierarzt und Kunstgutachter Pierre Montlaur aus Toulouse schreibt in seinem Buch über Imhotep: „Als er fertig war, wandte er sich an die sprachlosen Frauen: 'Auf diese Wunden müssen Kompressen aus frischem Fleisch gelegt werden und fünfmal täglich erneuert. Darüber hinaus soll die Kranke mit Rindergalle vermischte Kuhmilch trinken ...'".

Die Pharaonin überlebte, derweil Imhoteps Frau bei der Geburt ihres Sohnes zur gleichen Zeit gestorben sein soll. Die Amme der Königin versorgte den Knaben und Imhotep schloß sich mit der Leiche seiner geliebten Frau für rund 40 Tage ein, um sie zu mumifizieren; das erste mal in der Geschichte der Menschheit (siehe auch Kapitel „Die Reise ins Jenseits").

Schön erfunden oder nicht, sicher ist: Imhotep verband Zeit seines Lebens eine tiefe Zuneigung mit dem Prinzen und späteren Pharao Djoser, dem bedeutendsten der III. Dynastie. Er spielte am Hof die führende Rolle, war Wesir des Königs, der oberste Architekt, Priester und Astrologe. Der Sage nach beendete dieser „Leonardo des alten Ägypten" (er war auch noch ein vortrefflicher Bildhauer) durch listige Logistik eine siebenjährige Hungersnot. Er schuf dafür raffinierte Bewässerungspläne, organisierte die Fischwirtschaft und die Vorratshaltung in den Speichern.

Imhotep schuf seinem Pharao und sich selbst aber auch ein Denkmal, das so einzigartig ist, wie dieser kunstvolle Arzt es selbst war: er baute die erste Pyramide der Welt, die Stufen-Mastaba von Sakkara. Sie steht nur wenige Kilometer von Kairo entfernt auf der zweifellos attraktivsten archäologischen Fläche Unterägyptens. Das Gelände von Sakkara ist 6000 Meter lang und 1500 breit. Auf ihm fand man Gräber aus der I. Dynastie – oberhalb des heutigen Dorfes Abusir. Die wichtigsten sind zwischen 1936 und 1956 von W. B. Emery ausgegraben worden. Der zur alten Hauptstadt Memphis gehörende Friedhof verbirgt kaum zählbare Grabstätten und unterirdische Labyrinthe, in denen Abertausende von mumifizierten Tieren liegen.

15 königliche Pyramiden sind uns bekannt, doch es darf angenommen werden, daß noch andere unter dem Sand der Ewigkeit verborgen sind. Eine von den bekannten ist wichtig für die Archäologie – die des Unas, des letzten Königs der V. Dynastie. Sie liegt in der sogenannten „Südwestecke des Djoser-Bezirks", das sind nicht viele Schritte von der Stufenpyramide. Zum ersten Mal wurden in ihr die Wände der Räume im Inneren mit den „Pyramidentexten" versehen, einer Sprüchesammlung, die dem Pharao im jenseitigen Leben Ratgeber für alle möglichen Schwierigkeiten sein sollte. Nach Unas gehören die Pyramidentexte, in denen auch die Begräbniszeremonien beschrieben sind, zur „Grundausstattung" der Gräber des Alten Reichs. Aufschlußreich für alle Forscher.

Doch zurück zu Pharao Neterichet Djoser und seinem Arzt und Baumeister Imuthes, Imotep oder Imhotep, wie wir ihn nennen.

Der Legende nach soll er seine Frau in der Wüste unterhalb des Nil-Deltas begraben haben und sich geschworen, darüber eines Tages einen großen Bau zu errichten. Um 2630 v. Chr. entstand die Stufen-Pyramide, der erste Steinbau dieser Größe auf der Welt. Die Schwierigkeiten im Umgang mit dem neuen Baumaterial (bis dahin und vielfach auch heute noch, verwendete man nur getrocknete Ziegel aus Nilschlamm) zeigen sich aus dem zögerlichen Aufbau der Pyramide. Sechs Bauplanänderungen hatte der Stein-Koloß hinter sich, ehe er zu voller Höhe emporgewachsen war. Doch fortan pries man den Wunderarzt auch als den „Erfinder der Kunst des Bauens mit behauenen Steinen". Tatsächlich hat es sich bestätigt, daß Imhotep die Pyramide wirklich schuf. Bei Ausgrabungen im Eingangsbereich in den Jahren 1925–1926 fand man auf einer Statue des Pharaos seinen Namen. Und in der nächsten Dynastie der Gott-Könige wurde die Art solchen Bauens erst richtig modern: mit der Errichtung der „Großen Pyramide", dem Grabmal des Pharaos Cheops in Gizeh, das uns noch heute größte Rätsel aufgibt, mit seinen mathematischen Daten, die man „offiziell" erst im 14. Jahrhundert n. Chr. „entdeckt" hat.

Bereits zu Beginn des Neuen Reiches wurde Imhotep als Halbgott verehrt. Während der Regierungszeit von Amenophis III. riefen ihn die Schreiber an, indem sie ein Trankopfer aus ihrer Wasserschale vergossen und sprachen: „Wasser aus der Wasserschale jedes Schreibers an dein Ka, o Imhotep." Tatsächlich wurde er sehr wahrscheinlich schon zu Zeiten des Pyramidenbauers Mykerinos in der IV. Dynastie zum Heilgott erhoben. Die Griechen stellten ihn später dem Asklepios gleich.

Sie hinterließen uns auch eine Liste mit Arztheiligen, die Imhotep anführt, auf der aber auch Amenophis – Hapus Sohn – (unter Amenophis III. hoher Militär, Arzt und Baumeister) und Antinous, der im Nil ertrunkene und von Krokodilen verspeiste Liebling des Kaisers Hadrian stehen.

In Rom ließ der Kaiser für ihn eine Grabanlage schaffen; auf einen Obelisken ist gehauen: „... er erhört die Bitte dessen, der ihn ruft. Er läßt gesund werden den Bedürftigen ..."

Weibliche Arzt-Gottheiten gab es ebenso wenig wie irdische Ärztinnen. In der Spätzeit galt die Göttin Isis allerdings als Erfinderin vieler Arzneien und „erfahren in der Heilkunst", die sie ihrem Sohn Horus beigebracht haben soll. „Der Zauber seiner Mutter ist der Schutz seiner Glieder und der Zauber des Horus macht den Leidenden gesund!"

Natürlich ging der ganz normale Ägypter davon aus, daß hin und wieder seine Götter ebenfalls ärztlichen Beistand bräuchten. Deshalb glaubte man, daß auch in der Unendlichkeit Medizin betrieben wurde. Die das machten, waren Amun von Theben ("der das Übel löst und die Leiden entfernt, der Arzt, der das Auge gesund macht ... der die Augen öffnet ..."), natürlich Thoth („der Arzt des Horus-Auges"), Min – Gott von Koptos („der gute Arzt dessen, der sich ihm anvertraut") und Horus, als „Oberarzt im Hause Re". Horus brauchte – der Sage nach – allerdings selbst Hilfe, als er um Osiris' Thronnachfolge stritt. Im Kampf riß Horus – nicht zimperlich – dem Seth die Hoden ab. Der revanchierte sich, indem er seinem Kontrahenten ein Auge ausschlug. Die Sage erzählt:

„... Hathor fand Horus, wie er im Wüstengebirge lag und weinte(!). Sie melkte eine Gazelle und sagte zu Horus: öffne dein Auge, damit ich die Milch hineingebe. Er öffnete sein Auge und sie gab Milch hinein. Sie gab in das rechte und in das linke. Sie sagte: öffne das Auge! Sie schaute ihn an, und fand ihn in Ordnung ..."

Ansonsten machte es eine kranke Gottheit wie ein einfacher Mensch auch: er legte sich ins Bett! „Da sagte Re: legt ihn auf sein Bett, möge er gesund werden ..."

Krankheit und Deformation

Von Dicken, Buckligen und Zwergen

Lache nicht über einen Blinden
und verhöhne nicht einen Zwerg.
Schädige auch keinen Verstümmelten
und verhöhne nicht einen Mann,
der in der Hand Gottes ist,
und sei nicht grimmig gegen ihn,
wenn er fällt.
(Amenemope, 1200 v. Chr.)

Dicke Menschen waren im alten Ägypten – wie man heute so sagen würde – „out". Die ideale Frau war gertenschlank und hinreißend anzusehen, in ihrem hauchdünnen enganliegenden Nichts von einem Kleid. Der Mann an ihrer Seite trug über den schmalen Hüften sein plissiertes Röckchen und ansonsten breite Schultern. Fettleibigkeit wurde verspottet und zu allen Epochen von den Künstlern auch karikiert. Eine ungewöhnlich realistische Statue aus der Zeit der XXV. Dynastie steht im ägyptischen Museum in Kairo. Es handelt sich bei dem Herrn mit Hängebusen und Wabbelbauch um „Harwa", einen Mann von zweifelhafter Herkunft, der es immerhin zum Haushofmeister der Königin Amenardeis brachte; seinerzeit eine mächtige Position im Lande am Nil. Zudem trug er noch die Titel Siegelträger des Königs von Unterägypten und alleiniger Gefährte und wirklicher Vertrauter des Gottes – obwohl er nicht einmal der Priesterschaft angehörte. Die wollte mit einem Mann vom Schlage Harwas auch nichts zu tun haben. Dessen enge Beziehung zu den Angelegenheiten der Königin, seine Aufgabe als Oberaufseher des Harems und sein merkwürdiges – weil verpöntes – Erscheinungsbild ließen die Vermutung aufkommen, er wäre Eunuch. Doch dafür gibt es keinen echten Anhaltspunkt.

Als Fettwanst – ist er einer gewesen – wollte der angesehene und reiche Ägypter nach seinem Ableben ungern vor Osiris erscheinen. Viele Bilder in den Gräbern sind deshalb „geschönt". In der Mastaba des" Sabu" sieht man am am Eingang das Bildnis eines dickleibigen Mannes. So wird Sabu wohl im Original ausgesehen haben. Je näher man jedoch dem Raum seines „ewigen Lebens" kommt, um so schmalhüftiger und breitschultriger wird er.

Wir finden aber auch andere Darstellungen in den Gräbern von Sakkara: nämlich eine stattliche Kollektion von Männern mit Nabel- oder Hodenbrüchen und genitaler „Hypertrophie" (Zell- oder Gewebeveränderung). Würde man Diagnosen stellen wollen und sie zu einem medizinischen Puzzle zusammenfügen, so ergäbe sich ein Bild, das der sogenannten „Ägyptischen Splenomegalie" ähneln würde. Gemeint ist damit: die entzündliche Schwellung bei vielen Infektionskrankheiten, bei Überfunktionen infolge vermehrt zugrunde gehender Blutzellen, bei verschiedenen Lebererkrankungen, insbesondere Thesaurismosen, bei Blutkrankheiten und bei Stauungen im Leber- und Milzkreislauf. Mag sein, es handelt sich hier um eine Krankheit, die in den medizinischen Büchern häufig mit dem Wort *âaâ* beschrieben ist, und unter dem sich die Forschung nichts vorstellen kann.

Bucklige und Zwerge

Zwergwüchsige Menschen waren bei den alten Ägyptern hochgeschätzte Personen. Die Zwerge betreuten die Garderobe und den Schmuck der Könige und Noblen. Böse Zungen begründeten ihre Anstellung damit, daß man Zwerge leichter als andere Diebe verfolgen könne, wenn sie die ihnen anvertrauten Kostbarkeiten gemopst und sich aus dem Staub gemacht hatten. Die Palast-Zwerge durften außerdem auch die Schoßtiere ihrer Herrlichkeit beaufsichtigen; und zu guter Letzt: dank ihrer Geschicklichkeit auf kurzen Beinen waren sie beliebte Tänzer.

Im Erdgeschoß des Kairoer Ägyptischen Museums steht, 50 Schritte linker Hand vom Eingang, in einem Glaskasten, eine etwa 20 Zentimeter hohe Statue eines Mannes mit scharfem Höcker. Wissenschaftler schließen daraus, daß es im alten Ägypten die Knochentuberkulose gegeben hat. Wie sie auch davon ausgehen, daß die Klumpfüße des Menna (ein Landwirtschafts-Inspektor) oder des Pharaos Sipthah auf „Poliomyelitis“ (spinale Kinderlähmung) zurückzuführen sind. Ob allerdings die langen Finger und Zehen des Priesters Meren-Ra-nefer (VI. Dynastie) ein angeborenes Herzleiden andeuten, sei dahingestellt.

Studienobjekt vieler Medizin-Historiker ist der Pharao Amenophis IV., der sich im Verlauf seiner Regentschaft Echnaton nannte („Erster Prophet von Re-Harachte, der sich im Namen von Schu, der Aton ist, am Horizont erfreut“. Zum besseren Verständnis: dieser komplizierte Name ist der Beginn der atonischen Religion. Re-Harachte erschuf nach Ansicht des Pharaos das Leben ständig neu und Schu wird in diesem Zusammenhang als das Sonnenlicht interpretiert. Aton ist die alles vereinigende Macht.) Echnaton war mit einer Frau verheiratet, von der man nicht weiß, woher sie stammt; viele vermuten aus Asien. Als sie mit großem Gefolge und noch größerer Mitgift im „hunderttorigen Theben“ Einzug hielt, gab ihr das Volk den Namen, der in die Weltgeschichte einging: „Die Schöne ist gekommen“ = „Nofretete“. Echnaton wirkte gegen sie wenig majestätisch, eher häßlich, mit seiner verweichlichten Figur, dem weibischen Busen, den ausladenden Hüften, seinem eingefallenen Bauch und dem „Eierkopf“. Doch seine selbstgefällige Dünkelhaftigkeit muß den Zeitgenossen mächtig imponiert haben, denn sie wollten alle so aussehen, wie der große Erneuerer. Auch sein Nachfolger Tut-ench-Amun ging noch so schmalbrüstig wie Echnaton auf Entenjagd. Bis nicht eines Tages zweifelsfrei die Mumie des Pharaos identifiziert ist, bleibt dahingestellt, ob seine Darstellung tatsächlich seinem Aussehen entspricht, oder ob sie lediglich Ausdruck des neuen “Sonnenkultes“ war, den „Akhen-Aten“ eingeführt hatte.

Ansonsten sind nämlich das mollige Bäuchlein und die „Gynäkomastie“, die Entwicklung weiblicher Brüste bei Männern, bisweilen lediglich Symbol für „fruchtbare“ Charaktere wie „Hapi“ (den Herrn der Überschwemmungen) oder Npri (den Chef des Weizens).

Wir finden aber auch andere Darstellungen, die keine Witzfiguren mit Speckrollen zeigen, sondern von akkurater pathologischer Qualität sind, wie in einem medizinischen Lehrbuch. Das beste Beispiel ist Ati, Königin des Nachbarlandes Punt. Ein Relief aus dem Tempel der Hatschepsut in Deir el Bahri (so nach einem später erbauten koptischen Kloster benannt) zeigt die Königin, wie sie der Pharaonin Geschenke darbringt. Fürchterlich sieht sie aus: Fleischwülste hängen an Armen und Schenkeln und lassen nur die Handgelenke und Knöchel frei. Verschiedentlich wurde ihr Leiden diagnostiziert als „Elephantiasis“ (Dickhäutigkeit – Ursache sind Lymphstauungen die zu einer Verdickung der gesamten Haut führen), als „Myxoedema“ (Durchtränkung des Unterhautgewebes mit Schleimsubstanz bei mangelnder oder fehlender Schilddrüsen-Tätigkeit) oder als „Dystrophia musculorum" (chronische Degeneration der quergestreiften Muskulatur. Ursache ist wahrscheinlich eine erbliche Störung der Enzymfunktionen). Auf dem Relief zeigt auch die Tochter erste Anzeichen der Krankheit.

Mit Hatschepsut auf Reisen

Der Leib des Menschen ist weiter als eine Scheune und voller Antworten; wähle die guten aus und sage sie, lasse die schlechten in deinem Leib eingesperrt.
(Lehre des Anii, um 1350 v. Chr.)

An dieser Stelle wollen wir uns kurz eine Verschnaufpause von der Medizin gönnen. Verweilen wir für einige Zeilen in den schattigen Säulenfluchten des Tempels zu Deir el-Bahri. Als ihn die wirklich wunderschöne Prinzessin Hatschepsut (aus der XVIII. Dynastie) in den halbkreisförmigen Talkessel bauen ließ, nannte sie den Ort „Zoser-Zosru“, das „Heilige der Heiligen“. Der kolossale Bau ist heute eine der Pflichtstationen jeder Touristen-Karawane, die vorher von Luxor über den Nil geschifft ist und dann ins Tal der Könige zieht. Dort jagt dann eine Busladung die andere über die schmale Straße zum Tempel der Hatschepsut. An dieser Stelle sei ein Tip gestattet: Ignorieren Sie die schmunzelnden Blicke der Taxi- und Busfahrer, die glauben, Tut-ench-Amuns Gold hätte Ihnen den letzten Funken Verstand geraubt; sagen Sie: „Ich gehe zu Fuß über den Berg.“ Ein paar Schritte linker Hand von Tut's Grab entfernt beginnt ein Trampelpfad. Nach einer Viertelstunde – zugegeben, man kommt ins

Schnaufen – erleben Sie Ägypten so, wie Hatschepsut es liebte: Durch die Wüste schlängelt sich der Nil, gesäumt vom knappen Streifen grünen Ackerlandes, noch zu erkennen bis hin zu den glastigen Schatten der Pyramiden am Horizont. Die Memnon-Kolosse (im Altertum gehörten sie noch zu den sieben Weltwundern) liegen klar sichtbar im Tal unten und dahinter – die Tempel von Karnak. Diese Wanderung lohnt sich!

Hatschepsut ist aus zwei Gründen interessant: Zum einen gibt es kaum ein Gebäude in Ägypten, an dessen Überresten (prächtig restauriert von polnischen Archäologen) der Machtkampf einer Familie so deutlich sichtbar wird. In den Tempel-Inschriften dreht sich natürlich alles um die einzige Pharaonin, die es jemals gab („Sie ist wie göttlicher Atem, ihre Haut ist golden und leuchtet wie die Sterne. Sie ist ein großes Wunder ... Sie wurde auserwählt, Ägypten zu beschützen ... wegen ihrer Gabe, die Männer zur Tapferkeit zu reizen. Sie lebt, sie ist standfest, sie ist bei guter Gesundheit. Sie ist ... für immer und ewig ...).

Aber auch die Namen ihres Vaters Thutmosis I. und ihres Bruders Thutmosis II. tauchen auf. Zusätzlich erscheint Thutmosis III., der ihre Töchter heiraten mußte. Er allerdings ließ nach dem Tod Hatschepsuts und der Thronbesteigung alle Figuren und Kartuschen seiner Tante aus den Reliefs meißeln. Befriedigung seines Hasses, den er als Mitregent gegen die überlegene „Weiberregierung“ Hatschepsuts aufgebaut hatte. (Allerdings muß man ihm zugestehen, daß er – einmal aus dem Schatten getreten – zur kraftvollen Persönlichkeit wurde. Unter seiner Alleinregierung wurde Ägypten zu einem Weltreich, das vom Euphrat bis zum Sudan reichte. In 17 Feldzügen unterwarf er die Fürstentümer Palästinas, Phöniziens und Nordsyriens. Mit Energie und politischem Scharfblick sicherte er Ägyptens damalige Vormachtstellung in der Welt.)

Noch einen Schritt weiter in der Geschichte: Echnatons Anhänger zerstörten später vieles im gigantischen Tempel; Sethos I. und Ramses II. restaurierten ihn wieder. Allerdings waren die beiden eitel genug, alles mit ihren eigenen Kartuschen überpinseln zu lassen. Erhalten blieben Darstellungen mit Würdenträgern des Hofes von Hatschepsut – darunter Senmut, der Architekt des Tempels, der vom kleinen Priesterzögling aufgestiegen war zum „königlichen Siegelträger“ und Erzieher von Hatschepsuts Kindern; sehr wahrscheinlich seine eigenen: Er war die große und einzige Liebe der Königin, die trotz allen männlichen Gehabes, das sie an den Tag legen mußte (auch sie trug den Zeremonial-Bart) ihr Geschlecht nie leugnen wollte.

Nun zu Hatschepsut, der Forscherin, die unseren Bericht aus dem Reich der Pharaonen wieder ins Licht der Medizin rückt.

Um 1495 v. Chr. entsandte sie eine Expedition nach dem afrikanischen Lande Punt, deren Verlauf später ein Künstler daheim in die Südmauer des Tempels meißelte. Inklusive der kranken (Hottentotten?-) Königin, über die Sie schon gelesen haben. Dieses Abbild der Ati wurde übrigens aus dem Tempel gebrochen, tauchte über verworrene Wege wieder auf und liegt heute in Kairo im Museum.

Solche Reisen hatten damals allerhand medizinische Gründe. Die Priester- und Ärzteschaft war nämlich schon lange nicht mehr allein mit den heimatlichen Pflanzen und Drogen zufrieden. Antimon-Vorkommen zum Beispiel gab es am Nil nicht, sondern nur dort, wo der Sambesi fließt.

Wo Punt gelegen haben mag, wissen wir nicht genau. Doch die Reiseroute sah vermutlich so aus: Vom Hafen Leukos Limos – oder Philoteras – am Roten Meer schipperten die Kapitäne mit ihren Mannschaften durch den Golf von Aden, an Saba (heute Jemen) vorbei in den indischen Ozean. Sie segelten die afrikanische Küste entlang, passierten die Komoren und ankerten vor Zimbabwe, damals wahrscheinlich – Punt.

Mit staunender Bewunderung beäugten sie wohl die tropischüppige Pflanzenwelt, die heute noch (!) unsere wichtigste Apotheke ist, denn 40 Prozent aller Medikamente stammen aus den Tropenwäldern rund um den Äquator.

Die heimische Flora ließ dagegen doch sehr zu wünschen übrig. Verwundert betraten sie dann wahrscheinlich die Siedlungen der Eingeborenen, die ihnen, als Zivilisierte, merkwürdig genug erschienen sein müssen: Keine Paläste und Ziegelhäuser; kleine, bienenkorbähnliche Hütten standen da unter Bäumen auf Pfählen. Den lochgroßen Eingang konnte man nur über eine Leiter erreichen. Wahrlich kurios für einen Ägypter, dessen Vorväter schon eine 146 Meter hohe Pyramide gebaut hatten!

In Schürzen kamen die Hüttler daher, mit massigem Schmuck behangen und das dreckige Haupthaar zu Zöpfen geflochten. „Wahrhaftig unbeleckt von jeder Kultur“, mag der Chef der Expedition (auf den Reliefs in Deir-el-Bahri heißt er Nehsi) gestöhnt haben, und dann sah der Mann vor 34 Jahrhunderten den Häuptling namens Parihu kommen, am Strick einen Esel, der Frau Ati schleppte. Der Flottenführer tat nun, was auch ein karthagischer Kauffahrer des fünften vorchristlichen Jahrhunderts oder ein Kapitän des 16. oder 17. nachchristlichen getan hätte: er eröffnete einen Markt. Gegen Eingemachtes und Dolche, Schlachtbeile und bunten Tand tauschte er die Schätze des Landes Punt: Haufen von Weihrauch-Harz, Elfenbein, Myrrhenbäume und Ebenholz, Gold- und Augenschmuck, Paviane, Meerkatzen und Windhunde, Pantherfelle und - natürlich, auch ein paar Sklaven.

Ganz anders – auch weil gefahrvoller – gestalteten sich die Expeditionen, die auf dem Landweg unternommen wurden. Durch Wüsten und Sümpfe, Steppen und Urwälder versuchten die Ägypter ins Innere Afrikas vorzudringen. Der Tod war stets ein verläßlicher Begleiter auf dem Weg zu wichtigen Medikamenten. Man suchte das „Salz der Wüste", gelben Ocker und Malachit, Akazien und Ami-Majos, eine Wurzel, die gekaut gegen die Sonne schützen sollte. Die Forschung hat mittlerweile in dieser Wurzel einen Stoff entdeckt, der die Pigmentbildung der Haut unterstützt und künstliche Bräunung bewirkt.

Aus dem Süden, dem Lande Kusch (Nubien, Äthiopien), erhielten die Ärzte eine Fülle von wertvollen Mineralien und Drogen, über die im Kapitel der Heilmittel noch ausführlich zu berichten sein wird.

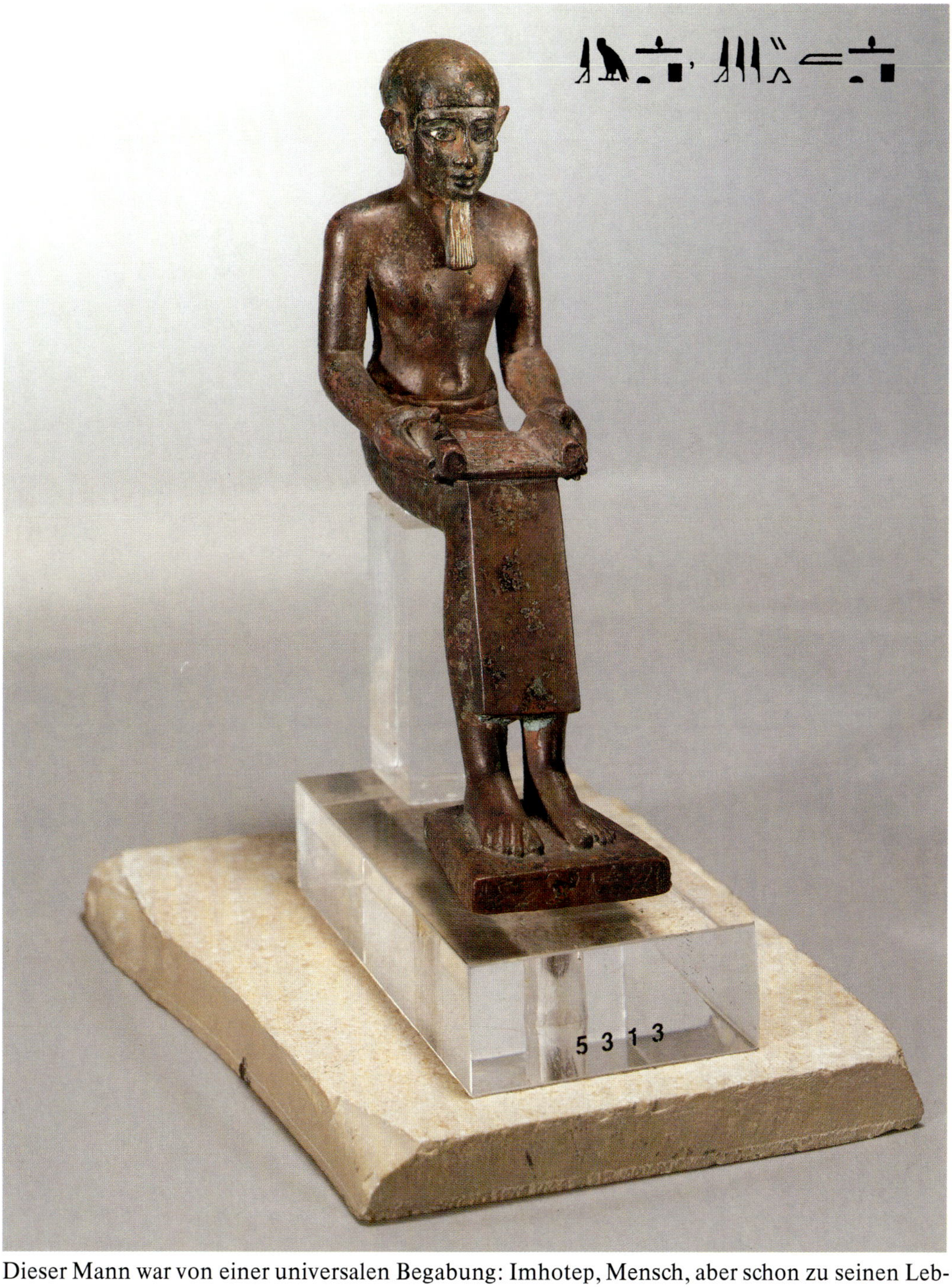

Dieser Mann war von einer universalen Begabung: Imhotep, Mensch, aber schon zu seinen Lebzeiten Heilgott. Anders als Hesire oder Irj ging er in die Geschichte ein. Als Arzt des Pharaonen baute er die erste Pyramide der Welt. Er lebte zur Zeit des Königs Djoser und ist nicht nur auf einem Graffitto der III. Dynastie auf der Umfassungsmauer des Pyramidenbezirks von Horos-Sechemchet erwähnt (frühes Altes Reich).

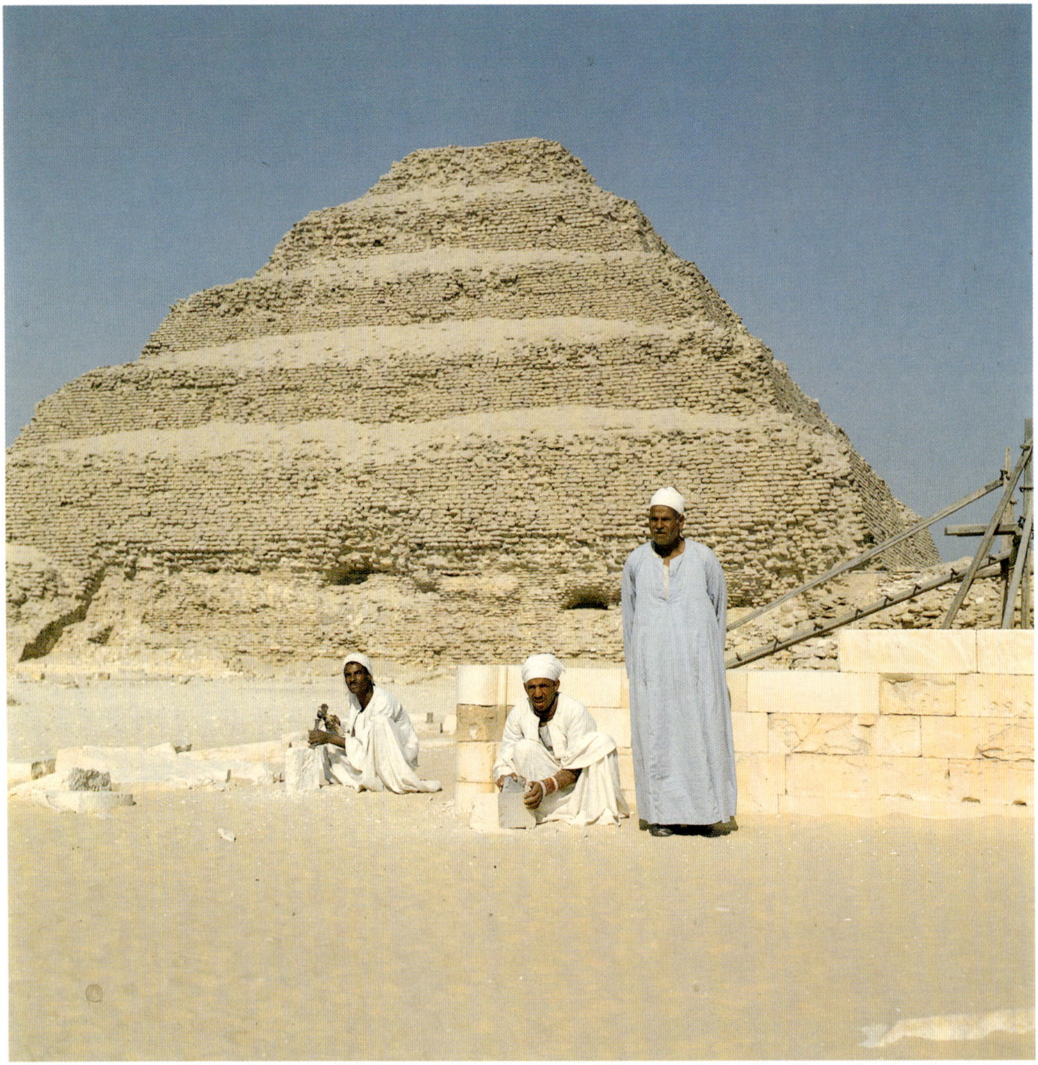

Das ist es, was Imhotep, neben vielem anderen, geschaffen hat: die erste Pyramide der Welt, die sogenannte „Stufen-Mastaba“ in Sakkara. Viele Legenden ranken sich um diesen Bau. Geplant war es als Grabmal für Pharao Djoser, doch liegt Imhoteps Frau darunter? Imhotep galt schon im Alten Reich als Sohn des himmlischen Vaters Ptah. Nur so konnte er als normaler Mensch dem Übernatürlichen zugeordnet werden. Wer so viel konnte wie Imhotep, der mußte mit den Göttern im Bund stehen. Arzt, Bildhauer, Architekt, Schriftgelehrter, Vorlesepriester - der Mann konnte alles. Die Griechen „erkannten“ später in ihm ihren Heilgott „Asklepios“. Das Gelände um die Stufenmastaba ist noch heute eines der interessantesten Ausgrabungsgebiete der Welt. Auch wenn die Büste dieser Frau (Foto rechts) nicht mehr zu finden sein wird. Sie steht heute in Berlin und gilt als ausgesprochenes „Meisterportrait der Geschichte“. Als die feine Dame in Theben ankam - woher, ist unbekannt -, um die Gattin Echnatons zu werden, waren die Massen perplex: „Die Schöne kommt“, hieß es, übersetzt „Nofretete“.

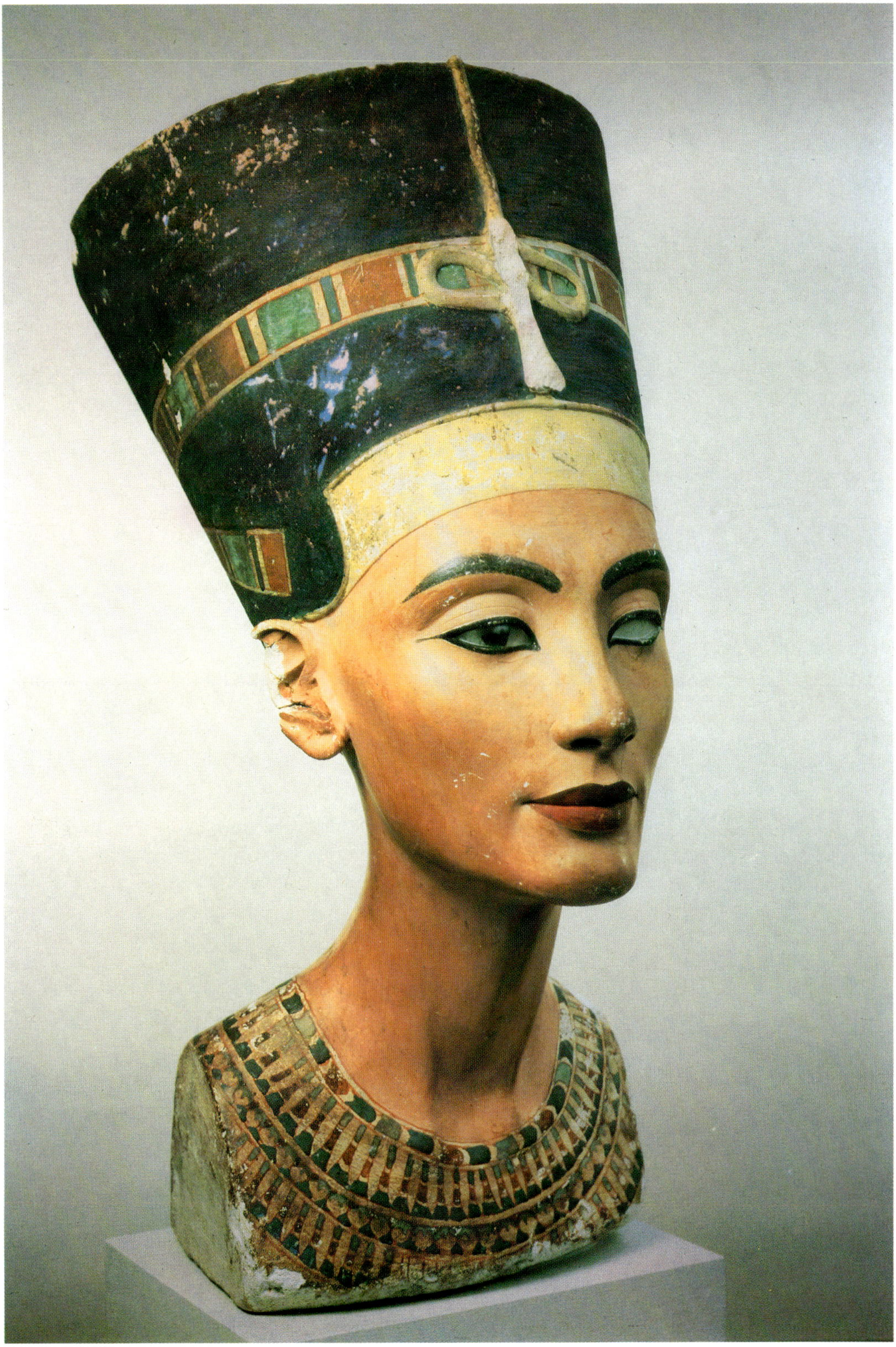

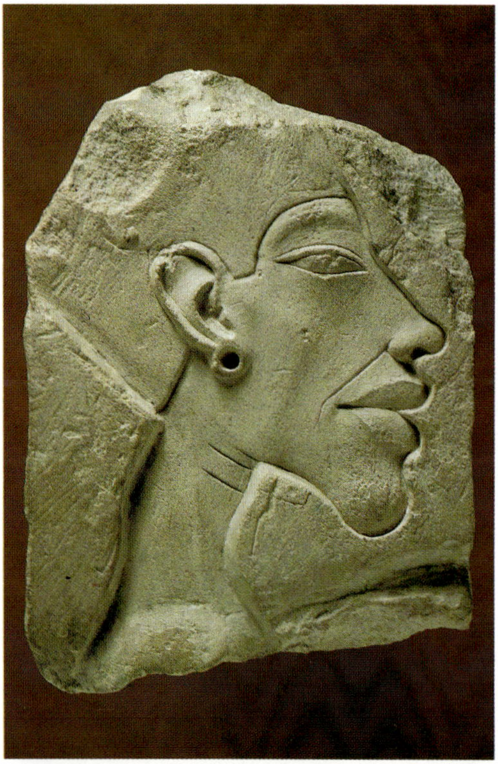

Eine der schillerndsten Figuren der ägyptischen Geschichte: Amenophis IV. aus der XVIII. Dynastie. Ein weibisch, aber asketisch wirkender Typ, der in Ägypten eine neue Religion einführen wollte: die Sonne als einzige Gottheit. Er hatte seine Jugend im Palast des Vaters in Mâlgata auf dem Westufer Thebens verbracht. Als König gründete er die Stadt „Horizont der Sonnenscheibe“ (Tell el-Amarnan, oder kurz: Amarna) und nannte sich selbst „dem Aton gefällig“: Echnaton. Er beteiligte – da er ohne Thronfolger blieb – einen Verwandten, Semenchkarê, an der Regentschaft. Als die beiden unmittelbar nacheinander starben, mußte rasch ein Ausweg in dieser Situation, die Ägypten in die Anarchie zu stürzten drohte, gefunden werden. Man übergab die Macht einem weiteren Verwandten; sein Name: Tutanchaton, zehn Jahre alt. Er setzte später die traditionellen Götter wieder in ihre alten Rechte ein und änderte seinen Namen in Amun.
Bild unten: ein „Amarna-Relief“ mit dem Titel „Olivenzweig für Aton“ (Schimmel Collection New York).

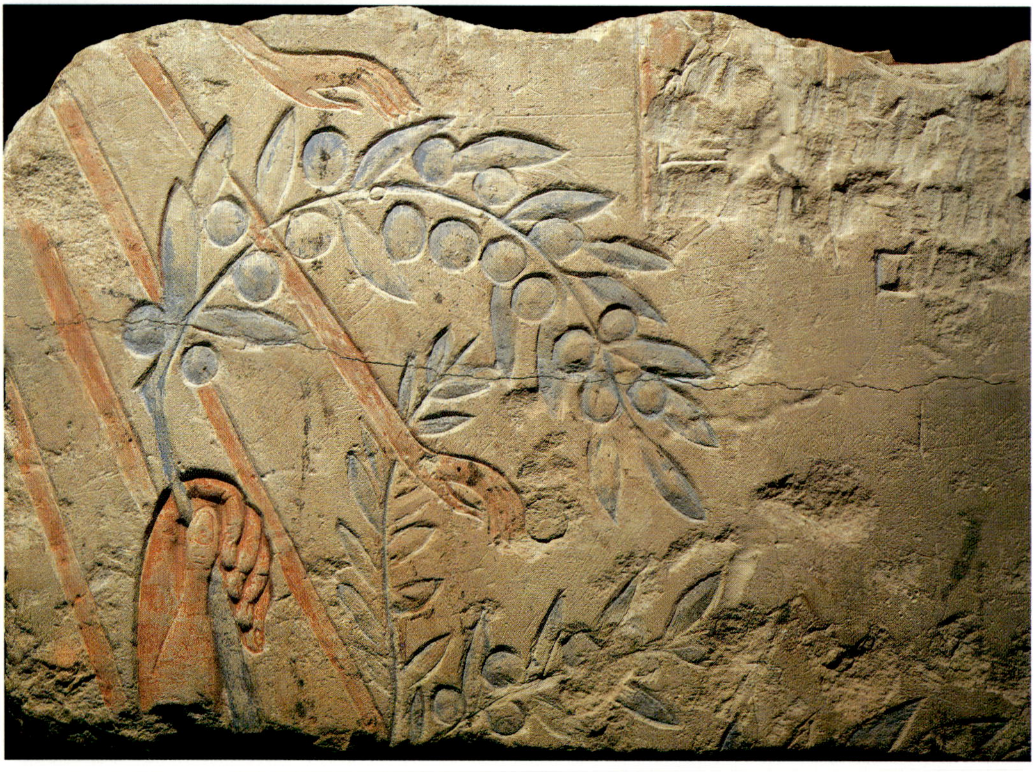

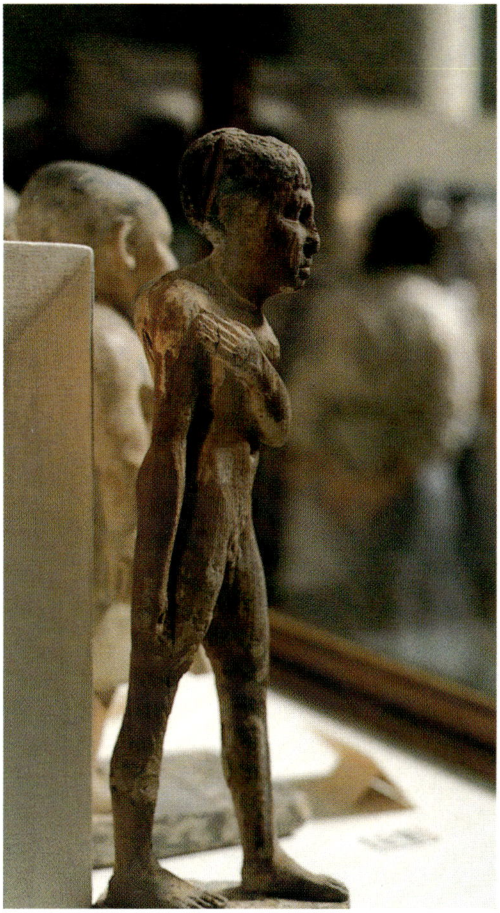

Aus dieser 20 Zentimeter hohen Skulptur schließen die Forscher, daß es im alten Ägypten auch die Knochentuberkulose gegeben hat. Mißbildungen waren häufig. Der Pharao Sipthah zum Beispiel lebte mit Klumpfüßen, die auf spinale Kinderlähmung schließen lassen.

Zwergwüchsige Menschen waren bei den alten Ägyptern hochgeschätzte Personen. Sie betreuten bei den Pharaonen Garderobe und Schmuck und kümmerten sich um die Haustiere. Darüber hinaus waren sie wegen ihrer Possierlichkeit als Tänzer geschätzt. Diese Plastik aus dem Kairoer Museum zeigt den Zwerg Seneb mit seiner völlig normalen Familie.

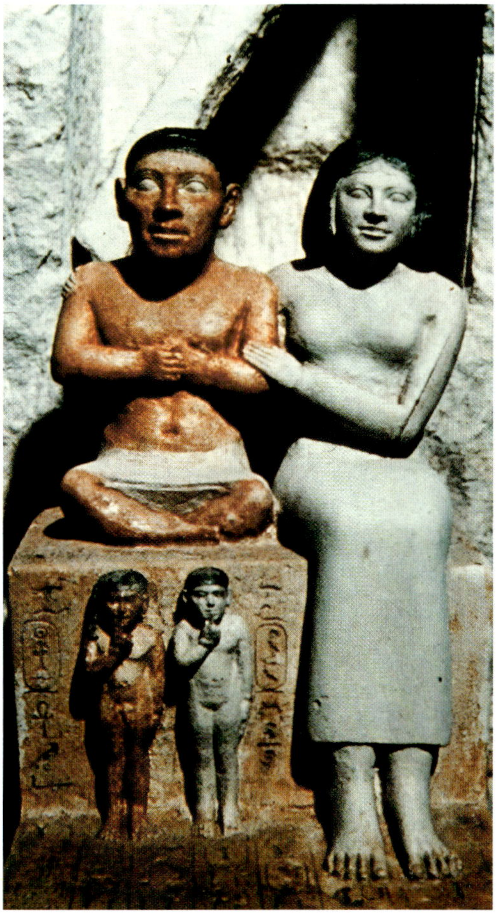

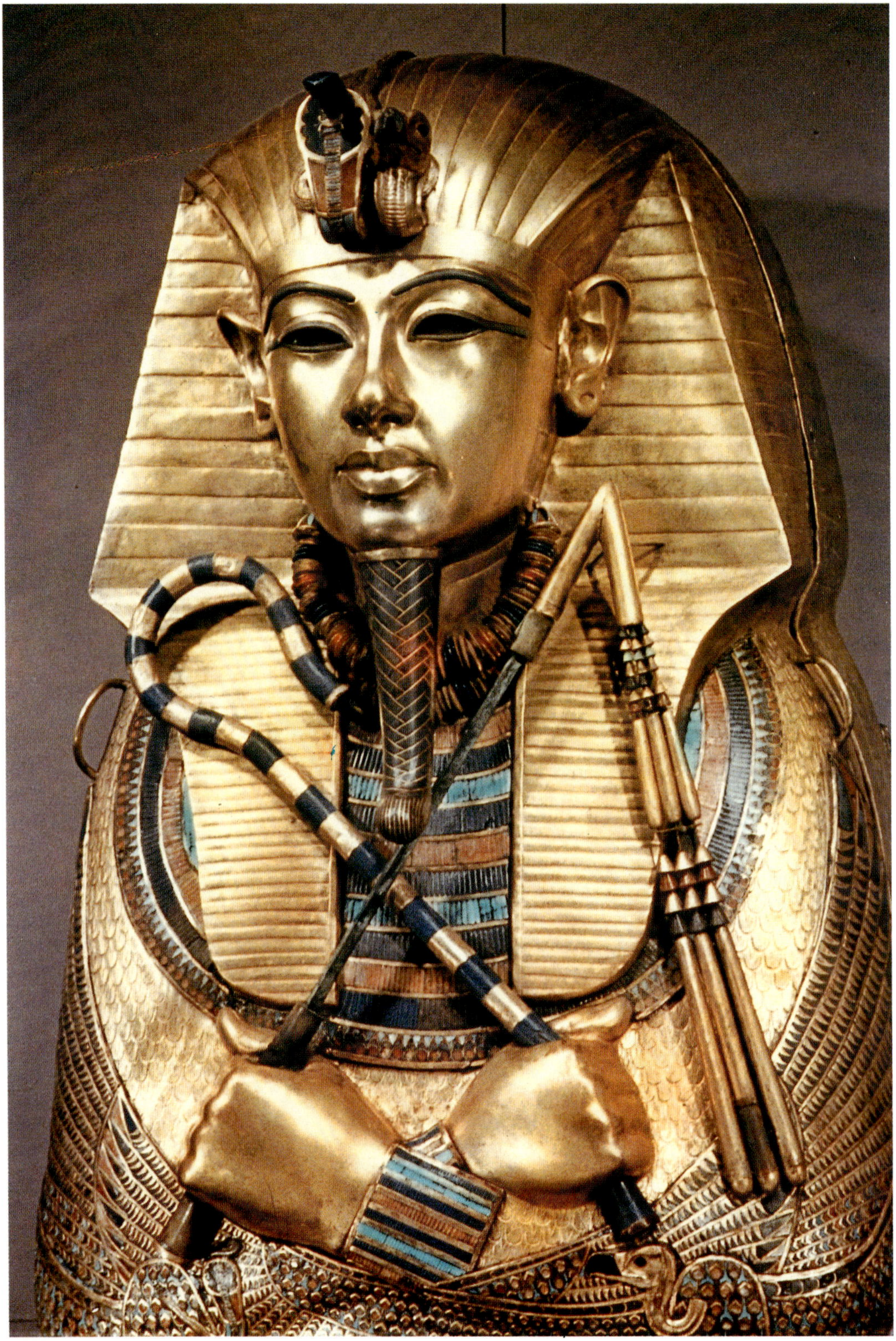

Ein Detail des reichverzierten Goldsarges (links) aus dem Grab des Pharaos Tut-ench-Amun. Seine Leiche war von drei Särgen und vier Schreinen umhüllt, Kopf und Schulter mit einer Goldmaske bedeckt. Der Sarkophag war in genauer Ost-West-Richtung aufgestellt und der Mumie 143 Gegenstände beigegeben: Das Haupt umhüllt von einem goldenen, edelsteinbesetzten Diadem, mit den Kultzeichen des Nord- und Südreiches. Um den Hals trug der tote junge Pharao, dessen Eingang zum Grab Howard Carter im November 1922 entdeckte, einen symbolischen Kragen mit zwanzig in sechs Reihen gelegten Amuletten. Um die Brust, die Gelenke und Finger zudem eine Fülle von Goldschmuck und Perlen. Seine Füße steckten in goldgetriebenen Sandalen. Unermeßlicher Reichtum in einem der kleinsten Gräber im „Tal der Könige". Von dem es nicht weit ist nach Deir el Bahri, wo der Tempel der Hatschepsut (Foto unten) steht. Er liegt auf der westlichen Nilseite, genau gegenüber von Karnak und ist beeindruckend durch die mächtigen Felsen, die sich über ihm auftürmen. Der Tempel ist eine großartige Anlage der einzigen Pharaonin, die Ägypten jemals hatte. Vor allem aber läßt sich an seinen Überresten der Machtkampf innerhalb einer Familie deutlich nachvollziehen.

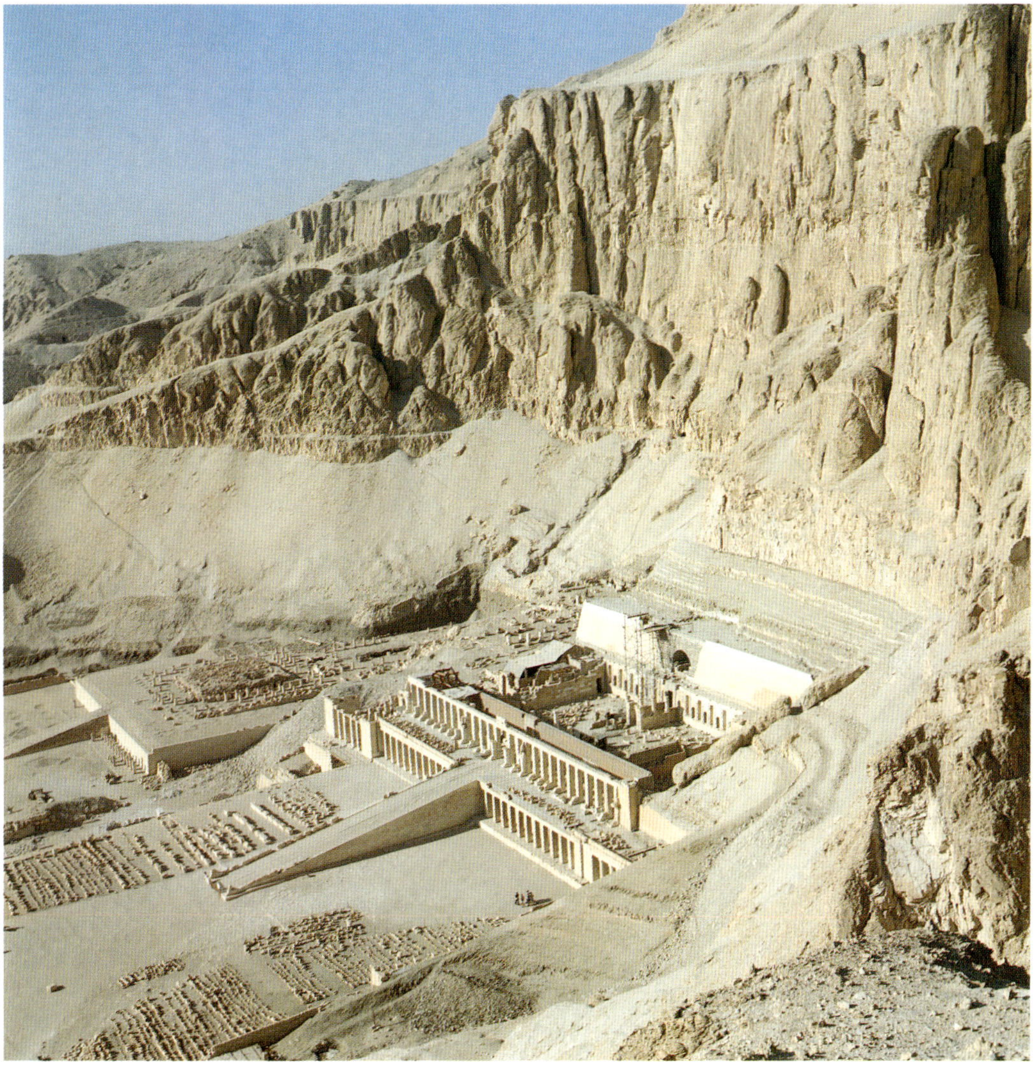

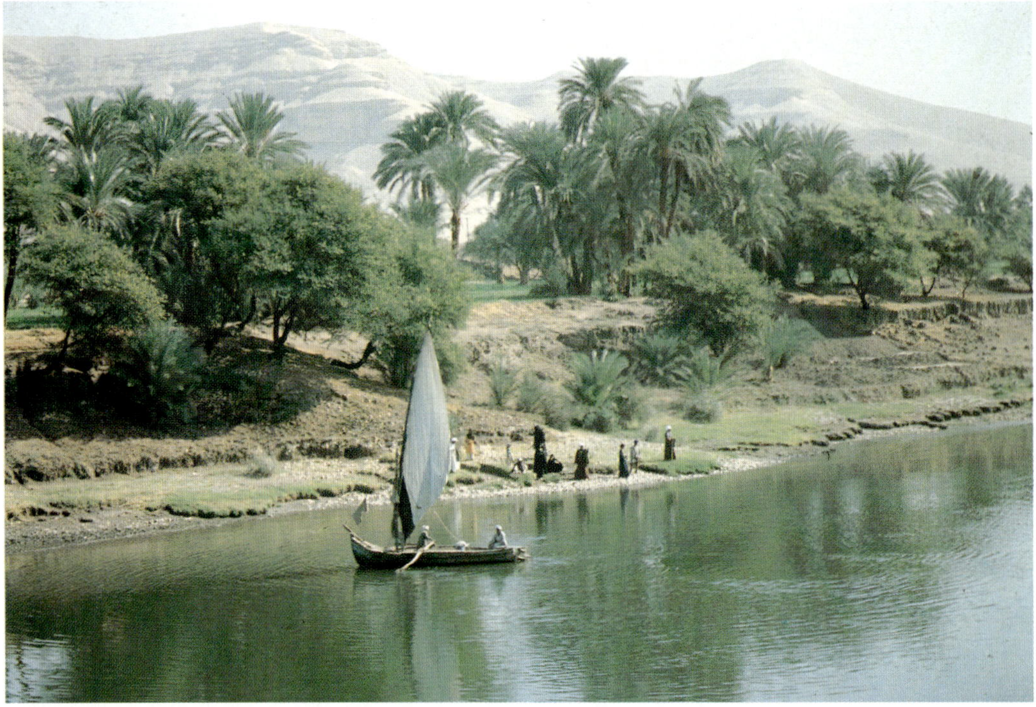

6500 Kilometer ist der Fluß lang, der seit Jahrtausenden die Geschichte des Landes am Nil bestimmt. Hungerjahre und reiche Kornkammern, Fischsegen und fruchtbaren Schlamm aus der Mitte Afrikas hat er der Bevölkerung ebenso gebracht wie eine höchst gefährliche Krankheit.

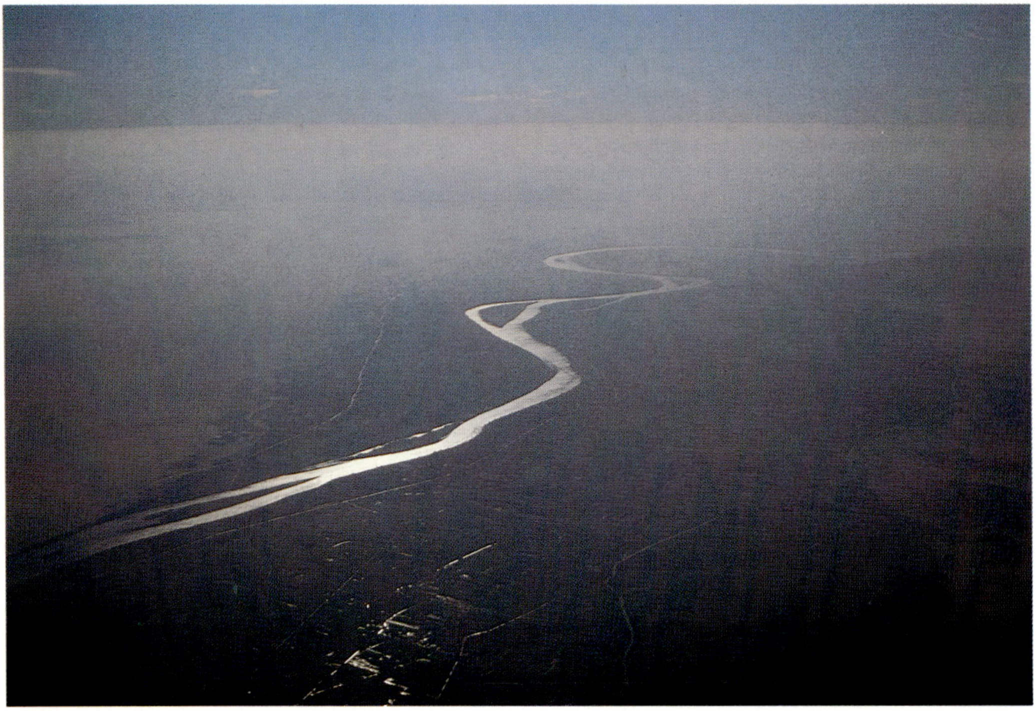

Liebe, Lust und Geburt

Ich will mich in meinem Hause niederlegen,
Ich werde krank liegen, mir ist etwas geschehen,
Und die Nachbarn werden mich besuchen.
Aber meine Schwester wird auch kommen,
Und meine Schwester wird alle beschämen,
Ja, sie wird die Ärzte beschämen,
Denn meine Schwester kennt meine Krankheit.
(Liebeslied aus dem Neuen Reich)

Im alten Ägypten heirateten die Mädchen gewöhnlich im Alter von 12 oder 13 Jahren, ihre Männer waren dann um die 15. Unter zivilisierten Völkern ist es allerdings fast einmalig, daß es eine Vielzahl von Ehen unter Geschwistern gab. Üblich waren Bruder-Schwester-Ehen vor allem in den Herrscherhäusern, denn man wollte das Götterblut rein halten, von denen die Pharaonen ja abstammen sollten. Und schließlich hatte auch Isis schon ihren Bruder Osiris geheiratet und Nephtis den Bruder Seth.

Mit der Zeit tat es das Volk immer häufiger nach: im 2. Jahrhundert n. Chr. waren in der Stadt Arsinoe zwei Drittel aller Paare in Geschwisterehe verheiratet. Die Griechen beobachteten das mit großer Befremdung.

Viele Wissenschaftler (wir kommen bei den Mumien-Untersuchungen noch darauf) sind der Ansicht, der Inzest sei der Grund für die

Erbkrankheiten in den Pharaonen-Generationen. Dem widerspricht eine Untersuchung, die Marc Armand Ruffer 1919 anstellte. Er war überzeugt, daß die Geschwister-Ehe keine üblen Folgen gehabt habe. Die XVIII. Dynastie, in der sie üblich war, brachte neun große Persönlichkeiten der Geschichte hervor. Und von den 14 ptolemäischen Königen waren nur die ersten vier nicht blutsverwandt verheiratet, doch die anderen zehn ebenso normal wie sie. Allesamt erreichten sie (ein Mord ist eingerechnet) ein Durchschnittsalter von 64 Jahren.

Im Geschlechtsleben sah man, im Gegensatz zum Christentum, in keinster Weise etwas Sündiges. Verboten war es nur, im Tempel seinem Vergnügen nachzugehen, oder denselben nach lustvoller Tätigkeit ungereinigt zu betreten.

Bei den einfachen Leuten war die Einehe üblich, wer es sich leisten konnte, hielt einen Harem, und Sklavinnen standen selbstverständlich den Vätern und Söhnen zur Verfügung. Die Sklavinnen waren es auch, die die Vielzahl über das Land verstreuter Bordelle bevölkerten – vorausgesetzt, sie wurden von der Herrschaft nicht gebraucht. So brachten sie es zu einem kleinen Nebenverdienst und – sie hatten grundsätzlich auch Spaß daran. Die alten Ägypter waren ein heißblütiges, leidenschaftliches und lebensfrohes Volk. So erzählte Herodot in seinen Historien, daß die Ägypter verstorbene Frauen erst nach Tagen freigeben würden. Sie hatten Angst davor, daß sich die Balsamierer erst noch über sie hermachen würden. Und er notierte auch – die für einen Griechen vollständig unglaubliche Tatsache – daß der Pharao Rampisint seine eigene Tochter ins Bordell geschickt hat, um mittels Beischlaf ein bißchen das Volk auszuhorchen. Da ist es auch nicht weiter verwunderlich, daß Ramses II. mit jeder seiner 50 Töchter zu schlafen pflegte. Und nicht nur Volk und Könige frönten dem sinnlichen Vergnügen, sondern auch die Götter.

Der Fruchtbarkeitsgott „Min“ wird stets nur mit erigiertem Penis dargestellt. Und die schlechte Laune des Sonnengottes Re besserte sich eines fernen Tages erst, als Himmelsgöttin Hathor ihre Robe hob.

Furcht vor vielen Kindern kannte man nicht. Zum einen waren sie billige Arbeitskräfte, zum anderen war die Sterblichkeitsrate sehr hoch: Herodot berichtet davon, daß eine Frau zwölfmal schwanger werden mußte, um wenigstens zwei Kinder durchzubringen. Seiner Statistik nach hatte sie acht Fehlgeburten, und von vier Kindern starben zwei in den ersten drei Jahren. Immerhin: Pharao Ramses II. – tatkräftig in jeder Beziehung – brachte es im Verlauf seines Lebens zu 170 Kindern, Baba (ein Beamter im Mittleren Reich) auf 60. Dennoch kannte man im alten Ägypten auch die Empfängnisverhütung. Auf einem Rezept steht geschrieben, man solle „Akazienspitzen fein zerrieben mit Datteln und Honig auf einen Faserbausch (Tampon) streichen und tief in den Schoß geben.“

Mittlerweile weiß die Wissenschaft, daß Akazienspitzen eine Art Gummi enthalten, der beim Auflösen Milchsäure bildet. Und eben Milchsäure enthalten auch unsere gängigen Antikonzeptiva.

Die Prostitution war – auch unter Männern – in jeder Weise gebilligt, denn Schamgefühle in unserem Sinne kannte man ja nicht. Kleidung wäre im Grunde genommen völlig überflüssig gewesen, doch schon für die alten Ägypter war eine reizvoll verpackte Frau verlockender als eine gänzlich nackte. Daher die eng anliegenden leicht durchsichtigen Kleider, die übrigens aus Leinen waren, da man Seide nicht kannte. Arbeitende Frauen, Dienerinnen und Tänzerinnen trugen, wie die Männer, nur ein Lendentuch oder einen Gürtel, der an der Vorderseite verknotet war. Erst im Neuen Reich wurde das Lendentuch zum – sehr sorgfältig gearbeiteten – Rock, trug man dann auch bei feierlichen Anlässen Perücken. Die Perücke galt allerdings auch als erotisches Signal. So gibt es aus dem Neuen Reich die Geschichte einer Frau, die ihren Schwager beschuldigt, er hätte sie verführen wollen. Der Beweis dafür sollten dessen Worte sein: „Komm, wir wollen uns vergnügen und beisammen schlafen. Setze deine Perücke auf."

Obwohl man in etlichen Gräbern pornographisches Material fand – der Verstorbene sollte auch auf dem Weg ins Jenseits seinen Spaß haben –, wird in den alten Schriften rein Geschlechtliches so gut wie nicht behandelt, zumeist nur in poetischer Form:

„Sieben Tage sind es bis gestern, daß ich die Geliebte nicht gesehen habe. Ein Leiden ist in mich eingedrungen, und ich bin schwer geworden an meinem Leibe, und ich wußte nichts von mir. Wenn die Oberärzte zu mir kommen, so hat mein Herz keine Erquickung von ihren Mitteln. Die Cherhebpriester bringen keine Hilfe; mein Leiden ist nicht beurteilt worden. (Aber) wer mir sagt: da ist sie! der erhält mich am Leben. Ihr Name ist es, der mich aufrichtet, das Kommen und Gehen ihrer Boten ist es, was mein Herz belebt. Nützlicher ist mir die Geliebte als alle Heilmittel, wichtiger ist sie für mich als das gesamte Rezeptbuch."

Ptahotep empfiehlt in seinen „Weisheiten": „Wenn du angesehen bist, so gründe dir einen Hausstand und liebe deine Frau im Hause, wie es sich gehört. Fülle ihren Leib und bekleide ihren Rücken; das Heilmittel für ihre Glieder ist das Salböl. Erfreue ihr Herz, solange sie lebt; sie ist ein guter Acker für ihren Herrn."

In Verbindung mit dem Beischlaf ist meist auch gleich von einer Schwangerschaft die Rede: „... er schlief zusammen mit seiner Frau in der Nacht, sie empfing und wurde schwanger: Er erkannte sie im Erkennen eines Mannes, sie wurde schwanger in dieser Nacht mit einem kleinen Jungen ..."

In einer Legende wird von der Zeugung der späteren Königin Hatschepsut berichtet. Danach soll der Gott Amun der Vater sein, nicht Pharao Thutmosis I., Mutter bleibt allerdings schon seine Frau, Ahmes.

Amun kommt dahinter, daß „die Königin Ahmes eine Jungfrau sei, schöner als irgend eine andere Frau“. Er „machte seine Gestalt zu der des Königs Thutmosis“ und fand die Königin, wie sie „auf dem Bette ruhte in der Schönheit ihres Palastes. Sie erwachte wegen des Duftes des Gottes. Sie lächelte angesichts seiner Majestät. Er geriet in geschlechtliche Erregung gegen sie. Er gab sein Herz an sie. Er ließ sie ihn erblicken in seiner wirklichen Gestalt eines Gottes, nachdem er vor sie gekommen war, indem sie jauchzte beim Erblicken seiner Schönheit. Seine Liebe ging ein in ihren Körper . . .“. Es folgen Lücken im Text, dann tat „. . . er alles, was er wollte an ihr . . . nachdem die Majestät dieses Gottes alles, was er wollte mit ihr getan . . .“ spricht die Königin „. . . mein Herr! Wie groß ist doch deine Gewalt. Es ist herrlich, dich von vorn zu erblicken. Du hast meine Majestät mit deiner Wundermacht vereinigt. Dein Wohlgeruch taut durch alle meine Körperteile . . .“. Amun spricht dann von der „. . . Tochter, die ich in deinen Bauch gelegt habe . . .“. Als Gott mußte er natürlich schon gewußt haben, daß er die spätere Pharaonin Hatschepsut gezeugt hatte. (Die Übersetzung stammt von K. Sethe aus „Urkunden der achtzehnten Dynastie I“, Leipzig 1914. Grapow hat den Wortlaut genauer wiedergegeben.)

An keiner Stelle wird in den überlieferten Texten gesagt, woran man die Schwangerschaft erkannte und wie sie verlief. Die Dauer war wie bei uns auf neun Monate berechnet, im Gegensatz zu den Hebräern und Griechen, die ihrem Kalender entsprechend auf zehn (Mond-)Monate kamen.

Die Wehen und der Geburtsschmerz allerdings werden wieder beschrieben: „. . . Als die Frau, die schwanger ist mit drei Kindern . . . daran litt und es schmerzhaft wurde, daß sie gebären würde . . . schickte der göttliche Vater vier weibliche Geburtshelfer . . .“.

Bei der Geburt gab es nur weibliche Helfer, ein Arzt war nicht dabei; der Gott Chnum, der dem Neugeborenen der Fabel nach Gesundheit verleiht, tut das erst nach der Geburt.

Die Königin Ahmes betete an Amun, als sie unter den Wehen litt: „Eile herbei als Nordwind. Die Schwangere hat ihre Zeit erfüllt; sie ist voll Schmerzen, ihre Zeit hat sich genaht...“.

Die bürgerliche Ägypterin rief, wenn die Niederkunft bevorstand, zwei Frauen zu sich; entweder aus ihrem Haushalt oder Nachbarinnen, die ihr beistehen sollten. Da sie in diesen Stunden schutzlos war, hatte sie zuvor schon zwei kleine Statuen aufgestellt, um nicht für böse Geister eine „leichte Beute“ zu sein: Darstellungen von Thoëris und Bes.

Thoëris war die Schutzpatronin aller Schwangeren und wurde als auf den Hinterbeinen stehendes, schwangeres Nilpferd dargestellt. Sie, die einst die Welt geboren hatte, trug man meist als Amulett, in Berlin sind allerdings auch größere Statuen zu sehen; in zwei konnte man seine Kleider ablegen, die dritte hat kleine Löcher in den Brüsten. Diese Statue wurde wahrscheinlich mit Milch gefüllt, die dann aus den Brüsten tröpfelte. So sollte wohl die Bitte einer Frau dargestellt werden, ihre Milch möge nicht ausgehen.

Bei Bes handelt es sich um einen ausgesprochen häßlichen Gnom, mit dickem Bauch und einem tierischen Gesicht. Zumeist war er in ein Pantherfell mit daran hängenden Klauen gekleidet und trug einen wilden Kopfschmuck. Seine Kraft entsprang seiner Häßlichkeit, denn sie sollte alles Böse vertreiben. Man findet seine Darstellung auch an Spiegelgriffen. So wollte eine Frau vermeiden, die Götter zu erzürnen, wenn sie sich wohlgefällig betrachtete oder schminkte.

Die Geburt fand im Hokken statt. Entweder kniete sich die Schwangere nieder und setzte sich auf ihre Fersen oder man errichtete aus Ziegeln einen „Gebärstuhl", dann hatte das Kind mehr Platz. Oft stellte man heißes Wasser unter den Stuhl; der Dampf sollte die Geburt erleichtern. Zudem wurden „Geburtssprüche" aufgesagt und man bat Amun „das Herz der Schwangeren beim Gebären hart zu machen und am Leben zu erhalten, das aus ihr hervorkomme."

Im nördlichen Korridor des Tempels von Kom Ombo (er liegt eine halbe Autostunde von Assuan entfernt, direkt am Nil) ist eine schöne Darstellung in die Wand geschlagen, wie auf diese Weise Isis ein Kind zur Welt bringt. Gleich daneben befindet sich übrigens die einzige Darstellung chirurgischer Instrumente (siehe Abbildung auf Seite 58), die man in Ägypten gefunden hat.

Daß man der Gebärenden auch „Rauschmittel" verabreichte, geht aus einem Spruch hervor, der im Geburtstempel von Edfu steht: „Froh wird das Gesicht dieser Gebärenden, sie ist trunken entsprechend dem Krug der Biergöttin ...".

Den Geburtsvorgang schildert zudem ein Märchen im Papyrus "Westcar": Eine schwangere Priesterfrau wird darin von den Göttinnen Isis und Nephthys unter Assistenz der Göttin Heket (in Gestalt eines Frosches) entbunden. „... sie traten vor die Frau hin. Sie verschlossen die Kammer. Isis begab sich vor sie, Nephthys hinter sie. Heket ließ das Gebären schnell geschehen. Da glitt dieses Kind heraus auf ihre Hände als ein Kind von einer Elle. Sie wuschen es, schnitten den Nabel ab ..." (also wohl die Nabelschnur).

Die Priesterfrau „säuberte" sich mit einem „Reinigen von 14 Tagen" Dauer. Wir wissen nicht, was das genau bedeuten soll; denken wir dabei jedoch einfach an das „Wochenbett" unserer Tage.

Auch ob das Neugeborene überleben würde, pflegte man oft zu testen, und zwar so: „ein Klümpchen einer Menschenmutter (Plazenta) in

Milch verrieben und ihm an drei Tagen gegeben ... wenn er es ausbricht, so bedeutet es, daß er sterben wird ...".

Bis zu drei Jahre lang wurde das Kind mit Muttermilch oder der Milch einer Amme genährt („als du geboren wurdest nach deinen Monaten, war ihre Brust drei Jahre lang in deinem Munde ..."). Spezielle Mittel sollten die Milchproduktion anregen.

Und noch ein Letztes zu diesem Thema: In einer Klageschrift gegenüber „verschiedenen Menschen" lesen wir vom „Tod vom Abgehen einer Schwangeren", und ein Mann wird beschuldigt, daß er „das Abgehen der Frau" bewirkt habe: Man kannte also auch die Abtreibung.

Praktische Heilkunde

Zuerst die Zähne, dann die Augen

Vervollkommne dich
in deinen Augen,
hüte dich,
daß dich nicht
ein anderer vervollkommne.
(Lehre des Djedefhor, um 2650 v. Chr.)

All den uns bekannten Schriften entnehmen wir, welch hoher Stellenwert der Zahnmedizin in der ärztlichen Kunst beigemessen wurde. Marc Armand Ruffer und Elliott Smith untersuchten zahlreiche Mumienschädel und stellten dabei Alveolarabzesse, Zahnkaries und Zahnsteinbildung fest: Befunde, die sich von der ersten Dynastie bis zur Römerzeit belegen lassen. Ganz gewiß basierten diese Übel auf der mangelhaften Ernährung (dazu später noch mehr) der ärmeren Bevölkerungsschichten. Nach den Studien des Pathologen Ruffer in den 20er Jahren dürfte entscheidend für viele Mängel das Mehl gewesen sein, in dem sich häufig der gröbste Abrieb der Mühlsteine befand.

Schon im Papyrus Ebers werden Entzündungen an den Zähnen und am Zahnfleisch beschrieben (Nr. 554 und Nr. 746), und in Nr. 739 finden wir Fragmente einer odontologischen Monographie, betitelt: „Der Anfang von Heilmitteln für das Kräftigen des Zahnes“. Kariöse Zähne wurden mit einer Mischung aus Ocker, Mehl, Emmerkorn und Honig behandelt, plombiert wurde aber auch mit einer Masse aus Malachit und Harz.

Chirurgische Eingriffe sind schriftlich nicht überliefert, allerdings zeugen Funde für technische Bemühungen. Im Universitätsmuseum von Harvard liegt ein Unterkiefer aus der Zeit der IV. Dynastie (etwa ab 2600 v. Chr.) der Spuren eines Bohrers aufweist. Man glaubt, daß zur Drainage von Geschwüreiter Feuerbohrer verwendet wurden.

Im Schacht einer Mastaba bei Gizeh fanden sich außerdem 1929 zwei Zähne, die kunstvoll mit Golddraht aneinander fixiert waren – die erste Prothese? Und in den Kiefern von Mumien schließlich entdeckten die Forscher auch künstliche Zähne.

Eine hübsche „Zahngeschichte" hat uns Georg Ebers in seinem Buch „Eine ägyptische Königstochter" hinterlassen; hier wird recht rustikal extrahiert:

„... dem Grobian Aristomachus aber sprich meinen Dank aus. Er hat den Zweck meiner Reise nach Ägypten wesentlich gefördert. Ich war hierher gekommen, um mir einen bösen Zahn von jenem ägyptischen Arzte ausnehmen zu lassen, welcher kranke Zähne ohne große Schmerzen beseitigen soll. Aristomaches hat den schadhaften Teil meines Gebisses mit seinem Faustschlage entfernt, und mir jene furchtbare Operation, vor der ich zitterte, erspart. Als ich zu mir kam, fand ich drei ausgeschlagene Zähne in meinem Munde – den kranken und zwei leidlich gesunde, denen es anzusehen war, daß sie mir später vielleicht Schmerzen verursacht haben würden ..."

Die Augen

Sie trug eine schwere, schwarze Perücke, in die kunstvoll zwei Reihen von Lotosblüten gesteckt waren. An ihrem Hals funkelte in der Form eines Fächers eine Kette aus Gold- und Keramikperlen, mit türkisfarbenen Fransen. Das Gewand aus weißem Leinen, das sich von den Brüsten über die Hüfte und bis an die Knöchel eng um den Körper schmiegte, ließ die vollendete Figur mehr als nur erahnen.

„Du wirst alles tun, mich wieder sehen zu lassen, Arzt, nicht wahr?" Sie tat einen Schritt nach vorne, unbeholfen in ihrer Blindheit.

„Zuerst möchte ich meine Patientin untersuchen", sagte er, „Soldaten brauche ich nicht dazu."

„Geht hinaus", befahl der Fürst seinen Wachen. Der Arzt nahm einen Beutel mit Kräutern aus dem geflochtenen Korb, den er bei sich trug und befahl, heißes Wasser zu holen.

„Setzt euch", sagte er, „ich führe euch zum Stuhl, und dann erzählt mir, seit wann und warum die Augen schmerzen. Doch zuerst werde ich die Lider heben und euch Schmerzen zufügen."

„Ich weiß, daß es schmerzt;

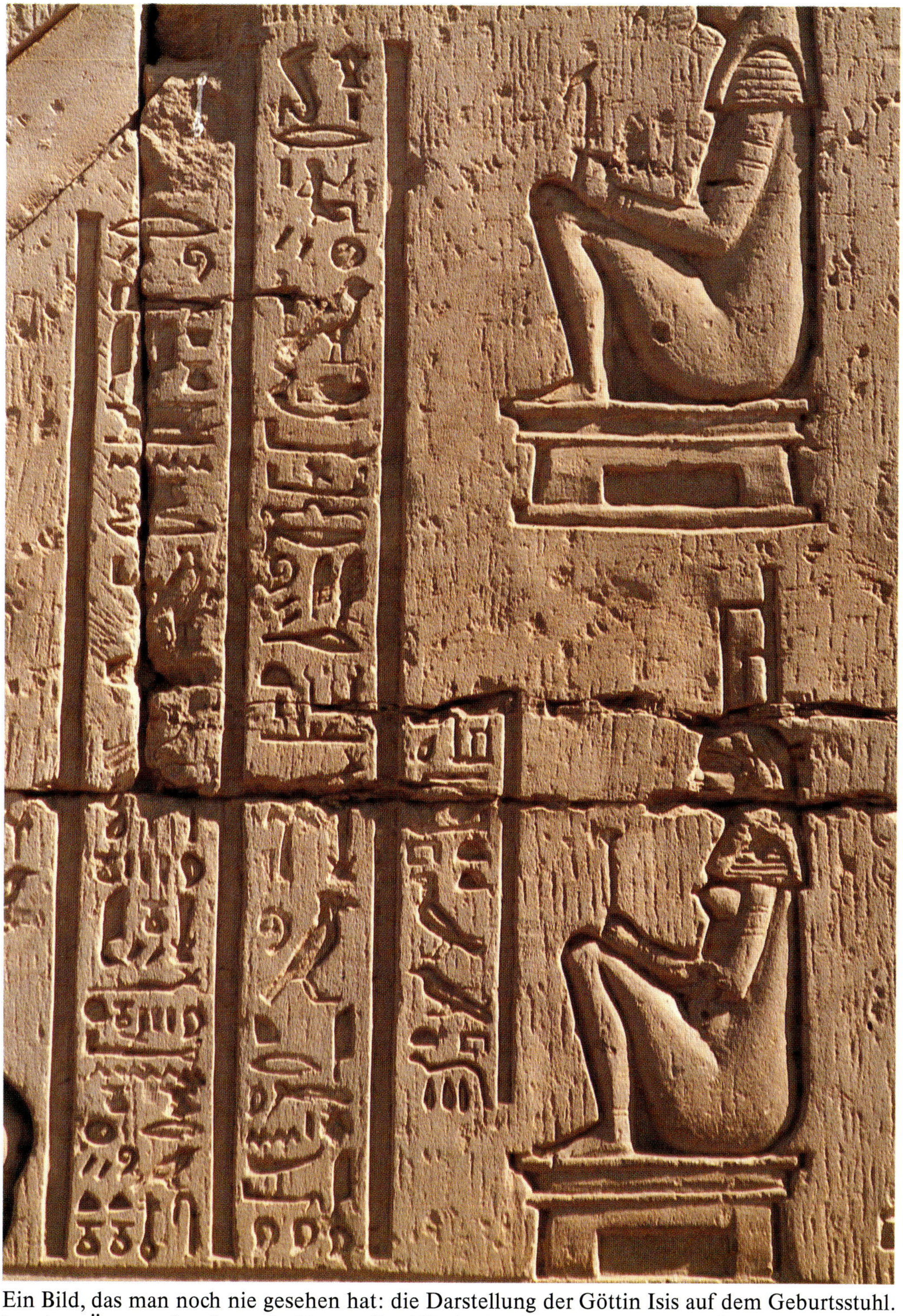

Ein Bild, das man noch nie gesehen hat: die Darstellung der Göttin Isis auf dem Geburtsstuhl. Im alten Ägypten brachten die Frauen ihre Kinder in einer Hockstellung auf die Welt.

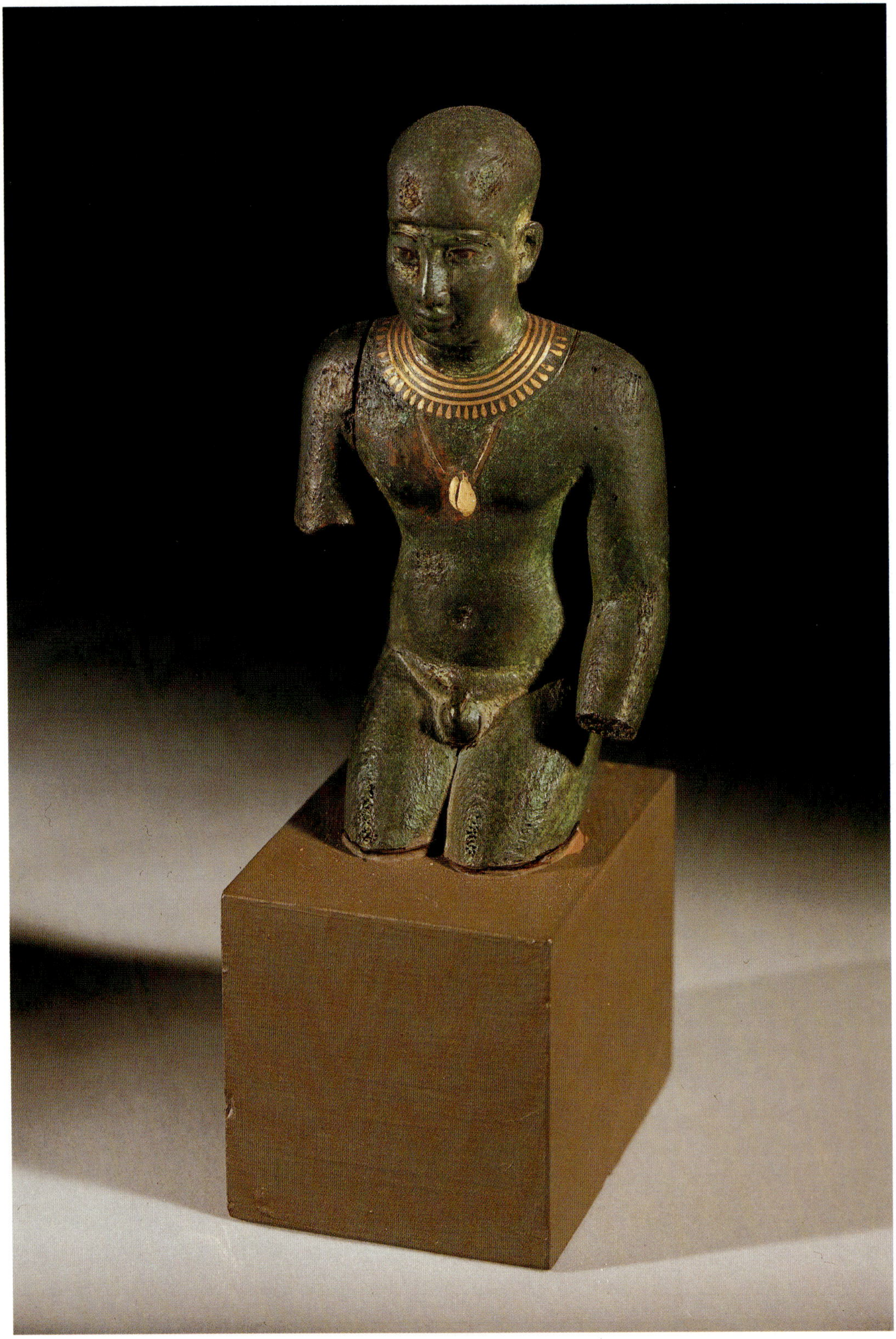

Diese neun Zentimeter hohe Bronze-Statuette aus dem 4. Jahrhundert v. Chr. stellt Harpokrates dar (Schimmel Collection, New York), den Sohn von Isis und Osiris.

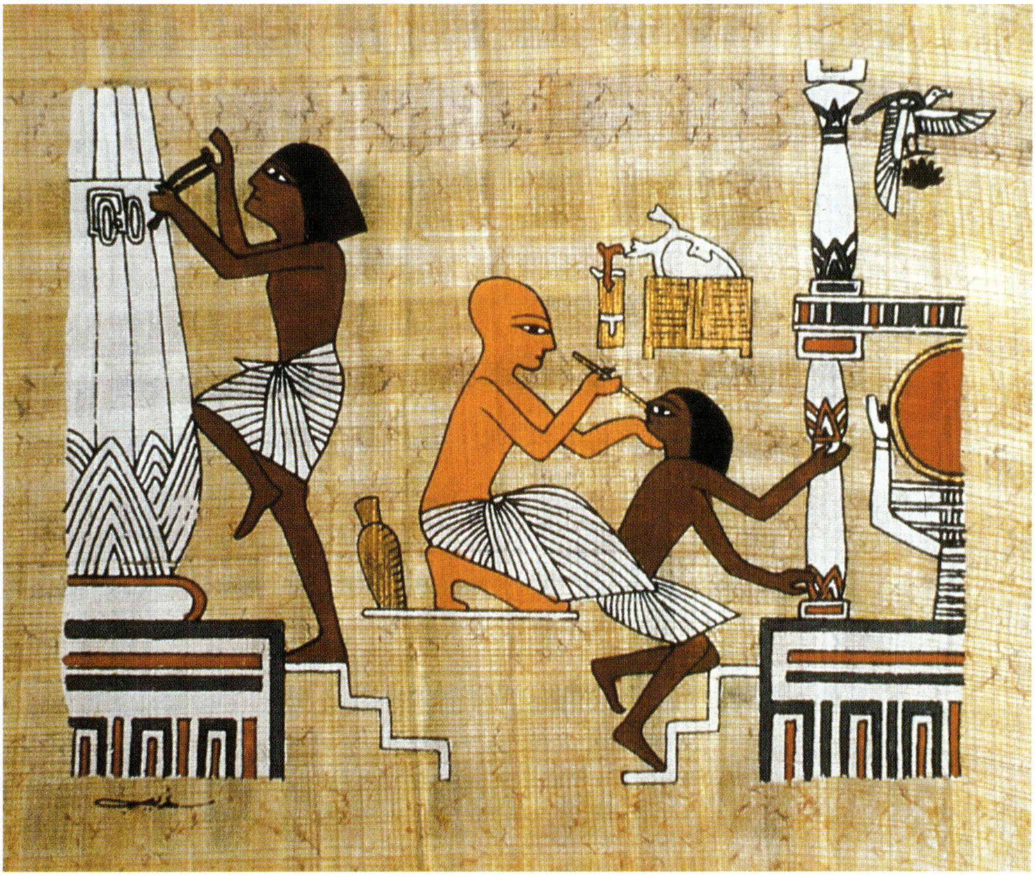

Dieser (neue) Papyrus nach einer alten Wandmalerei zeigt uns die Behandlung eines Patienten beim Augenarzt - ein Steinmetz, dem ein Splitter bei der Arbeit ins Auge geraten ist. Der griechische Geschichtsschreiber Herodot berichtet vom hohen Niveau der ägyptischen Augenärzte und ihrem großen Ansehen in seinen „Historien". Danach wünschte sich der Perserkönig Kyros (gest. 529 v. Chr.) vom Pharao Amasis nichts sehnlicher als den besten Augenarzt Ägyptens als medizinischen Berater.
Augenkrankheiten sind noch heute in Ägypten weit verbreitet. Auf Expeditionen suchte man einst nach Mitteln zur Linderung, die in kostbaren Gefäßen (rechts) aufbewahrt wurden.

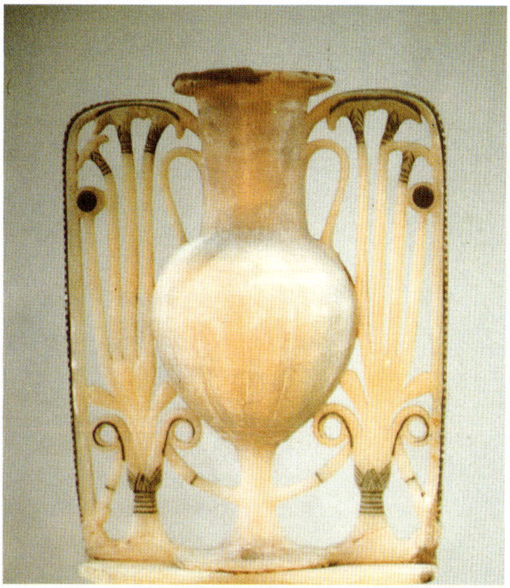

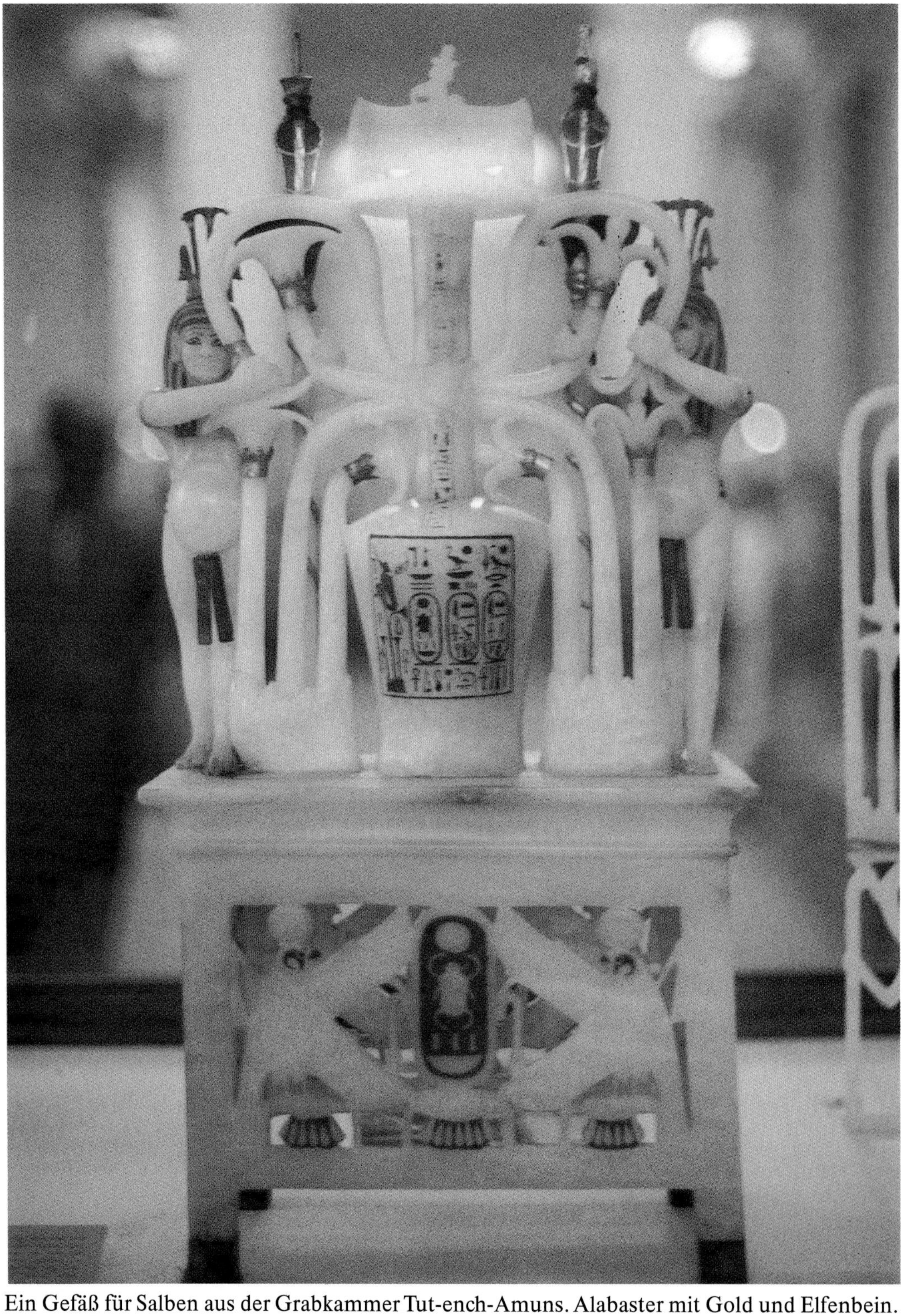

Ein Gefäß für Salben aus der Grabkammer Tut-ench-Amuns. Alabaster mit Gold und Elfenbein. Götter mit Lotus und Papyrus halten feine Säulen mit den königlichen Uräusschlangen.

ich habe es schon selbst versucht, aber die Sonne hat mich wieder blind gemacht!"

„Also ist die Sehkraft erhalten!"

Tränen, vermischt mit Eiter, flossen ihr aus den Augen: „Vor drei Tagen", sagte sie, „hat es angefangen: als ich mich schminkte."

„Nur Mut, am Ende der Schmerzen steht die Genesung." –

Szenen einer Behandlung: so soll es gewesen sein, als Imhotep zu einer Fürstentochter gerufen worden war, die ihr Augen-Make-up gewechselt hatte. Zur Entzündung kamen nach innen gewachsene Wimpern. Der Arzt zupfte mit der Pinzette, säuberte und massierte mit einer Salbe aus Olibanum und Galenikum; schließlich legte er der Schönen einen feuchten Verband über die Augen ...

Wieder einmal ist es Herodot, der vom hohen Niveau der altägyptischen Augenärzte und ihrem großen Ansehen berichtet: der Perserkönig Kyros (gestorben 529 v. Chr.) wünschte sich vom Pharao Amasis nichts sehnlicher, als den besten Augenarzt Ägyptens als medizinischen Berater.

Anatomisch gesehen, kannten die alten Ägypter nur das Äußere des Auges: sie unterschieden „Wurzeln" (die seitlichen Muskeln des Augapfels), Wimpern und Lider, ebenso die Pupille und das Weiße des Auges; manchmal trennten sie auch Pupille und Iris. (An anderer Stelle haben wir schon die Verbindung des Ohrs mit dem Auge durch die Schläfe und die vier Gefäße angesprochen.) Dennoch unterschied man zwischen einer „äußeren" und einer „inneren" Augenbehandlung. Als unheilbar galt natürlich die völlige Blindheit als „Strafe der Götter", dann gab es Augenerkrankungen als Folge von Organschäden, als Teil des Alterungsprozesses und akute Verletzungen, die zum Beispiel bei der Arbeit – im Steinbruch oder Bergbau – auftraten. Diese „äußeren" Augenverletzungen wurden mit Tinkturen behandelt, die der Arzt mit einem Geier-Federkiel (dem Vorläufer unserer Pipette) ins Auge brachte. Eine solche Behandlungsweise ist sehr schön dargestellt vom Künstler, der das Grab des Pharao Ipy ausmalte.

Der Arzt versorgt einen Arbeiter, dem ein Splitter von Ipy's Sarkophag ins Auge geraten war. (Nebenbei: auf derselben Zeichnung renkt ein anderer Arzt einem liegenden Arbeiter die Schulter ein, wie das im Wundenbuch des Papyrus Smith beschrieben wird.)

Von jeher und bis heute kommen Augenkrankheiten in Ägypten häufiger vor als in anderen Ländern, was am Nil und den ungewöhnlichen Klimaveränderungen im Verlauf der Jahreszeiten liegen mag. Ein „Steckbrief" der Leiden, von denen die Ägypter seit altersher heimgesucht werden, ließe an Bösartigkeit nichts zu wünschen übrig: es gab die vielfältigsten Arten von Entzündungen, Leukome (weiße Eintrübung der Hornhaut), krankhaften Tränenfluß, Nachtblindheit, Hornhautgeschwüre, grünen und grauen Star, Chalazione

(Entzündung der Meibom-Drüsen; Operation notwendig!), Ektropium (Umstülpung des Augenlids) oder Strabismus (Schielen) in allen seinen Formen.

Am schlimmsten aber war (und ist noch immer) das „Trachom“, die ansteckende und in 50 Prozent aller Fälle zur Erblindung führende „Körnerkrankheit“, die in der Fachsprache aberwitzigerweise längst „Ägyptische Augenkrankheit“ heißt. Es handelt sich um eine anzeigepflichtige Schmierinfektion der Bindehaut, die in tropischen Ländern endemisch bis epidemisch auftritt. Erreger sind die Trachomviren, durch welche eine Vielzahl kornähnlicher Follikel (Bläschen) in der oberen Bindehaut gebildet werden. Sie führen anfangs zu einer chronischen Bindehautentzündung und schließlich zur völligen Erblindung. Das Trachom ist die Hauptursache für Blindheit auf unserem Erdball; eine halbe Milliarde Menschen sind davon befallen.

Diese durch Fliegen übertragene Krankheit bekämpften die alten Augenspezialisten mit einem Gemisch aus Natron, schwarzer Schminke und rotem Ocker.

Gegen Erblindung empfahl der Papyrus Ebers Nr. 356 „beide Augen eines Schweines, zerrieben mit schwarzer Augenschminke, rotem Ocker und Honig vermischt in das Ohr des Patienten zu geben“. Nachtblindheit sollte durch Essen von Rinderleber (Vitamin A!) kuriert werden (Papyrus Ebers Nr. 351). Lidrand-Entzündungen wurden mit einer Mixtur aus Akazie, grüner Augenschminke und Koloquinte behandelt. Um das Nachwachsen von Wimpern, die sich umbiegen und die Hornhaut verletzen, zu vermeiden, behandelte der ägyptische Augenarzt – nachdem er die störende Wimper ausgerissen hatte – die Stelle mit Harz und vermischtem Fledermaus- und Eidechsenblut.

Daß der graue Star behandelt wurde, wissen wir nicht sicher - in den Papyri ist keine Rede davon. Allerdings haben die Babylonier und Assyrer hinterlassen, daß man ihn heilen kann, wenn man mit einer Nadel die undurchsichtige Linse innerhalb des Auges aus dem Blickfeld drückt. Das haben wohl auch die Ägypter gewußt. Der griechisch-römische Arzt Galen (129-199 n. Chr.) berichtete seinem Kaiser Marc Aurel (de partibus art.med.lib.), daß in Alexandria Staroperationen durchgeführt würden.

Die Augenschminken verschiedener Zusammensetzungen wurden im alten Ägypten sowohl für medizinische, als auch für kosmetische Zwecke verwendet. Für jede Jahreszeit gab es eine eigene Schminke; gleich bleibt jedoch, daß die einzelnen Bestandteile antiseptische Wirkung haben. Welche chemischen Kenntnisse die Ärzte dabei einst an den Tag legten, ist erstaunlich.

Die schwarze Schminke zum Beispiel, die man in den Mumiengräbern zu Achmim fand, bestanden aus einem Gemenge von Schwefelblei und Kohle; dabei hat man einst am Nil folgenden Weg zur Herstellung eingeschlagen: Die Ägypter kannten nur reines Blei; wahrscheinlich haben sie es durch Erhitzen an der Luft zunächst in Bleiglätte übergeführt; diese lösten sie in Essig und fällten dann durch Zugabe von Alaun Bleisulfat aus. Durch Glühen des letzteren mit Kohle erhält man die schwarze Schminke.

Eine untersuchte Paste aus dem britischen Museum bestand aus Grünspan und Harz. Weitere Analysen ergaben, daß die Schminken meist aus Bleiglanz oder Antimonglanz bestanden – zwei Erzen freilich, die es in Ägypten niemals gab. So kommen wir wieder auf die Expeditionen der Hatschepsut.

Auch der Mediziner Hugo Magnus untersuchte um die Jahrhundertwende die Augenschminken. Er fand Pyrolusit (Braunstein), gepulvert, Kupferoxyd, aus Carbonat durch Glühen gewonnen, Eisenoxydoxydul und als braune Schminken stark eisenoxydhaltige Tone. Dazu verwendeten die alten Ägypter als Augenmittel Honigsalben mit Rhizinus (ist nicht nur abführend, sondern auch wundheilend) und Ebereschenholz-Puder, der entzündliche Exsudate aufsaugte. (Magnus war im Übrigen auch der Überzeugung, daß man sogar künstliche Augen eingesetzt hat. Er begründete das in einem Aufsatz mit einer Stelle aus dem Talmud: Im „Tractat Nedar“ - IX,8, fol. 27a – „wird von einem Mädchen vom Nil gesagt, daß man ihr einen künstlichen Zahn und ein künstliches Auge von Gold gemacht habe“.)

Selbst in unserem Jahrhundert hat man noch Kupferstiftbehandlungen empfohlen, wenn diese nicht vertragen wurden, den Alaunstift. Und in der häuslichen Behandlung sind Umschläge mit bor- oder essigsaurer Tonerde ebenfalls noch üblich.

Zur Verpackung der Schminken dienten fingerdicke Granneen-Stengel oder Dikotyledonenblätter, zur Aufbewahrung benützte man Gefäße aus Alabaster oder Ton. Die Königinnen hatten auf Reisen übrigens – wie es auch heute so üblich ist – immer einen Schminkkoffer dabei, und im Grabschatz des Tutench-Amun fand Howard Carter eine Schminkpalette für sechs Farben.

Geheimnisvoll

Die magisch-religiöse Behandlung

„... sie haben mir
ihren Schutz gegeben ...
Ich bin einer, von dem Gott will,
daß er mich am Leben erhält."
(aus dem Papyrus Ebers)

Kairo in der Glut des Frühsommers. Ein winziger Lift, in dem statt drei sieben Personen schwitzen, bringt uns in den vierten Stock des „Ministeriums für Antikes". Dort „wacht" Dr. Ali Hassan hinter einem ameisen-emsigen Vorzimmer über Ägyptens alte Schätze. Dr. Hassan, in Göttingen promovierter Archäologe und ehemaliger Generaldirektor des Kairoer Museums, ist Spezialist für Archäologie und Religion, und er weiß mehr als viele andere über Medizin und Magie. So sagt er denn auch zwischen dem Surren des Ventilators und ununterbrochenem Telefongeklingel: „Magie und Medizin und die religiösen Motive bei der Heilung von Krankheiten lassen sich nur schwer trennen. Die magische Behandlung lebt noch heute; die Ägypter unserer Tage machen Vieles genau so wie vor Jahrtausenden. Im alten Ägypten waren Religion und Medizin gleichwertig: Der Patient vertraute dem Wort des Priesters ebenso wie der Kenntnis seines Arztes. Und natürlich hat man versucht, durch die Magie die Götter ins Spiel zu bringen. Vor allem bei unheilbaren Krankheiten; ich denke da nur an den Krebs."

Ein Stichwort, an dem sich die Geister scheiden. Für Dr. Hassan und viele andere Wissenschaftler ist es völlig klar, daß die alten Ägypter um den Krebs wußten. Aus dem Papyrus Kahun (Nr. 2) kennen wir die Diagnose für ein Frauenleiden (leider erlaubt der Text verschiedene Auslegungen), die lautet: „Heilkunde für eine Frau, ihre *ḥm·t* (Uterus) ist krank geworden …".

F. L. Griffith, der Erstbearbeiter des Textes, schrieb: "This may be cancer (carcinoma uteri) which is characterized by a peculiar smell" (Dies mag Uteruskrebs bedeuten, der sich durch einen gewissen Geruch charakterisiert). (Sie erinnern sich: im Papyrus Kahun strömte die Frau „einen Geruch aus, der nach Braten" roch).

Dem widersprach 1933 der Deutsche K. Sudhoff in einem Vortrag über „Krebsgeschwüre in altägyptischen Papyri", den H.E. Sigerist in „History of Medicine" 1951 so zusammenfaßte: "Sudhoff examind all passages which might refer to cancer and came to the conclusion, that it was impossible to tell from extant literature, whether the Egyptian knew what consider cancer" (Sudhoff untersuchte alle Passagen, die sich auf Krebs beziehen könnten, und kam zu der Erkenntnis, daß es unmöglich war, von der vorhandenen Literatur auf ein Wissen der Ägypter um Krebs zu schließen).

Ein Sprung von Kairo ins bayerische Regensburg. Dort richtete 1985 Dr. Dr. Christa Habrich (mit Dr. Dietrich Wildung, Dr. Kamal Sabri Kolta und Dr. Sylvia Schoske) im Deutschen Medizinhistorischen Museum eine Ausstellung ein: „Medizin im alten Ägypten". In einem Begleittext notierten die Veranstalter: „Wesentlicher Zug des religiösen Denkens der alten Ägypter ist der Glaube an die Existenz einer unbegrenzten und persönlichen göttlichen Kraft. Obwohl sich das religiöse Leben Altägyptens polytheistisch darstellt, kommt bei den verschiedenen Namen und Gestalten der Gottheiten ein Bestreben zum Ausdruck, die Namen und Wirkungsbereiche mehrerer verschiedener Götter in einem einzigen Gott zu vereinen. Der in seinen Statuen und heiligen Tieren gegenwärtige Gott ist ein Heilender und Rettender, der die Menschen zwar mit Krankheiten bestraft, aber auch gnädig ist, wenn der Kranke sich an ihn wendet, um Hilfe und Genesung zu erbitten. Neben einer geringen Anzahl spezifischer Heilgötter steht bei einer großen Zahl von Gottheiten das Heilen als nur eine Funktion neben anderen, denn die Bitte um Gesundheit wird an alle Gottheiten gerichtet. Bis zum Ende des Neuen Reiches scheinen sich Kranke jeweils an ihren erwählten Gott gewendet zu haben, so etwa in Deir el-Medina an Meret-Seger oder an Amun, der in einem Hymnus als Arzt für Augenkrankheiten bezeichnet wird. Heilgötter begleiten den Menschen in allen seinen Stationen, von seiner Entstehung bis zum Ende seines Lebens." (Dazu finden Sie im Glossar gleichzeitig auch eine Götter-Übersicht.)

Es war ein reicher Götterhimmel, der nach Verehrung verlangte, und man mußte stets auf der Hut sein, daß einen nicht plötzlich das böse Krokodil biß, wenn man es am wenigsten erwartete. Oder daß eine Niederkunft von Dämonen gefährdet wurde, oder der Säugling, der Schwache, der Empfindliche belästigt wurde oder zu Schaden kam. Die Magie konnte Krankheiten bringen, aber auch die Erlösung davon; man mußte gefeit sein, gegen die Launen der Tierwelt und den Unwillen der Natur, gegen Schiffbruch oder die Folgen eines extremen Wüstenmarsches. So wichtig wie die richtige Medizin war deshalb auch der passende „Zauberspruch"; oder: am besten beides.

Deshalb durchdringen auch in den uns überlieferten Papyri oft magisch-religiöse Sprüche die medizinischen Behandlungsmethoden. Wenn man so will, ergänzen sie sich zu einer „ganzheitlichen Heilung". Die Papyri Ebers und Hearst enthalten zum Beispiel einen Spruch, den der Arzt beim Auftrages des Medikaments rezitieren sollte: „Ich bin herausgekommen aus Heliopolis zusammen mit den Großen des Großen Hauses, den Herren des Schutzes, den Herrschern der Ewigkeit. Und auch ich bin herausgekommen aus Sais zusammen mit der Mutter der Götter. Sie haben mir ihren Schutz gegeben ... Ich bin einer, von dem Gott will, daß er mich am Leben erhält" (Papyrus Ebers 1; 78).

Berühmt geworden sind im Verlauf der Dynastien die „Horus-Stelen" mit ihren magischen Therapietexten: Während man die Texte las, übergoß man die Standbilder, die das Unheil abwehren sollten, mit Wasser, das – wieder aufgefangen – durch die Prozedur zum Heilwasser wurde und innerlich wie äußerlich Anwendung fand. Vor allem im Neuen Reich war diese magische Therapie in Mode: in Dendera gab es richtige „Heilbäder" mit Becken, wo man seinen geschundenen Körper in das geweihte Medizin-Wasser steckte, oder zumindest den kranken Körperteil in das Wasser stippte, das über die Stele geflossen war.

Wieder im Papyrus Ebers finden wir diese Anrufung der Götter:

„O Isis, groß in der Kunst des Zauberns! Mögest du mich erlösen, mögest du mich befreien von allem Schlechten, Bösen und Lasterhaften, von Heimsuchungen durch einen Gott oder eine Göttin, von einem toten Mann oder einer toten Frau, von einem Feind oder einer Feindin, die mich bekämpfen wollen, so wie du deinen Sohn Horus erlöst und befreit hast. Denn ich bin in das Feuer gegangen und bin aus dem Wasser hergekommen, und ich will nicht in die Schlingen dieses Tages fallen. Ich habe gesprochen, (und nun) bin ich jung und bin ...

O Re, sprich über deine (Uräus-)Schlange! Osiris, verlies, was aus dir kam! Re spricht über seine

(Uräus-)Schlange, Osiris verliest, was aus ihm kam. Sieh, du hast mich vor allem Bösen, Schlechten und Lasterhaften gerettet, von Heimsuchungen durch einen Gott oder eine Göttin, von einem toten Mann oder einer toten Frau ...“ – Und so geht es ewig weiter.

Natürlich wurden diese magisch-religiösen Behandlungsformen nicht nur dazu angewandt, um das Böse zu vertreiben. Sie waren vielmehr auch notwendig, wenn es darum ging, Vergiftungen zu „besprechen“, etwa einen Skorpionstich oder den Biß einer Schlange. Sie kamen außerdem zur Anwendung bei Augen- und Hautkrankheiten, Verbrennungen, „um das Herz zu beruhigen, wenn die Beine zittern“, bei Hämorrhoiden, Aneurysmen (Arterienerweiterung), Erkrankungen des Penis, Frauenkrankheiten, um die Menstruation zu stoppen, um die Milchsekretion in der Brust anzuregen und bei vielen anderen „Zuständen“.

Diese Beschwörungen stellten eine vollkommen legitime Art der Therapie dar; gleichzeitig wurden Medikamente verabreicht, um den „Zauber“ mit Drogen zu unterstützen. So verordnet der Papyrus Ebers zur „Austreibung eines Zaubers im Bauch“ nicht Sprüche, sondern das „Innere von *hmm,* Weihrauch und Koloquinten in süßem Bier.“ Oder – um die schlimmsten Einwirkungen männlicher und weiblicher Bösartigkeiten zu vertreiben – einen Brei aus Brot, verschiedenen Fetten, Honig, Natron, Salz und mehreren anderen Ingredienzen, der als Umschlag auf die erkrankten Körperteile aufgebracht werden sollte.

Im Papyrus Ebers Nr. 733 wird ein Mittel gegen die *ḥm·t-sꜣw*-Krankheit beschrieben, die wörtlich übersetzt „Kunst des Zauberschutzes“ heißt. Hauptbestandteile der Medizin sind ein in Öl zubereiteter Käfer-Kopf und dessen Flügel.

Frappant ist: Die heutige ägyptische Volksmedizin kennt ein Mittel gegen Hämorrhoiden, nämlich „in Öl gebackene Schwarzkäfer, denen man die harten Decken, den Kopf und damit die Eingeweide wegnimmt und wieder unter gelindem Feuer in Öl erweicht“ (erstmals notiert von C. B. Klunzinger, „Bilder aus Oberägypten“, 1877).

Der „Arzt-Zauberer“ beschwörte die unterschiedlichsten Götter; mal nur einen, dann wieder eine Vielzahl. Sie kamen (oder nicht) und vertrieben die bösen Geister, die die Gesundheit störten. Eine Beschwörung aus dem Londoner Papyrus lautet: „Weiche, der du auf den Pfeilen kommst (erinnern Sie sich an die „Krankheitspfeile“ im Kapitel der Ärzte?!); die Götter, die in Heliopolis herrschen, halten dich fern.“

Bisweilen versuchte man der Gottheit auch zu schmeicheln: „Heil dir, Horus, der du in der Stadt der Hunderte bist, du Scharfhörniger, der nach der Scheibe schießt ... Ich komme zu dir, ich preise deine Schönheit: Zerstöre du das Übel, das in meinen Gliedern steckt.“

Gebet oder Beschwörung,

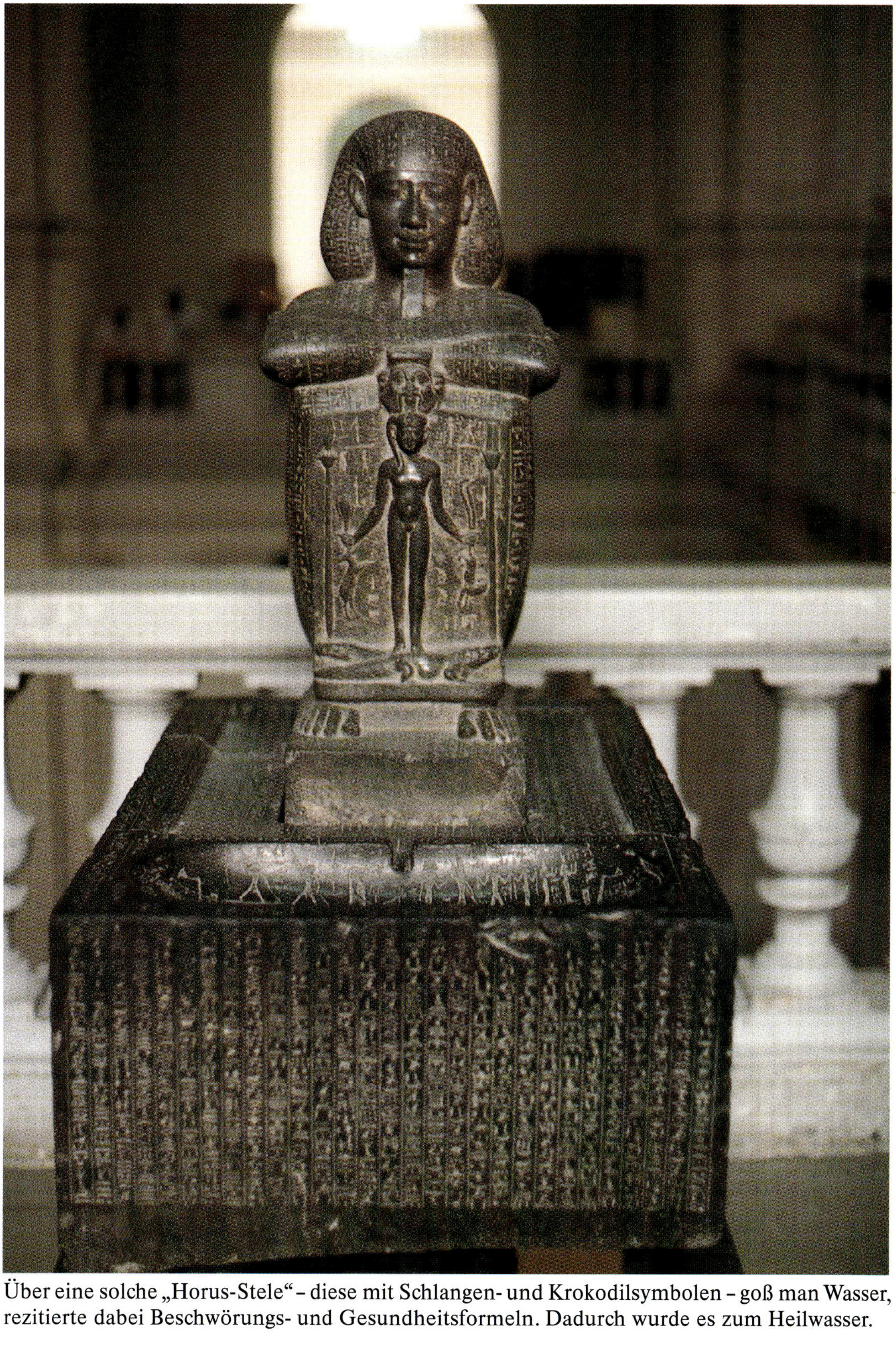

Über eine solche „Horus-Stele" – diese mit Schlangen- und Krokodilsymbolen – goß man Wasser, rezitierte dabei Beschwörungs- und Gesundheitsformeln. Dadurch wurde es zum Heilwasser.

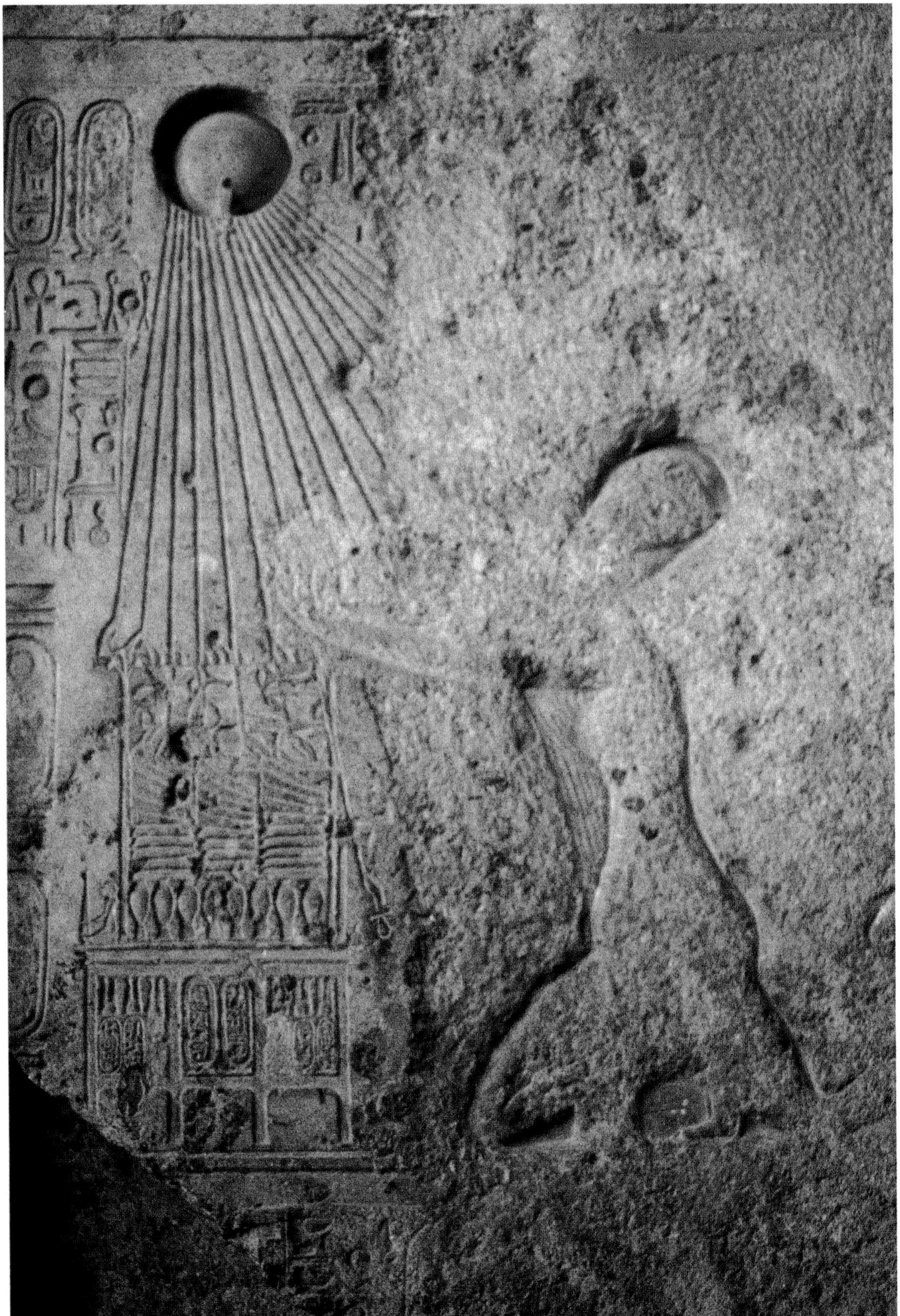

Links: Echnaton betet seinen Gott, die Sonne und deren Strahlen an. Ein Relief, das vielfältig im ägyptischen Museum Kairo zu sehen ist: Echnaton allein oder mit seiner Frau und seinen sechs Töchtern.

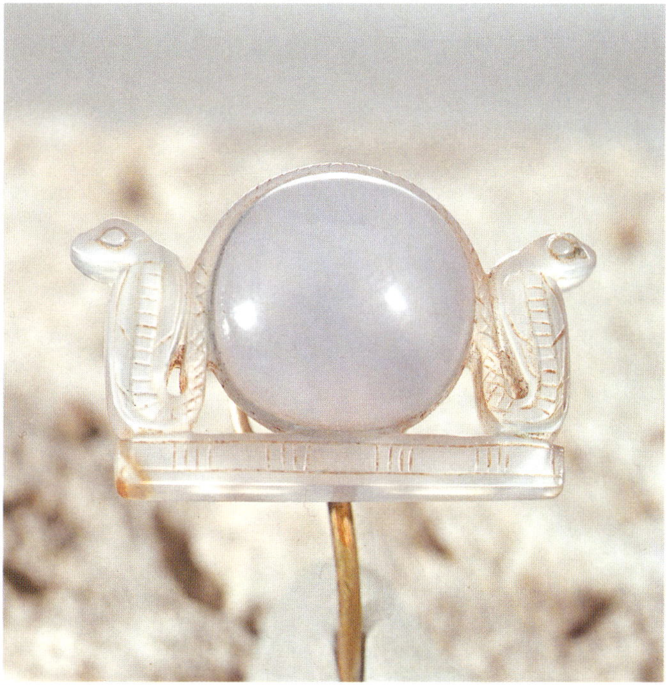

Die göttliche Sonne, „Re", als Amulett mit Uräen. Das besonders schöne Stück stammt aus dem 4. Jahrhundert v. Chr., ist aus Chalzedón (einer kryptokristallinen Abart von Quarz oder β-Christobalit und gehört in die Reihe der Achate oder Carneole). Dieses kleine Kunstwerk (3,8 cm breit) ist in New York zu sehen.

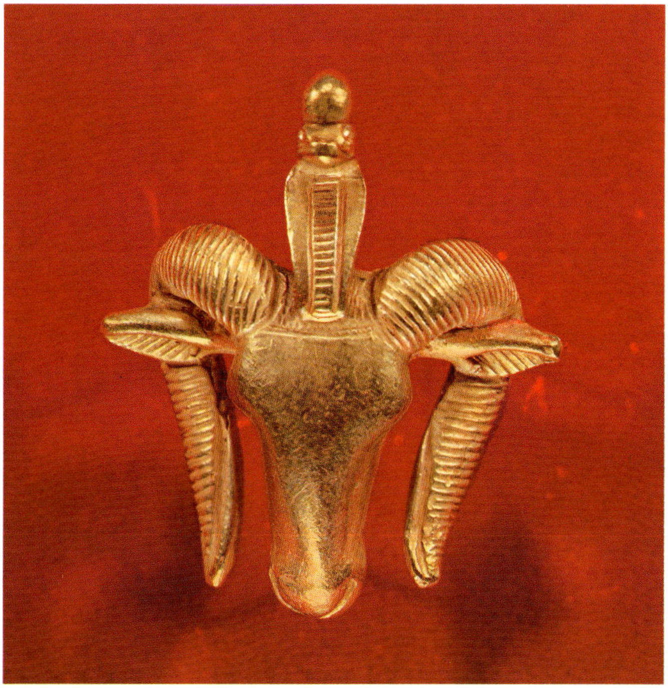

Ebenfalls in der New Yorker „Schimmel-Collection" befindet sich dieses königliche Pektoral aus Gold, das 4,2 cm mißt. Es wurde in der XXV. Dynastie geschaffen, etwa um 700 v. Chr. Der Widderkopf als Amun-Symbol wird in vielen ägyptischen Tempeln immer wieder dargestellt. Berühmt ist die Widder-Allee in Karnak.

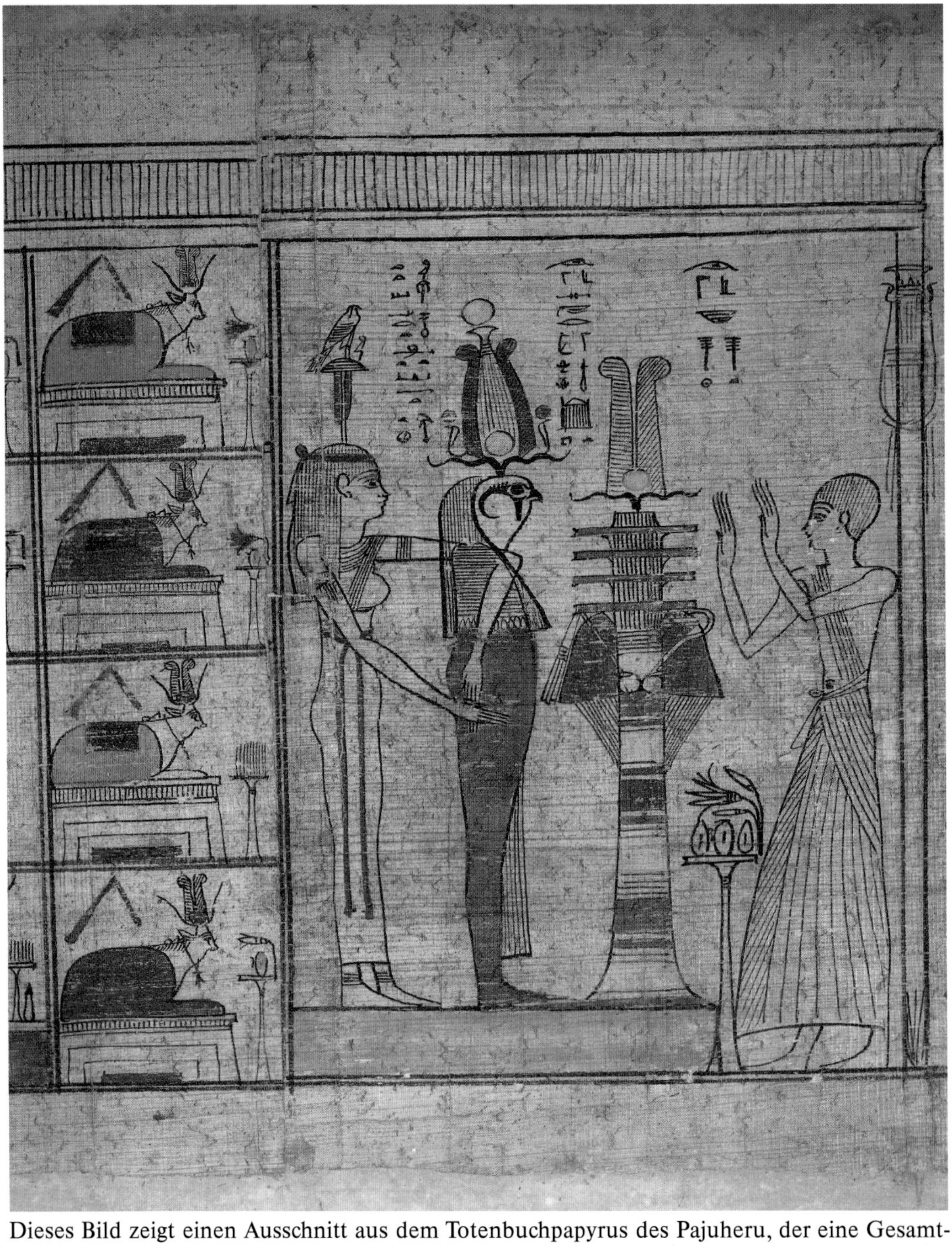

Dieses Bild zeigt einen Ausschnitt aus dem Totenbuchpapyrus des Pajuheru, der eine Gesamtlänge von fast neun Metern hat. Der Verstorbene (rechts) betet Osiris – in Gestalt des Djed-Pfeilers –, den falkenköpfigen Sokar-Osiris und Amentet, die Göttin des westlichen Totenreiches, an. Der Papyrus stammt aus der Zeit der Ptolemäer und liegt in der Staatlichen Sammlung Ägyptischer Kunst in München. Im alten Ägypten – etwa ab 1500 v. Chr. – gehörte ein „Totenbuch" in jedes Grab. Entweder an die Wand gemalt oder als Papyrus. Die schönsten Papyri fand man in den Gräber von Ani, Hunefer und Anhai in Theben.

das ist hier die Frage. Doch das gilt für die gesamte magisch-religiöse Krankheitsbehandlung; auch für Zaubersprüche aus dem Papyrus Berlin:

Spruch, frühmorgens über
ein Kind zu lesen.
Du gehst auf, o Re,
du gehst auf...
Ich gebe dich nicht her,
ich gebe das Kind nicht...
Meine Hand liegt auf,
das Siegel ist dein Schutz.
Re geht auf.
Sieh, ich schütze dich.

Wieder einmal ist es auch bei den medizinischen Zaubersprüchen so, daß die einzelnen Körperteile getrennt behandelt werden – als ob man die Zerstückelung des Osiris ständig vor Augen gehabt hätte. Und oft wurde jedes Glied und Organ auch mit einer Gottheit identifiziert.

„Dein Scheitel ist Re, du gesundes Kind, dein Hinterkopf ist Osiris, deine Stirne ist Satis, die Herrin von Elephantine, deine Schläfe ist Neith, deine Augenbrauen sind der Herr des Ostens, deine Augen sind der Herr der Menschheit, deine Nase ist der Ernährer der Götter, deine Ohren sind die beiden Königsschlangen, deine Ellbogen sind die lebenden Sperber, dein Arm ist Horus, der andere Seth, dein ... ist Sopd, der andere Nut, die Göttergebärerin ... deine Lunge ist Min ... deine Milz ist Suchos, deine Leber ist Harsaphes von Herakleopolis, deine Eingeweide sind die Gesundheit, dein Nabel ist der Morgenstern, dein Bein ist Isis, das andere ist Nephthys ... kein Glied von dir ist ohne seinen Gott, jeder Gott beschützt deinen Namen und alles, was von dir ist ..."

Auch im „Totenbuch" – zu dem wir noch ausführlich kommen werden – und bei Origines (im 3. Jahrhundert n. Chr.) finden wir immer wieder die Gliedertrennung und die einzelnen Gottheiten dafür. Das läßt sich durchaus vernünftig erklären: im Altertum galten auch die Götter nicht als allmächtig; vielmehr „kümmerten" sie sich innerhalb des Universums um die verschiedentlichsten Abschnitte. Ob es nun der eine oder andere Planet war, dieser oder jener Fluß, Berg, eine Meeresenge, die Sümpfe ...

Es entwickelte sich eine mythologische geographische Anatomie, der die Personifizierung folgte; oder anders ausgedrückt: vom Makrokosmos „Universum" zum Mikrokosmos „Mensch". (Dabei spielt auch noch die astrologische Medizin eine Rolle; ein paar Zeilen dazu später.)

Wenn alle Überlegungen, die so famose Wissenschaftler wie Ranke, Schipperges oder Diepgen, angestellt haben, zutreffen - und daran besteht kein Zweifel – dann ist diese Aussage gültig: „Spuren der mythologischen Anatomie sind noch heute in unserer Nomenklatur erhalten. Wir nennen den ersten Halswirbel, der den Schädel trägt, Atlas, nach dem griechischen Halbgott, der die Welt trug. Wir sprechen von einem Mons Veneris, das in der Tiefe des os petrosum verborgen liegt. Das sind keine dichterischen Bilder, sondern Reminiszenzen eines alten Systems ... das im Mittelalter und in der Renaissance eine große Rolle spielte und auch heute noch nicht tot ist..."

Natürlich können wir uns mittlerweile sehr wohl vorstellen, wie die magischen Formeln des Arztes bei der Behandlung auf seinen Patienten gewirkt haben mögen (ein Placebo-Effekt?). Der mündliche Ritus war von eminenter Bedeutung, und wahrscheinlich ist der zu Behandelnde mehr erschrocken als der böse Geist. Wir kennen heute die Macht der Suggestion und wissen, wie sehr religiöse Naturen auf eine solche Behandlungsweise ansprechen.

Priester – wie Ärzte – vermochten mit Sicherheit den Kranken in einen Gemütszustand zu versetzen, in dem die Heilungschancen optimal waren – betrachten wir das einmal aus unserer heutigen psychologischen Warte.

In diese Richtung gehen auch Formeln und medizinische Beschwörungen, deren Text nicht in ägyptischer Sprache, sondern in fremder Zunge geschrieben ist. Der Londoner Papyrus enthält vier Sprüche in einem semitischen Dialekt und einen, der aus Kreta stammen muß; offenbar importierte Formeln, die man vielleicht nur gegen alles Fremde anwendete – Parallelen finden sich (schon wieder) in unserer mittelalterlichen Literatur!

Als Beispiel hier noch eine Beschwörung gegen die Pest, mit vielen dunklen Andeutungen:

„O Flamme-in-seinem-Gesicht! Herrsche über den Horizont, sprich du zum Haupt des Hemsut-Hauses, der Osiris, den Ersten des Landes, blühen läßt.

O Nachbeth, die für ihren Vater die Erde zum Himmel erhebt, komm du, binde die zwei Federn um mich, um mich, auf daß ich lebe und gedeihe, weil ich den Weißen besitze. Der erste ist der Große, der in Heliopolis wohnt; die zweite ist Isis; die dritte ist Nephthys; während ich dir untertan bin.

O Ergreifer-des-Großen, Sohn der Sachmet, mächtigster der Mächtigen, Sohn des Krankheitsdämons Dened, Sohn der Hathor, der Herrin der Krone, und Bewässerer der Ströme; wenn du im Himmlischen Ozean reist, wenn du in der Morgenbarke segelst, hast du mich von jeder Krankheit gerettet. Beschwörungen gegen dieses Jahr, mit dem Hauch jedes bösen Windes.

Horus, Horus, gesund trotz Sachmet, ist für das Leben um all mein Fleisch. Sprich die Worte über zwei Geierfedern, mit denen sich ein Mann bedeckt hat zum Schutz, wo immer er auch geht. Es ist ein Schutz gegen das Jahr, der die Krankheit im Jahr der Pest austreibt."

Eine letzte Beschwörungsformel sei hier noch angefügt, da sie ganz deutlich auch eine Anweisung für den behandelnden Arzt gibt; es soll der Fluß der Menstruation aufgehalten werden:

„Anubis ist herausgekommen, um den Nil abzuwehren vom

Betreten des Heiligtums der..., so daß geschützt ist, die sich in ihm befindet. Dieser Spruch wird über eine Binde von Flachsfäden gesprochen. Einen Tampon daraus machen, in ihr Fleisch hineinstecken."

Heilmittel

Vom Zitterrochen bis zum Mohn

Genußreicher ist das Brot,
wenn das Herz glücklich ist,
als Reichtum mit Kummer.
(Lehre des Amenophis, 2400 v. Chr.)

Die frühe Medizin- Geschichte ist reich an Wissen und Methoden, Schmerzen zu lindern. Bis 2596 (v. Chr.) zum Beispiel lebte in China der legendenumwobene Huang Tsi, den man den „gelben Kaiser“ nannte. Er hatte einen Leibarzt, Nei Ching, der das klassische Lehrbuch der Akupunktur schrieb und dabei ausführlich darstellte, wie die „Energiegehalte des Körpers“ sinnvoll zu steuern wären. Mit Bambusschiefer und Fischbeinen reizte er „gewisse Körperstellen“, um dem Patienten Linderung zu verschaffen.

Schon etliche Jahrhunderte zuvor versuchten die altägyptischen Ärzte mit den vielfältigsten Heilmitteln ihre Patienten zu kurieren. Sicher das kurioseste finden wir in Wandzeichnungen aus der V. Dynastie. Zu dieser fernen Pharaonenzeit schwamm im Nil der „Malapterusus electricus“, der elektrische Zitterwels, den man zur „elektrischen“ Behandlung der verschiedensten Schmerzzustände verwandte.

Hier hilft uns wieder die historische Literatur über Wissenslücken hinweg: Scribonius Largus beschrieb 45 n. Chr., wie man im alten Ägypten gemeinhin Gichtschmerzen kurierte. „Kommen sie, legt man einen lebenden Zitterrochen (Torpedo marmorata) unter den Fuß des Patienten. Der Patient soll an einem feuchten Strand, umspült von Wasser, solange stehen, bis der Fuß und das Bein bis zum Knie eingeschlafen sind."

Dieselbe Art der „Elektrotherapie" empfahl der Medicus auch für Kopfschmerzen. Die Wissenschaftler Eriksson und Sjölund haben für ihre Arbeit über „Transkutane Nervenstimulierung zur Schmerzlinderung" folgendes recherchiert: „Sowohl im Mittelmeer als auch in den angrenzenden Flüssen hatte man Fischarten mit elektrischen Organen, und man verwendete diese therapeutisch, lange bevor der Mensch Methoden zur Herstellung der Elektrizität kannte.

Beim marmorierten Zitterrochen besteht der elektrische Apparat aus umgewandeltem Muskelgewebe mit in gallertartigem Bindegewebe eingebetteten Platten, welche zu Säulen geordnet sind. Die Säulen mit je 375 Platten sind in der Richtung vom Rücken zum Bauch angeordnet und nehmen den größten Teil der vorderen Körperhälfte in Anspruch. Die große Anzahl Platten in den seriengekoppelten Säulen ergibt mitunter hohe elektrische Spannungen, die bis 200 Volt reichen. Der Zitterrochen kann bis zu 150 Zentimeter lang und bis zu zehn Zentimeter breit werden. Aller Wahrscheinlichkeit nach verwendete man nicht gerade ausgewachsene Exemplare in dieser 'medizinischen' Handhabung, damit die Entladung nicht allzu kräftig wurde."

Die produzierte Elektizität solcher Fische wechselt natürlich mit der „Konstruktion" ihrer Organe. So ist der Electrophorus electricus, der Zitteraal, ein relativ müder Krieger. Weil er eine Serie von schnellen Entladungen abgibt (nämlich bis zu 60 pro Sekunde), schlaffen Energie wie Muskeln rasch ab. Er braucht ständig Pausen, um sich zu regenerieren, die „Batterien" neu aufzuladen und damit wieder perfekt funktionieren zu können.

Der ungewöhnlichen Heilmittel noch mehr: im Grab des Schreibers Userhat aus der XVIII. Dynastie entdeckte man ganz ungewöhnliche Wandbilder. Da steht ein Arzt (oder ein Helfer?) im Lendenschurz neben dem sitzenden Schreiber und drückt ihm etwas gegen den Körper. Bei näherem Hinsehen könnte man an Kakteen denken; es sind Blutegel.

Der älteste, uns bekannte, Bericht stammt von einem Griechen – Nikandros, der um das Jahr 135 (n. Chr.) in Alexandria verstorben ist, also aus später hellenistischer Zeit. Nikandros beschreibt, wie man die blutsaugenden Würmer auf den Körper setzte und auf die Stellen, die von Blut- und Stauungssäften freigemacht werden sollten. Natürlich ließ man sie dort so lange hängen, bis sie vollgesogen von alleine abfielen.

In Ägypten war eine solche Behandlung schon 2000 Jahre früher üblich und die künstliche „Blutentziehung“ völlig normal. Wie sie herbeigeführt wurde – ob zum Beispiel als echte Öffnung der Venen mit einem Messer – ist eine offene Frage.

Ehe wir uns nun tatsächlich die Rezepte aus der ägyptischen Alltagsapotheke holen, hier ein paar Auszüge aus kuriosen Rezeptsammlungen: da geht es um graue Haare, Falten und Körpergeruch.

Natürlich kam dereinst der Friseur ins Haus (wenn man nicht einen festangestellten hatte; ärmere Ägypter wurden im Schatten der nächsten Sykomore abrasiert). Und selbstverständlich wollte der „Pfleger der Nägel an Händen und Füßen und Haarbehandler“ auch sein Haarwuchsmittel aus dem Bauchladen an den Mann bringen. Das Mittel gegen den Glatzkopf hatte er aus dem Öl des Bockdorns gewonnen. Die Pflanze heißt im arabischen „Helba“ und findet heute als Hausmittel wie in der Pharmazie vielerlei Verwendung.

Über den Stand der ägyptischen Kosmetik gibt einmal mehr der Papyrus Ebers Auskunft: „Je eine Einheit Gummi von Terebinthe (Pistazienbaum), Wachs, frischem Behen-Öl (von der Moringe, einer mohnähnlichen Pflanze) und Zypern-Gras werden fein zerrieben, in Pflanzensaft gegeben und täglich ins Gesicht gerieben.“ Es beseitigt die Falten im Gesicht. Gegen trockene Haut rät der Ebers: „Galle vom Rind, Öl, Gummi und Straußenei-Mehl vermischt, mit Pflanzensaft verdünnen und täglich das Gesicht damit waschen.“

Man muß weit ausholen, will man die Heilmittel und auch ihre Anwendung darstellen. In der Göttinger Universität hat man sich lange damit beschäftigt und festgestellt: die Auswahl der Heilmittel scheint nach dem Prinzip „similia similibus“ erfolgt zu sein (Sympathie- oder Analogiemittel). Und erst die experimentielle Erprobung dürfte im Laufe der Zeit zu der Erfahrung geführt haben, die wirklich heilsamen Drogen von den unwirksamen oder gar schädlichen zu unterscheiden. Da gibt es nämlich anfangs so kühne Mittel wie „den Bruch einer Schale des Schädels mit der zerstoßenen Schale eines Straußeneies zu verkleben“ oder Migräne mit dem „gekochten Schädel eines Welses“ zu kurieren. Einige Rezepte enthalten den Nachsatz „millionenmal erprobt“ oder Hinweise auf Könige längst versunkener Epochen. Das sind oft Mittel, mit denen zuerst magisch vorgegangen wurde, und die sich dann erst in einer „Erfahrungsmedizin“ als Erfolgserfahrungen herauskristallisierten!

Dennoch gibt es exakte Listen möglicher „Einzeldrogen“, die aus allen Bereichen stammen können: aus dem Mineralreich ebenso wie aus der Pflanzenwelt und – natürlich – auch auf Körperteilen oder Ausscheidungen von Tieren und Menschen basieren können.

Eine gängige Liste verheißt soviel: Ei, Fett, Fleisch, Haar, Haut, Hoden, Honig, Knochen, Kot, Leber, Leder, Milch, Urin, Wachs, Zahn, Zunge.

Eidechse, Esel, Fisch, Fledermaus, Fliege, Frosch, Gans, Heuschrecke, Katze, Krokodil, Löwe, Maus, Nilpferd, Pelikan, Schildkröte, Schlange, Schwalbe, Schwein, Skorpion, Strauß, Wels, Widder und Ziege.

Sodann: Blätter, Blüten, Stengel, Wurzeln. Früchte und Harze, Öl, Gummi, Myrrhe und Mohn (zum Opium werden wir noch kommen). Dattel, Dill, Erbse, Gerste, Granatapfel, Gurke, Kümmel, Lotos, Palme, Sykomore, Tamariske, Zwiebel.

Schließlich aus dem Mineralreich: neben Wasser, Achat, Alaun, Bimsstein, Blei, Eisen, Feuerstein, Karneol, Kupfer, Malachit, Natron, Lapislazuli, Ocker, Salz.

Und daneben Produkte wie Brot, Bier oder Wein.

Der ägyptische Historiker Prof. Dr. Ali Hassan auf einem Vortrag in Kairo: „Allein zwölf verschiedene Formen des Kopfschmerzes werden in den Papyri mit einer Vielzahl von (auch kombinierten) Drogen behandelt. Mit Koriander, Laudanum, Tamariske, Natron und Pinie, eingeäscherten Fischknochen, Gänsefüßen und auch Früchten, die wir heute nicht mehr identifizieren können. Wir verfügen aber auch über eine Vielzahl von Heilmitteln gegen Krankheiten der Ohren. Zumindest fünf davon sind rational – haben also nichts mit der Magie zu tun. Sie sind aus Pflanzen und Mineralien zusammengesetzt, auf einer Öl-Basis mit Malachit."

Krokodile und Antibiotika

„Wenn das Alter naht, fliegt die Seele wie ein Vogel zurück zu den Tagen der Kindheit". Diesen Satz schrieb Sinuhe in seine Erinnerungen. An die Tage der Kindheit konnte er sich sehr wohl erinnern: es war die Zeit seines hölzernen Krokodils, das er klappernd durch die Gassen zog und das sein Vater, der Arzt, vom Schreiner des Pharaos als Honorar für eine Behandlung bekommen hatte. Ein Spielzeug-Krokodil hatten damals nur königliche Kinder.

Setzen wir uns kurz mit dem kleinen Sinuhe in den Sand und warten auf den Vater. Vor dem Vier-Zimmer-Haus, das aus Nilschlamm-Ziegeln gebaut war, gab es eine kleine Terasse und einen Teich, das „steinerne Becken", das von einer Sykomore überschattet war. Ein paar Schritte nur war der Garten breit, und zur Straße hin standen Akazienbüsche, unter denen Sinuhe so gerne lag und nach der weiten Welt schnupperte. Damals galt es als höchster Luxus, wenn man im Garten einen auch noch so kleinen Teich hatte; vielleicht sogar mit Palmen oder Feigen und mit Weinreben und Blumen zur Tischdekoration. In einem Land mit diesem Klima lebten die Menschen auf der Straße, die Ärmsten der Armen schliefen auf einem Bündel auf der staubigen Gasse. Wer nur arm war, hatte eine Strohhütte, wie sie heute noch die Schäfer Ägyptens bewohnen und der nächste Schritt war dann die Ziegelhütte aus getrocknetem Nilschlamm. Das poröse Material gilt auch heute bei den „kleinen Leuten“ als das geeigneteste Baumaterial. Die Reichen bevorzugten mehrstökkige „Atriumhäuser“ (wie die Römer oder Spanier), bei denen die Zimmer auf den Hof hinausgingen. Solche Häuser hatten bis zu 70 Zimmer und waren oft fünf Stockwerke hoch.

Da lag nun der kleine Sinuhe, der ein Arzt wie sein Vater werden wollte, und spielte mit seinem zahmen Ichneumon (einer Schleichkatze) und dem Äffchen. Es roch nach unglaublichen Düften: vom Nil her wehte Zeder- und Myrrheluft, und der Bierhauch der Seeleute. Es duftete nach Fischen, die in Öl gebraten wurden und – wenn schöne Frauen vorbeikamen – nach Salben und Rosen und überhaupt allem Wohlgeruch des Orients. Stapfte dann der Vater endlich mit seiner Arzttasche nach Hause, hing der Geruch von scharfen Salben und bitteren Arzneien in der Luft und gleich darauf in allen Kleidern. Wenn es nicht noch schlimmer roch! Denn der Arzt heilte auch mit Eidechsen-Kot, Gazellen-Mist oder dem, was ein Krokodil verdaut. Fischgalle und zerdrückte Kuhleber galten (und sind es auch) als infektionsfeindliche Abwehrstoffe gegen Entzündungen. „Dreckapotheke“ nennen Medizinhistoriker unserer Zeit diesen Medikamentenschatz, auf den man auch bei uns bis ins 20. Jahrhundert zurückgriff. Urin diente zu Waschungen, Schlamm und Erde wurden für Verbände benutzt.

Apropos Erde – Stichwort „ägyptische Medizin und ihre Heilkraft“: 1948 überraschte Dr. Benjamin M. Duggar, bis dahin 21 Jahre lang Professor für Pflanzenphysiologie an der amerikanischen Universität Wisconsin, die Welt mit dem Heilmittel Aureomycin, mit dem heute wirkungsvoll das Trachom bekämpft wird. Aureomycin war das neueste Mittel unter den sogenannten antibiotischen Wunderdrogen, deren erste das Penicillin war. Das Ganze klingt überaus kurios und nach den Geschichten aus 1001 Nacht, entspricht aber nach Einschätzung der Wissenschaft unzweifelhaft der Realität. Duggar und seine Mitarbeiter untersuchten die Erde eines nahe der Universität gelegenen Friedhofes. Und zwar zwischen 1944 und 1946 neben 30 000 anderen Erdsorten. Und gerade nur in der Friedhofserde entstanden Pilze, die auf krankheitserzeugende Bakterien genauso vernichtend wirkten wie Stoffwechselprodukte anderer Schimmelpilze – Beispiel Penicillin.

Hier schließt sich der Kreis: die Forschung bewies, daß auch Kot und Harn, vom Menschen ausgeschieden, antibiotische Wirkstoffe enthalten. Die „Dreckapotheke“ der alten Ägypter, des Mittelalters und unserer neuzeitlichen Jahrhunderte lag in ihrer Beurteilung der unwahrscheinlichen Wirkung genau richtig und hing nicht von Zufällen oder Wundern ab. Allein der Papyrus Ebers gibt uns Kunde von nicht weniger als 55 Rezepten, die mit menschlichen Ausscheidungen zu tun haben.

Der Papyrus Ebers beschreibt aber auch wichtige Heilmittel, die uns erst seit genauer Vitaminforschung ein Licht haben aufgehen lassen. Denn neben dem Honig galt im alten Ägypten das Bier als Transportmittel der Medikamente. Da waren die Ärzte ihrer Zeit weit voraus – zumal sie den „Bodensatz" als Droge gegen Darmbeschwerden und Hautkrankheiten empfahlen. Heute wissen wir, daß in den Hefen reichlich B-Vitamine stecken, die wiederum antibiotische Stoffe enthalten. Gut gegen Geschwüre, Schwellungen und Furunkel.

Immer wieder taucht bei den Heilmitteln des Pharaonen-Reichs das Brot auf. Das muß erklärt werden, denn es handelt sich um „Brot in fauligem Zustand", also um verschimmeltes Brot. Es galt als absolut bestes Mittel gegen Blasen- und Darmkrankheiten oder eiternde Wunden. „Der Arzt soll damit gegen Krankheiten auftreten und ihnen nicht mehr aus dem Weg gehen", heißt es in einer Schrift aus dem Mittleren Reich. Die Entdeckung und Erforschung der Antibiotika läßt uns hier klar werden, wieviel die Ägypter bereits in „Erfahrung" gebracht hatten. Sie wußten vor 4000 Jahren von der Infektionsfeindlichkeit der Schimmelkulturen!

Erinnern Sie sich an den „Rettich-Streik" beim Pyramidenbau? Auch das hat stichhaltige medizinische Hintergründe: Wir greifen einmal mehr auf Herodot zurück, der notierte: „... auf der Pyramide ist verzeichnet, wieviel an Rettichen, Knoblauch und Zwiebeln an die Arbeiter ausgegeben wurde. Wenn es stimmt, was mir der Dolmetscher sagte, dann wurden dafür rund 1600 Silbertalente ausgegeben." Zur Information: das waren heutige 20 Millionen Mark.

Lange Zeit blieb den Forschern diese massenhafte Verteilung von Knofel und Zwiebel ein Rätsel, und es blieb auch den Medizinern schleierhaft, was das sollte. Das wurde erst anders, als 1948 die Schweizer Karrer und Schmidt das Raphanin produzierten; das ist ein Stoff, den man aus Rettichsamen gewinnt und der eine antibiotische Wirkung gegen allerlei Bakterien hat – wie Kokken und Koli. Ähnliches hat man im Rettichsaft entdeckt, dann im Knoblauch und in den Zwiebeln mit den Wirkstoffen Allicin und Allistatin, die famos gegen Ruhr, Typhus und Cholera wirken.

Jetzt werden Sie verstehen, warum die Pharaonen ihren Arbeitern den täglichen Rettich nicht verwehrten! Und warum sich Arbeiter wie Priester auch zur Wehr setzten. Ramses III. mußte seinen Bürgern schleunigst helfen, als eine Abordnung der Bauarbeiter aus der Totenstadt von Theben anrückte und laut dem Papyrus Turin klagte: „Wir sind gekommen, weil wir hungrig und durstig sind. Wir haben keine Kleider, wir haben keine Salben ... wir haben kein Gemüse."

Zudem erhielt ein Arbeiter – zum Beispiel im Wadi Hammamat, zur Zeit König Sesostris I., eine Tagesration von zehn Broten und 1/3 Krug Bier, dazu noch einen Wassersack; der Facharbeiter erfreute sich seiner 20 Brote und eines halben Kruges Bier. In späterer Zeit unter Ramses IV. hatte der Arbeiter schon 10 Brote, 3 Krüge Bier, zwei Einheiten Fleisch und drei Kuchen.

Die alten Ägypter aßen gern und tranken reichlich; darauf kommen wir noch einmal zurück.

Besonders sorgfältig sind die frühesten Ärzte bei der Dosierung ihrer Heilmittel gewesen. Die Einnehmemittel sind nicht nur in Kuchen-, Brei-, Schleim- oder Pillenform beschrieben, als Trankmittel, Salben, Einreibungen oder Zäpfchen für Anus und Vulva; sie waren auch klar bemessen. Vor allem bei den teuren Drogen wie Weihrauch oder dem Mohn, den man schmerzstillend und zu Operationen einsetzte. Gemeint ist Meconium oder Laudanum; erst die Griechen nannten den Milchsaft des Schlafmohns „opion" - von „opos" (Pflanzensaft). Opium enthält mehrere Alkaloide wie Morphin, Narcotin, Codein, Papaverin oder Thebain. Die Ägypter bezogen es sehr wahrscheinlich aus Kleinasien; auch für den Weihrauch, der als Heilmittel und zum Einbalsamieren gefragt war, mußten sie weit reisen. Die Mischung aus Myrrhe, Olibanum, Benzoe, Storax und Tolu-Balsam machte die Sabäer und Minäer in Südarabien zu reichen Leuten.

Die Zahl der Drogen, von denen wir Kenntnis haben, macht mehr als ein Drittel aller heute verwendter Arzneimittel aus. Ob es die Christrose ist oder das Terpentin der Fichte – die Industrie greift auf den Erfahrungsschatz der alten Ägypter zurück. Man kennt einen Arzneitext, in dem von *spnn* und *Spn* die Rede ist. Selbst bei vorsichtigster Übersetzung handelt es sich hier um eine Droge, die im Guten wie im Bösen ihre Wirkung tut und in der modernen Medizin undenkbar wäre: es ist noch einmal der Mohn.

Lange Zeit haben die Forscher angezweifelt, daß die Ägypter wirklich den Schlafmohn kannten und von seinen wirkungsvollen Stoffen im Milchsaft der unreifen Früchte wußten. Hätten sie nur ihren Homer sorgfältig gelesen! In der Odyssee wird der phantastische Drogen-Reichtum Ägyptens beschrieben. Und es wird berichtet über den weinerlichen Telemach, der von Helena einen „Vergessenheitstrank" gereicht bekam, ganz sicher Mohnsaft. Homers Bericht darüber schließt mit den Worten: „Solcherlei zaubrische Mittel besaß sie, die Tochter des Gottes, wirksame, die ihr schenkte die Gattin des Thot, Polydamna, eine Ägypterin." Es ist der erste Bericht in der Geschichte der Medizin mit dem Thema Opium.

Aus dem Dunkel der Historie taucht in der Forschung heute ein anderes Heilmittel im hellsten Licht auf: Mandragora, eine Pflanze, der man Jahrhunderte lang die vielfältigsten Mythen andichtete. Bei den Ägyptern und bis hin ins späte Mittelalter wurde die „Alraune" als Betäubungsmittel bei Operationen verwendet. In unseren Tagen entdeckte man, daß die doppelwurzige Pflanze (Nofretete hält sie auf einer Zeichnung ihrem Gemahl vor den Mund) Atropin und Scopolamin enthält: Wirkstoffe, durch die man Patienten vor einer Operation in Dämmerschlaf versetzte. Scopolamin stammt aus Nachtschattengewächsen, Atropin ebenfalls, und findet sich in Pflanzen wie der Tollkirsche (Atropa belladonna), dem Bilsenkraut(folia hyoscyami mutici) oder der „Datura", dem Stechapfel. Dieses Pflänzchen mit den wunderschönen Blüten diente von jeher als „Droge der Mediziner".

Die Apotheke der ersten Indianer kennt sie ebenso wie der Mönch des Mittelalters und unsere alten Ägypter. Der Stechapfel enthält Artropaalkaloide, Flavionoidglykoside, Nikotin und ein Cumarin. Mißbräuchliche Anwendung wirkt unbedingt tödlich. Vier bis fünf Gramm der rohen Blätter genügen dazu. 1869 notierte der Pariser Klerus das Mißgeschick eines „ehrenwerten Mitgliedes", das von einem tollwütigen Hund gebissen worden war. Auf dem Höhepunkt seines 30stündigen Krampfanfalles gab man ihm „eine Prise Datura". Er mußte Blätter zerkauen und schlucken, danach fiel der arme Priester in „krampfartigen Konvulsionen" in ein Delirium – am nächsten Tag erwachte er gesund.

Ähnlich lesen sich Berichte aus der ägyptischen Medizin. Obwohl man irrtümlich den Stechapfel als Medizin erst in die Zeit nach Christi Geburt eingereiht hat. Im Jahr 36 (v. Chr.) nämlich zog der Römer Antonius gegen das Volk der Parther in Kleinasien. Und die schrieben über die Wirkung ihrer Pflanzen stolz nieder: „Die Truppen mußten ihre Zuflucht zu Wurzeln und Kräutern nehmen, die sie nicht kannten. So stießen sie auch auf ein Kraut, das tötete, nachdem es geisteskrank gemacht hatte. Wer davon gegessen hatte, vergaß, was er bisher getan, und erkannte nichts." Es war die Datura oder der Stechapfel. Man vermutet, daß schon die Priester des Apollotempels zu Delphi Blätter davon aßen, um sich auf die Prophezeihungszeremonien vorzubereiten. Ganz sicher ist, daß die Inkas einen Datura-Trank brauten, um sich ihren Göttern zu nähern. Sie bereiteten ihn im Sonnentempel zu Sago-mozo aus dem Samen (er heißt „Floripondio") zu.

Wenn es recht ist, noch ein anderes Mittel: das tropische Galant, das man neben Pfeffer von den Expeditionen mitbrachte. Es wurde als Herzmittel eingesetzt. Tatsächlich hat die Labormedizin festgestellt, daß Galant und Pfeffer herzwirksame Stoffe enthalten. Ein ätherisches Öl kann die Verklumpung jener Blättchen verhindern, die beim Herzinfarkt an einer geschädigten Gefäßwand ein Blutgerinsel, also einen Thrombus, bilden und so ein Gefäß verschließen können.

Natürlich vermag heute niemand mehr zu sagen, wie vielen Ägyptern diese Drogen zur Zuflucht wurden oder welche ihre Wirkung mit dem Leben bezahlten. Da werden

Sklaven gewesen sein, die die Expertimentierfreudigkeit der Frühzeit mit dem Leben bezahlt haben und Gefangene, denen man bis zur Bewußtlosigkeit Drogen einflößte. Sicher aber, das entnehmen wir heute der alten Literatur, wußten die Ägypter sehr genau Bescheid über tödliche und hilfreiche Wirkungen der Drogen, wenn sie richtig dosiert waren. Zum ersten Mal in der Geschichte der Medizin wurde am Nil aber exakt gewogen, und es wußten die ägyptischen Ärzte auch nichtgiftige Drogen immer genauer zu dosieren. Von Reich zu Reich und von Dynastie zu Dynastie vervollkommneten sich die Rezepte. Das läßt uns nun auch erklären, warum in den medizinischen Papyri bei so vielen Rezepten das Drogengewicht gar nicht mehr angegeben wird. Das gehörte längst zum Erfahrungsschatz und zum Wissen einer fortgeschrittenen Ärzteschaft.

Die Mengeneinheiten hat man nach verschiedenen Systemen berechnet, allerdings scheint allen der Scheffel zugrunde zu liegen. Ein Scheffel entsprach 4,785 Litern, und der kleinste Bruchteil davon war das „ro“ – ein Dreihundertzwanzigstel des Scheffels – etwa soviel wie 15 Kubikzentimeter: ein voller Eßlöffel. So lautet also zum Beispiel das Rezept „zur Vertreibung von Fieber“ so:

„Pulver aus Datteln, fünf ro, Pulver aus *dȝrt* fünf ro, flüssiger Brei 40 ro, werden gekocht, bis 30 ro Flüssigkeit zurückbleiben. Du sollst es einem Mann oder einer Frau geben, wenn es erträglich warm ist, bis er genesen ...“. Der ägyptische Arzt wußte nun, was zu machen war, für uns bleibt dieser Wunderbrei ein Rätsel. Wie die Tatsache, daß man Heilmittel für den Leib über Nacht im Tau stehen lassen mußte und dann vier Tage lang einzunehmen hatte. Einfacher war es bei der Anwendung äußerer Heilmittel. Zum Einreiben bereitete man Salben mit Olivenöl, Balaniten und Rizinus und Salben mit Tierfett. Im Papyrus Ebers wird die lokale Anwendung eines Adstringens (dieser medizinische Fachausdruck steht für entzündungshemmende Wirkungen durch „zusammenziehende“ Substanzen) gegen den Mastdarmvorfall so beschrieben:

„Für eine Verschiebung im hinteren Teil: Myrrhen, Weihrauch, Binsennuß aus dem Garten, *mhtt* vom Ufer, Sellerie, Koriander, Öl und Salz werden zusammen gekocht, auf Rohbaumwolle aufgelegt und in den hinteren Teil gesteckt ...“

Suppositorien (Zäpfchen) verwendeten die ägyptischen Ärzte über Darm oder Scheide mit Bindemitteln, die Öl sein konnten, Milch oder Bier. Und mit den Klistieren wurde in der Regel ein halber bis eineinhalb Liter Flüssigkeit eingeführt, verbunden mit milden Drogen, die wohl behalten und auf natürliche Weise resorbiert werden sollten, um die Entleerung herbeizuführen. So wie es laut Plinius der weißköpfige Ibis – der heilige Vogel - gemacht hatte: durch seinen langen, gebogenen Schnabel, war er in der Lage, „jenen Teil zu waschen, durch den es sehr gesund ist, die Rückstände der Nahrung zu entleeren...“

Sägemehl der Pinie oder Weintrauben – viele Medikamente mußten unbedingt an vier aufeinander folgenden Tagen genommen werden und in der richtigen Jahreszeit. Der Papyrus Hearst enthält Rezepte gegen den üblen Schweißgeruch im Sommer und der Berliner Papyrus beschreibt das Mittel gegen eine Krankheit (von der wir nichts wissen), „die im Winter alle Glieder befällt“. Solche Heilmittel hat man oft kombiniert. So rieb man gegen die „Rose im Leib(?)“ eine Salbe aus Terpentin, Wachs und vier anderen (unbekannten) Bestandteilen ein und verordnete begleitend dazu ein Abführmittel aus Koloquinten und Senna. Die Kombination Trank und Einlauf ist vor allem im Papyrus Chester Beatty an der Tagesordnung.

Als Tier, von dem fast jedes Teil Verwendung in der alten ägyptischen Medizin fand, war der Ochse damals der beste Freund des Menschen, denn er arbeitete nicht nur für ihn, sondern lieferte auch Nahrung, Häute, Brennstoff und Drogen. Gehirn, Leber, Milz, Galle, Blut, Mark, Fleisch und Fett des Ochsen wurden für medizinische Zwecke genutzt. Dagegen war das Schweinshirn oder das Gehirn des Silurusfisches als Heilmittel von minderwertiger Qualität. Nur bei Schwalbenleber wurden die ägyptischen Frauen schwach: denn sie legte man „getrocknet, zerstoßen und mit der zähen Flüssigkeit von gegorenem Getränk“ auf die Brüste und den Leib einer Frau, die eine Fehlgeburt erlitten hatte.

Alles zusammengefaßt finden wir in den alten Schriften eine Vielzahl heilsamer Mittel und tödlicher Gifte, vom Magnesium bis hin zum Antimon, dem giftigen Spießglanz. Man fand es in einer Schminkdose, die etwa aus der Zeit um 2500 v. Chr. stammt. Exakt ausgedrückt heißt diese Erzart Rotspießglanz wegen seiner kirschroten Kristalle. Grauspießglanz verwendete man häufiger.

Leisten wir uns dazu kurz einen Ausflug in die Medizingeschichte: Das Alte Reich war schon 4000 Jahre versunken, da gab es Zank und Zwietracht in den europäischen Arztpraxen. Der Grund war Antimon, das unter dem Namen Brechweinstein die Leute verrückt machte. Man verordnete es gegen Lepra und Pest, Malaria und Brustübel, was immer das sein mochte. Die Ärzte gerieten sich in die Haare, bis gesichert war, daß der junge französische König Ludwig XIV. sich mit Antimongaben (der lateinische Name lautet Stibium) von Typhus kurierte. Daß es in Ägypten Antimon nicht gab und gibt, wissen wir schon durch die Expeditionsfreudigkeit der Hatschepsut. Heutzutage ist es bei uns sogar in den Zündhölzern.

Die Gebärmutter einer Katze, Antimonsulfid, gelber Ocker oder Natriumkarbonat, Alabasterpulver oder Tintenextrakt mit Holzkohle und Harz, Gummi gegen Mundentzündungen und Rotsandel bei Durchfall – sie waren Bestandteile einer Apotheke, die sich der ägyptische Arzt zu Hause selbst zusammenmixte. Den Apotheker gab es nicht; man sammelte, bewahrte auf und suchte – vielleicht auch instinktiv nach den Heilmitteln. Die Kenntnisse, die man den Ärzten der Pharaonen zugestehen muß, sind von einer extremen Qualität. Sieht man einmal von subkutanen, intramuskulären und intravenösen Injektionen und operativen Möglichkeiten ab – es ist überraschend, was Imhotep, Hesire und alle anderen leisteten, als sie aus dem Schatten der Tamariske traten.

Organtherapie ist längst vielen Modeärzten kein Fremdwort mehr, vor 4000 Jahren hat man mit Keimdrüsengewebe – gleich welchen Geschlechts – behandelt, vor allem bei Unfruchtbarkeit. Gerade wegen der hohen Kindersterblichkeit galten Impotenz und Unfruchtbarkeit als große Schande. Nur der potente Reiche konnte es sich leisten, daß seine Geliebte ein oder zwei Jahre auf eine Schwangerschaft verzichtete und „die Pille" nahm (siehe Kapitel „Liebe, Lust und Geburt").

In welcher Weise man vor drei- oder viertausend Jahren am Nil mit den Hoden der Fischotter und Biber therapierte, läßt sich in der Literatur schlüssig nicht nachweisen. Tatsache ist dennoch, daß – wie später bei uns im Mittelalter – mit dem überaus teuren Castoreum behandelt wurde. Fast jedes Lexikon erklärt uns, worum es dabei gehandelt hat, zum Beispiel der Brockhaus: „Bibergeil, Stoffwechselprodukt des Bibers, harzglänzende, braune Masse, wird in zwei länglichen, braunen, hautüberzogenen Beuteln (Kastorsäcken) neben den Geschlechtsdrüsen gebildet. Castoreum riecht äußerst intensiv tierisch-lederartigsüß und wird heute in der Parfümerie verwendet ..."

Sagen wir es einfacher: beim Bibergeil handelt es sich um einen Stoff, der beim männlichen wie weiblichen Tier, in zwei Beuteln zwischen den Geschlechtsteilen und dem After abgesondert wird. Beim Männchen durch die gefäßreiche Vorhaut, beim Weibchen über die Klitoris; enthalten sind Bitterstoffe, Harze, Fette und Säuren (das wird erklärbar durch die Nahrung der Biber, nämlich Baumrinden).

Bibergeil wurde berühmt durch seine beruhigende und krampfstillende Wirkung, bei den islamischen Ärzten und den Nachfahren der ägyptischen – also den Medizinern der Kopten – wird freilich dringend vor dem Mißbrauch gewarnt, „welchen Hebammen nicht selten zur Beförderung der Wehen damit treiben ..."

Heilmittel Heilschlaf

Die Götter haben allesamt, das beweisen altägyptische Märchen ebenso wie biblische Geschichten, eine Marotte: sie erscheinen uns Vorzugsweise im Schlaf und damit im Traum. Ab dem Mittleren Reich hat man sich am Nil der Traumforschung als Wissenschaft zugewendet und als Heilmittel den Heilschlaf „erfunden". Der war in erster Linie heilsam für die Priester in den Tempeln, die für so eine Kur kräftig absahnten.

Dem spontanen Traum – so erkannte man schon rund 3000 Jahre vor Sigmund Freuds Theorie über die Entstehung von Neurosen, steht ein gesuchter, provozierter Traum gegenüber. Für den begab man sich zu den Göttern in die jeweiligen Tempel und wurde durch Drogen in die „Entrükkung des Schlafes" geführt. Die Priesterärzte waren sicher, damit gewisse Krankheiten heilen zu können.

Die beliebtesten Orte für den Heilschlaf, zu denen Hilfesuchende oft von weither pilgerten, waren Deir el-Medineh, das „Sanatorium" in Denderah oder Abydos mit den Nebenräumen des Sethos-Tempels. Aber auch das Serapeum in Memphis. Wer sich für diese frühe Form der heilenden Psychologie interessiert: Adriaan de Buck und Serge Sauneron haben sich 1939 und 1959 in zwei Werken umfassend damit beschäftigt.

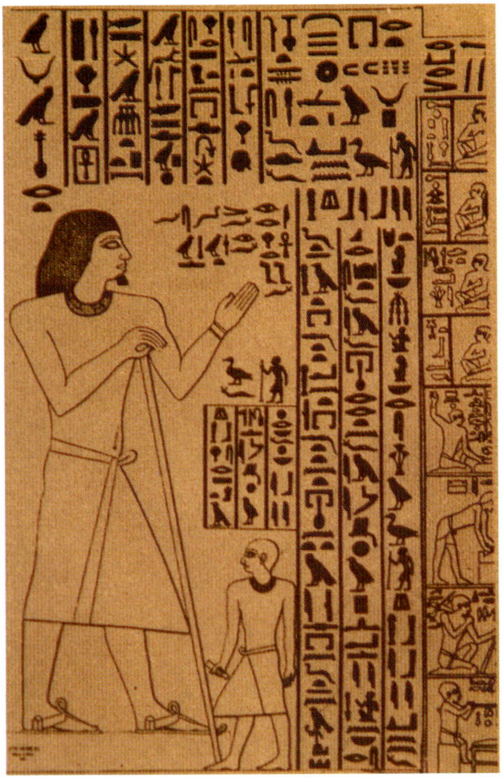

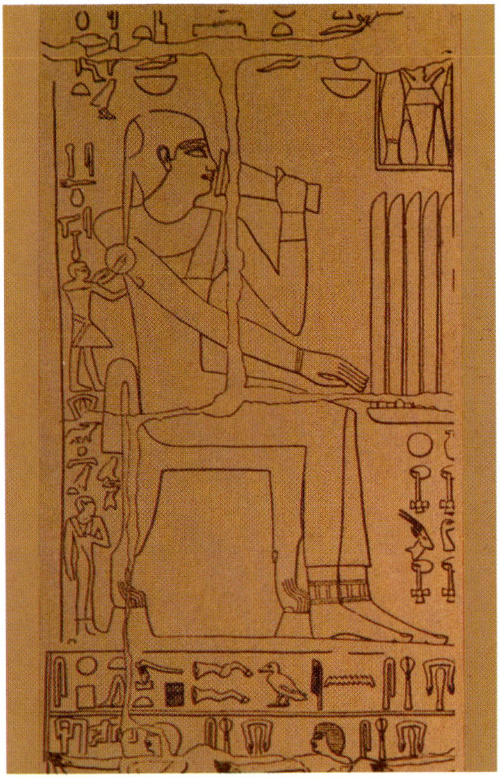

Diese Wandzeichnung (oben links) fand man in Gizeh in der Mastaba des Nefertes, V. Dynastie). 15 Personen, darunter Witwen, sind darauf dargestellt, wobei die oberste Person Nefer-Hor-en Ptah ist, der schlicht als „Arzt“ bezeichnet wird. Die große Figur soll den König selbst darstellen, die kleine seinen Sohn Ipty. Seshem-Nefer (Bild oben rechts), sein Grab fand man in Sakkara, war „Inspektor der Ärzte“ und wußte bestens Bescheid über alle angewandten Drogen. Wie zum Beispiel (rechts) den Stechapfel (Datura). Zwei Blätter dieser Tropenpflanze können einem Kind den Tod bringen. Im alten Ägypten – später auch in Südamerika – wurde sie gezielt als Droge und Heilmittel verarbeitet.

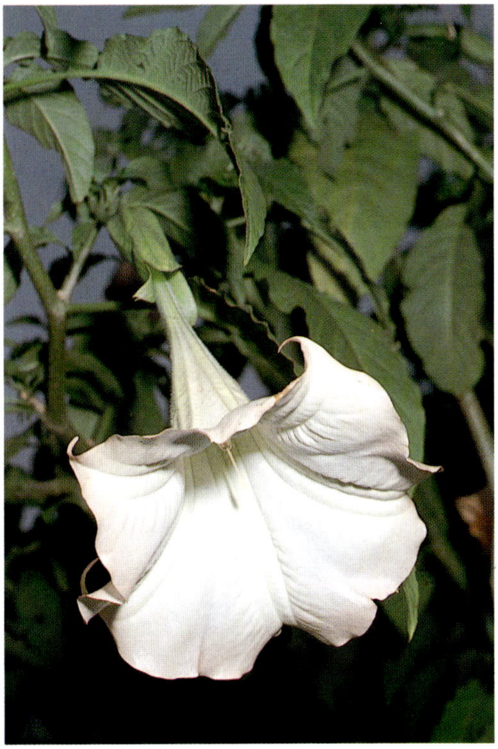

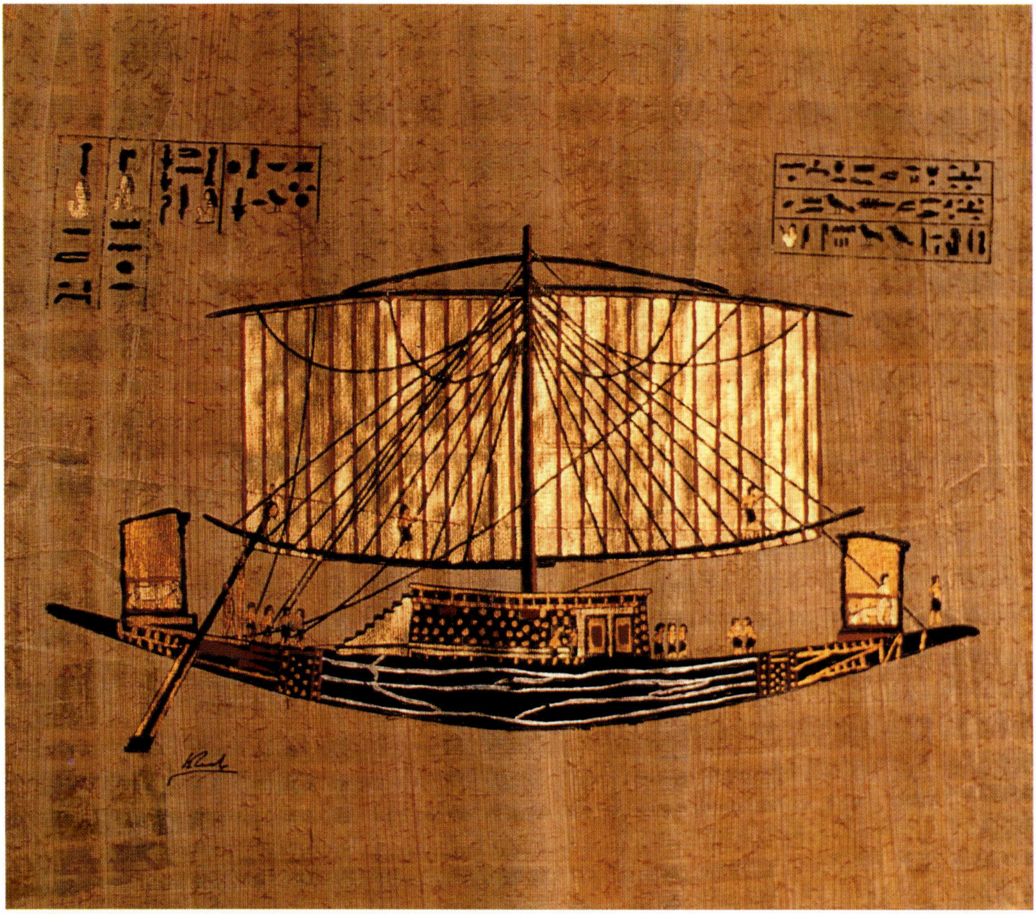

Der Papyrus einer Sonnenbarke (im Besitz des Autors). Solche „Sonnenboote“ sollten den Verstorbenen zur Fahrt ins und für Fahrten im Jenseits zur Verfügung stehen. Die Grabbeigaben enthielten etliche Modelle davon. Sie waren den vorgeschichtlichen Papyrus-Floßen nachgebildet und wurden mit zwei Rudern gesteuert. Geschmückt waren sie mit zwei heiligen Augen (Udjat-Augen) am Bug und Farbleisten am Rumpf. Auf den weißgestrichenen Decksplanken stand ein goldener Thronsitz für den Gott. Solche Schiffe benützte der Pharao auch im „wirklichen“ Leben. Vor gut 20 Jahren fand man neben der Cheops-Pyramide das Sonnenboot des Pharaos, das nun in einer hölzernen Halle in Gizeh nach rund 4500 Jahren für immer angelegt hat. Auch auf der Innenwand des zweiten vergoldeten Schreines von Tut-ench-Amun finden sich Texte und Bilder mit der Sonnenbarke. Die Ägypter verbanden den Lauf des Sonnengestirns über das Firmament mit der Fahrt des Gottes Re, der über das Himmelsgewässer zog. Nur zu verständlich in einem Land, in dem der Fluß der einzige Verkehrsweg war. In den Totentexten herrscht der Wunsch vor, bei Re zu sein und ihn mit dem Schiff zu begleiten. Das ist gleichsam eine Teilnahme am Weltregiment und für den Pharao die höchste Erfüllung im Jenseitsleben.

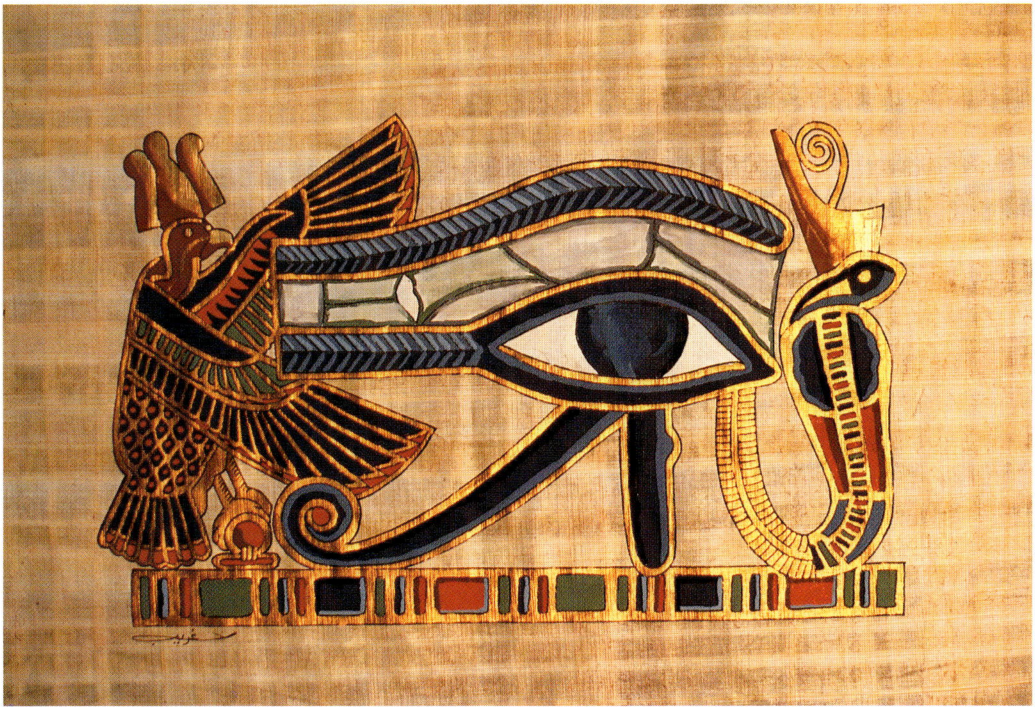

Udjat-Auge (Auge des Lichtgottes Horus), Symbol der zyklischen Erneuerung des Lebens und aus drei Teilen zusammengesetzt: dem menschlichen Auge, dem Lidlappen des Falken und dem Augenbogen einer Raubkatze. Bild unten: ein Beschneidungs-Papyrus.

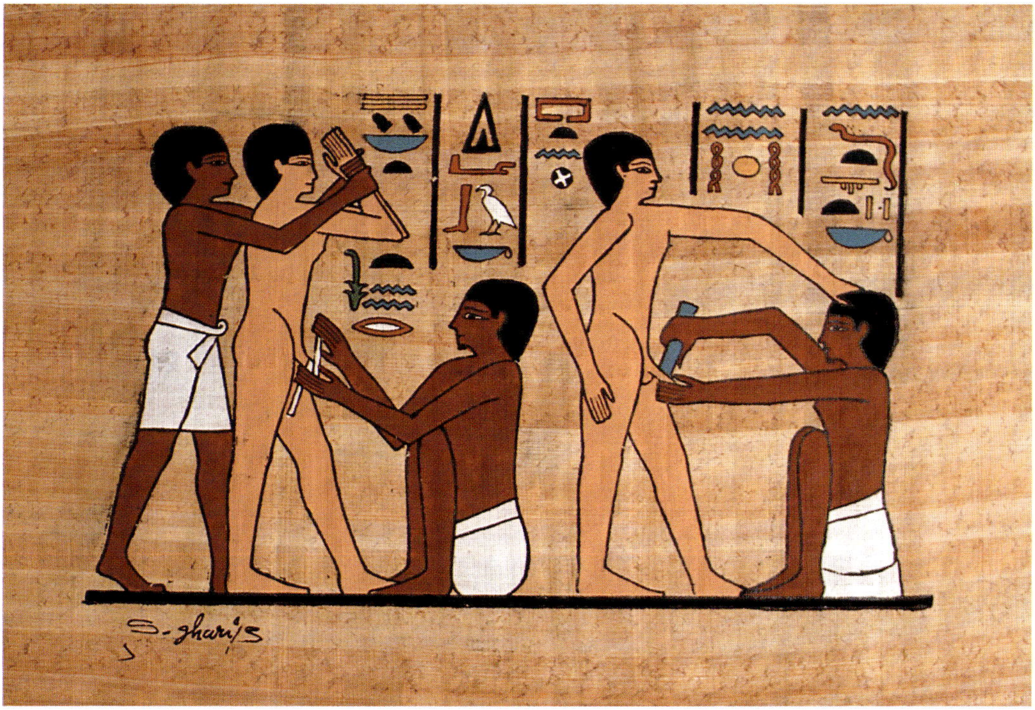

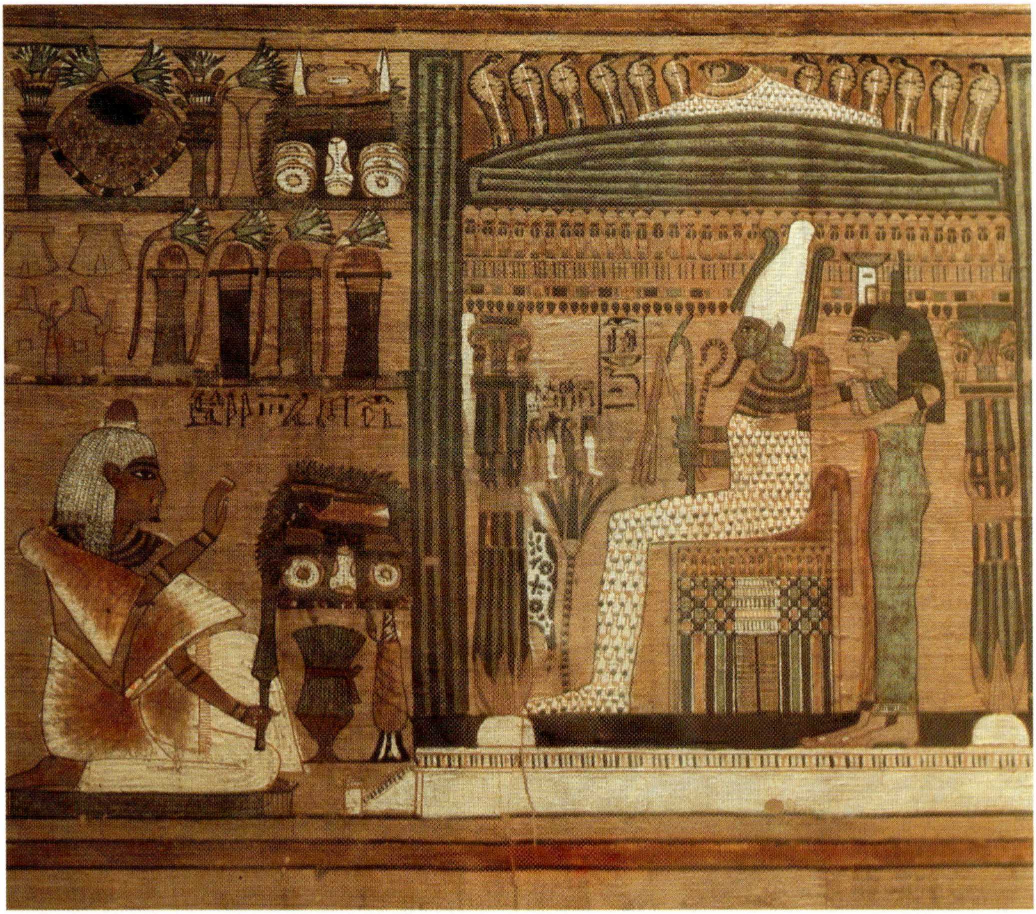

Im British Museum London liegt dieser Papyrus des Schreibers Ani aus dem „Totenbuch“. Der Verstorbene, der ein Opfertischchen hält, sitzt vor Osiris, der als Herrscher des Totenreiches auf einem Thron sitzt (der Papyrus ist datiert auf die XIX. Dynastie). Osiris selbst wurde im Nil nach einer bösen Intrige ermordet, später zerstückelt. Seine Schwester und Frau Isis suchte in ganz Ägypten nach Leichenteilen, die man dann - der Sage nach - wieder zusammenfügte. Von da an war Osiris der Hauptgott im Jenseits.

Erhaltung und Pflege des Leibes

Hygiene und Beschneidung

Gottesfürchtig sind sie über alle Maßen, und sie haben ungewöhnliche Sitten, sie trinken aus Bechern, die sie auswaschen, sie tragen Kleider, die täglich frisch gewaschen sind, sie wollen lieber reinlich sein, als wohlanständig. Und sie küssen sich nicht, nachdem sie gegessen haben.“

(Herodot)

Die Geschichte der Medizin der Pharaonen zwingt uns große Überlegungen auf, die mit Religion, Körperbewußtsein und Hygiene zu tun haben. Es ist die Sorge um Erhaltung und Pflege des Leibes vor seinem letzten Weg zur Mumifizierung und der Fahrt in eine andere Welt.

Schon vor dem Schritt auf die Sonnenbarke, die letztendlich zu Osiris führte, sollte der Körper in bestmöglichem Zustand sein. Das setzte Maßnahmen voraus, die vor allem auch hygienischer Art waren und sogar Eingang in die biblische Geschichte fanden. Denn auch Moses nahm auf seinem Weg, als er 1330 v. Chr. Menschenmengen ins gelobte Land führte, aus Ägypten die Kenntnisse dortiger Medizin mit. Ehe sich der sagenumwobene Mann aus dem Stamm Levi auf den Weg zum Berg Sinai (Horeb) machte, dort die göttlichen Gesetze mitgeteilt bekam und dann noch 40 Jahre unterwegs war, predigte er – als Schüler ägyptischer Ärzte - Hygiene-Gesetze, unter anderem solche von der Beschneidung.

Viel ist seither über diesen häufigsten operativen Eingriff in der Medizingeschichte – bei Knaben oder jungen Männern – geschrieben worden, und allerhand ist Unsinn. Zwischen dem sechsten und zwölften Lebensjahr wurden in Ägypten – und das ist auch in anderen Ländern heute noch so üblich – männliche Kinder beschnitten. Hat das nun religiöse oder medizinische Hintergründe? fragten sich die Gelehrten vergangener Jahrzehnte.

Einer der Altmeister der Ägypten-Forschung, Henry Sigerist, zitierte Herodot und meinte: „der schreibt davon, daß die Ägypter die Beschneidung aus hygienischen Gründen einführten, denn sie stellten alle Reinlichkeit über die Schicklichkeit, eine Feststellung, die sicher falsch ist! Die Operation wurde in Tempeln vorgenommen, mit einem Steinmesser, was uns zeigt, wie alt der Brauch ist.

Vielleicht" – so geht es weiter – „handelt es sich um eine rituelle Einweihung" (das Zeitalter der Mannbarkeit ist dabei gemeint) und es geht so fort: „Wir wissen von alten Überlieferungen, daß Blut vom Phallus des Gottes fiel" (Re ist gemeint), "als er sich selbst verstümmelte. Dann ist die Beschneidung eine Nachahmung der mißglückten Operation des Gottes. Doch wie dem auch sein mag, über den religiösen Charakter gibt es wohl keinen Zweifel."

Der Autor dieses Buches mag das ebenso wenig glauben, wie der famose Historiker Adolf Erman, der die Beschneidung folgendermaßen beurteilte: „Sie wurden ganz und gar wegen Reinlichkeitsgründen eingeführt". Und damit hat er Recht gehabt, wie die Medizin heute weiß: Wir kennen eine üble Krankheit mit dem Namen Balanitis. In heißen Klimazonen, in denen einem der Wüstensand die Ohren verstopft, bleiben auch andere Körperteile nicht unberührt. Balanitis ist eine eitrige Entzündung der Eichel des Mannes und der inneren Vorhaut. Der wüste Sandwind setzt sich besonders bei unbeschnittenen Männern, die ja oft auch nur im Kaftan, der Gallabejja oder Djellaba laufen, im Penis fest und wird zum Gesundheitsrisiko; im Ägypten der Frühzeit gab man dieser Tatsache die Schuld an der Zeugungsunfähigkeit eines Mannes. Seither wird beschnitten – um dieser Balanitis vorzubeugen.

Nach jüdischen Überlieferungen kam es zur Beschneidung durch ein Bündnis, das Abraham mit Gott einging. Heutzutage gilt sie bei den Moslems als eine Art „Jugendweihe", und viele Wissenschaftler halten die Beschneidung deshalb für einen pseudoreligiösen Ersatz von Kommunion oder Firmung.

Auch das ist unsinnig, denn: Die echten Nachfahren der alten Ägypter waren die Kopten, und die ließen sich beschneiden und christlich taufen. Das eine für die Hygiene, das andere für Seele und Geist.

Weil es Ihr gutes Recht ist, alles über die „geheime Medizin“ zu erfahren, sei hier noch eine These angefügt, die gerne in alten Psychologie-Litaneien auftaucht: die Beschneidung, heißt es da, sei das Gegenstück zur Kastration, sie bezwecke eine Bestrafung und Verhinderung des Inzestes. Ein Kommentar dazu ist wohl überflüssig.

In den medizinischen Papyri wird die Beschneidung mit keinem einzigen Wort erwähnt. Dafür gibt es Darstellungen der zwei Beschneidungstechniken.

Die eine kann man im Grab des Ankh-ma-Hor (Altes Reich, VI. Dynastie) in zwei Phasen betrachten. Der Arzt reibt das Glied des jungen Mannes mit einer Salbe ein, die Schriftzeichen dazu besagen: „damit es erträglich ist, (nicht weh) tut“. Zu seinem Assistenten meint er: „Halte ihn gut fest, damit er nicht fällt“; worauf dieser antwortet: „Ich mache, was du sagst, damit du mich lobst.“ Der Arzt schneidet der Länge nach.

Die andere Beschneidungsszene stammt aus Zeiten des Neuen Reichs, der Chirurg zieht die Vorhaut mit den Finger nach unten und hält sein Messer quer über die Schnittstelle.

Heute ist sicher, daß die Männer aus Ägypten vor dem Weg ins Heilige Land nicht nur die Beschneidung als sinnvoll erachteten, sondern auch Reinigungsvorschriften und Speisegesetze als gesundheitsfördernde Maßnahmen mit auf den weiten Weg nahmen. Das Verbot des Schweinefleisches zum Beispiel, das bei den Griechen in einem Atemzug mit der Beschneidung genannt wird, ist aufschlußreich genug. Die Erfahrung nämlich hat es den biblischen Familien und ihren ägyptischen Vorvätern deutlich gemacht: Das fettreiche Fleisch erzeugt im heißen Klima Fäulnis- und Gärungs- Dyspepsien – so nennt es die Medizin heute -, die Brechdurchfälle zur Folge haben, und deren Auswirkungen unter südlicher Hitze weitaus schlimmer sind als im Klima Nord- und Mitteleuropas. Mehr als anderswo kommt es in diesen Regionen zu parasitären Erkrankungen wie Tanienen (Bandwürmer) oder Trichinose. Letztere stellt sich im Anfangsstadium gerne harmlos mit Muskel- oder Darmschwierigkeiten vor, kann aber bis zu Atemlähmungen führen.

Für die Ägypter war das Schwein ein unreines Tier. Wer es berührte, mußte krank werden, es sei denn, er badete unverzüglich im Fluß.

„Die Sauhirten dürfen nicht in den Tempel kommen“, notierte Herodot auf einer Ägypten-Reise, „auch mag ihnen keiner seine Tochter geben. Sie sind (bis auf zwei, denen man Schweine opferte) den Göttern ein Greuel“.

Geopfert wurden die Schweine dem Dyonysos und der Mondgöttin, jeweils bei Vollmond. Wenn das Schwein geschlachtet war, legt man die Spitze des Schwanzes, die Netzhaut und die Milz mit allem Speck auf einen Haufen und verbrannte die Teile mitsamt dem Speck.

Der Rest mußte während der Nacht gegessen werden.

Hier schließt sich der Kreis über den Religionen und ihre Speisegesetze. Die erste Zeile im Alten Testament (3. Mose, 11,147,5 und Mose 14,3-21) lautet: „Du sollst keinen Greuel essen“ und neun Zeilen weiter „... das Schwein ... es soll euch unrein sein ...“

Im Koran klingen die Speisegesetze, die nur der Gesundheitsfürsorge dienen sollten, ganz gleich. („Wie es den Gläubigen und Christen erlaubt ist“, Buch VI,146).

Der Ursprung der ältesten dominierenden Religionskulturen und deren Gesundheitsgesetze gehen also – wie schon erwähnt - sicher auf das Ägypten der Pharaonen-Zeit zurück!

Die Überzeugung vom göttlichen Ursprung jedes Körpers zwang die alten Ägypter zu einer strengen Kontrolle und Pflege des Leibes; zumal jeder Körperteil mit einem „Schutzgott“ in Verbindung gestanden haben soll. Das ist deutlich dem ägyptischen „Totenbuch“ (zu dem wir noch kommen werden) im Spruch 42 zu entnehmen. Dort heißt es:

„Mein Haar ist (der Gott) Nun,
Mein Gesicht ist Re (also die Sonne),
Meine Augen sind Hathor,
meine Ohren sind Upuaut.
Meine Nase ist der Gebieter von Letopolis,
meine Lippen sind Anubis.
Meine Zähne sind Selkis,
mein Nacken ist die göttliche Isis.
Meine Arme sind der Ba von Mendes,
meine Brust ist Neith, die Herrin von Sais.
Mein Rücken ist Seth,
mein Penis ist Osiris.
Mein Fleisch sind die Herren von Cheraha
Mein Leib und mein Rückgrat sind Sachmet,
mein Hintern ist das Horus-Auge ...
meine Füße sind Ptah ...
kein Glied ist an mir ohne einen Gott.
Thot ist der Schutz meines ganzen Körpers,
Re bin ich allezeit.“

Die Priester im alten Ägypten scherten sich jeden dritten Tag den ganzen Leib, um keiner Laus Unterschlupf zu gewähren. Sie badeten zweimal tagsüber und zweimal in der Nacht, mußten ständig ihre Linnengewänder waschen und durften nur „Schuhe von Byblos“ tragen, das waren Schilf-Sandalen. „Tausenderlei andere Gebräuche mußten sie beachten“ schrieb Herodot. Dafür konnten sie sich aber auch aus ihren vollen Kellern, in denen reichlich Gänse- und Rindfleisch, Trockenfisch und Rebenwein lagerte, nach Lust und Laune den Bauch vollschlagen.

Wie sie sich dann mit ihrer Verdauung beschäftigten, ist ein beliebtes Thema der historischen Literatur. (Selbst Herodot konnte es sich nicht verkneifen niederzuschreiben, daß „die Ägypter ihren Darm in den Häusern entleeren, des Urins entledigen sich die Männer im Sitzen, die Frauen im Stehen.)“ In jedem Fall verfügten die alten Ägypter über perfekt angelegte Toilettenanlagen – und das auch in einfachen Haushalten. Den mumifizierten Pharaonen wurden für ihre Reise ins nächste Leben sogar „Sitzklos“ in die Grabkammern gestellt.

Der römische Militärtechniker Vitruvius Pollio verfaßte 31 v. Chr. zehn Architekturbücher (wichtige Schriften für die Baumeister der Renaissance), in denen es heißt: Um 2500 v. Chr. hat man bei Abusir Badeanlagen von 400 Metern Länge geschaffen, mit erstaunlichen Kupferrohr-Leitungen.

Als man gut 1000 Jahre später bei Amarna die Büste der Nofretete, die heute in Berlin zu besichtigen ist, entdeckte, fand man gleichzeitig ebenfalls großartige Badeanlagen, die auch mit „Heilwasser“ medizinisch genutzt wurden.

Etwa 1370 v. Chr. entstand die Stadt Echet-Aton des Pharao Amenophis IV. (Sie haben ihn als den „Ketzerkönig“ Echnaton schon kennengelernt). In dieser schnell verfallenen Hauptstadt – das hat man inzwischen nach Ausgrabungen festgestellt – befanden sich öffentliche Toilettenanlagen unter schattigen Straßenzügen. Sie wurden in der Nacht geflutet und das Abwasser in Kanäle geschwemmt. Aber auch Baupläne von den Grundrissen der kleinen Häuser (Arbeitersiedlungen) in der „Planstadt“ des revolutionären Königs dokumentieren uns heute noch die Existenz von Waschräumen und Aborten oder kleinen Badezimmern. Amenophis IV. hatte glasklare Vorstellungen von dem, was die Neuzeit Hygiene nennt. Er war sich sicher, daß Infektionskrankheiten und Ansteckungen schon dort bekämpft werden müssen, wo sie sich vielfach verbreiten: auf dem Örtchen.

Im gewöhnlichen Einfamilienhaus des Imhotep oder Sobure fand das natürlich im Kleinen statt. Aber dennoch hatte jede Familie zur Zeit, als man bei uns vom Baum fiel und hinter demselben sein Geschäft verrichtete oder im Römischen unter dem Gewitterschauer duschte, sanitäre Einrichtungen. Sie wurden über lange kupferne Rohrsysteme abgeleitet und landeten – natürlich – irgendwann im Nil. Leider, denn das war das Dilemma: der Nil brachte ja nicht nur den fruchtbaren Schlamm, er diente auch als „Abflußrohr“. Ging das Wasser nach der Überschwemmungszeit zurück, blieben Tümpel, die Brutstätten für Stechmücken; und wurden die Kanäle nicht richtig gesäubert, zog von ihnen aus die Malaria über das Land.

Vor allem unter türkischer Herrschaft sollte das besonders schlimm werden. Das hatte auch Napoleon bei seinem Ägypten-Aufenthalt festgestellt:

„In keinem anderen Land hat die Verwaltung soviel Einfluß auf den öffentlichen Wohlstand. Ist die Verwaltung gut, so werden die Kanäle sorgfältig gegraben und in gutem Zustand gehalten, die und die Vorschriften richtig ausgeführt.“

Jedenfalls, es boten sich ideale Überlebensräume für jegliches Ungeziefer. Auch dazu hat sich Herodot in seinen Reisetagebüchern Gedanken gemacht:

„Wider die Mücken, die in ungeheurer Menge dort sind, wenden sie folgende Mittel an: die oberhalb der Marschen wohnen, die sind geborgen, da sie hinaufsteigen und schlafen, denn die Mücken sind nicht imstande wegen der Winde in die Höhe zu fliegen. Die aber in der Marsch wohnen, wenden statt der Türme folgende Mittel an: Ein jeglicher besitzt ein Netz, damit er fischt bei Tage; bei Nacht aber braucht er es zum Lager, da er ruht. Um dies nämlich stellt er das Netz auf und dann kriecht er darunter und schläft unter demselben. Wenn er sich mit einem Rock oder Tuch zudeckte, würden die Mücken durchstechen, durch das Netz aber versuchen sie es gar nicht.“

Wenn der Nil mit seinem Hochwasser den Schlamm brachte, führte er Keime mit sich, die zu einer Vielzahl „ägyptischer Krankheiten“ führten. Die Schlimmste: Schistosomiasis, das heißt Bilharziose, und bei den Ägyptern heute „Billi das Hakenwürmchen“.

Darüber können manche Menschen am Nil herzhaft lachen, doch so lustig war das vor 5000 Jahren ebensowenig wie heute. 40 Prozent aller Ägypter sind mit diesen Wurmlarven, die sich im Laufe vieler Jahre im Körper entwickeln, infiziert.

Dieser mikroskopische Wurm dringt über die Darmschleimhäute in den Körper ein, verursacht zahllose Wucherungen in der Mastdarmschleimhaut, während sich dann weitere geschlechtsreife Würmer in der Leber festsetzen. Dort warten sie – simpel ausgedrückt – auf eine Chance „anzugreifen“; was sie tun, wenn der Körper durch irgendeine Infektion geschwächt ist. Oder es dauert so lange, bis Tumore das Leben des Betroffenen ausgelöscht haben. Wirtstiere dieser Würmer sind die Schnecken am Nil. Vor einigen Jahren versuchte die Frau des ermordeten Staatspräsidenten Sadat, Jehan, ihren Landsleuten mit einer großangelegten Giftaktion gegen diese Schnecken zu helfen. Es half nicht.

Wenn Sie heute einen der vielen Bauern am Nilufer sehen, der sich dort wäscht, können Sie sicher sein, daß er schon die Krankheit in sich trägt, von der es in den Schriften heißt, daß sie „bei den Kleinkindern verheerend wütet“. Natürlich – sie plantschten ja auch tagtäglich am Nil.

Also: lassen Sie Ihren Fuß bei der Bootsfahrt über den Fluß lieber an Bord und nicht im Wasser baumeln: Krokodile und Nilpferde gibt es zwar keine mehr, doch der Hakenwurm kommt lautlos und tödlich.

Obwohl sie diese Gefahren kannten, haben sich die Schönen am Nil – oft auch aus religiösen Gründen – im Strom gewaschen. Die Männer sahen diese Art der Hygiene nicht so eng, doch den Frauen waren zwei Überlieferungen wichtig. Sie hießen:

„Du mögest dich waschen vor jedem Essen und auch waschen deine Zähne.“

Für solche Waschungen hatte man verschiedene Schüsseln

und Kannen zweierlei, zum Beispiel, für Füße und Hände. In einer Hausruine der Spätzeit fand man eine Waschschüssel mit der Inschrift: „Du mögest dein Gesicht waschen, in Wohlsein und Gesundheit. Sei frohen Herzens!"

Der Hymnus auf die Sonne von Amarna, der viele Jahrhunderte früher aufgezeichnet wurde, sagt es schlicht so: „am Morgen erwachen die Menschen und stellen sich auf die Füße, denn du (Sonne) hast sie sich erheben lassen; gewaschen wird ihr Leib und sie nehmen ihre Kleidung, ihre Arme erheben sich in Anbetung, weil du erschienen bist." In der Nekropole von Theben läßt sich ein Text finden, der so lautet: „... es wäscht der Tote sich, wenn Re erglänzt...", also wenn die Sonne aufgeht.

Wer keinen Diener hatte, schäumte sich selbst mit einer seifenartigen Paste ein, oder aber auch mit Natron und Soda. Je weniger Kleidung die Menschen tragen, haben Psychologen festgestellt, desto mehr betreiben sie Körperpflege.

Wenn das auf ein Volk zutrifft, dann auf die Ägypter. Alle möglichen Salben und aromatischen Öle galten in jeder Bevölkerungsschicht als kaum bezahlbare Luxusmittel, die man sich dennoch mit wahrer Wollust auf den Leib rieb. Man wollte sich im wahrsten Sinne des Wortes „riechen" können. Die Männer trugen vor allem im Alten Reich kleine Bärtchen und rasierten sich einmal am Tag. Körperhaare galten als unfein.

Die altägyptische Dame rasierte sich mit Bronze-Messern auf das Feinste und benützte Pinzetten, um widerborstige Haare zu entfernen. Wie sie ihre Augen behandelte, haben wir schon beschrieben. Doch die Sorgfalt, die auf das Kopfhaar verwandt wurde, bedarf noch einer kurzen Schilderung:

Das Haar der Ägypter war schwarz, und und es war verpönt, es angegraut zu zeigen. Haarausfall oder Kahlköpfigkeit galten als extrem unschicklich und schiere Schande. Dagegen ölte man den Kopf mit Blut eines schwarzen Kalbes, Ochsen oder dem Fett einer schwarzen Schlange, dem Nilpferd- oder Krokodilfett und den verbrannten Stacheln eines Igels.

In der Beziehung hatten uns die alten Ägypter nichts voraus: auch ihre Haarwuchsmittel brachten ganz selten den erhofften Erfolg.

Was Leib und Seele zusammenhält

Unsere Kenntnisse über die Lebensmittel der alten Ägypter beziehen wir hauptsächlich aus den Darstellungen in Gräbern. Dort finden sich Jagdszenen im Delta oder Abbildungen von Ägyptern beim Brotbacken, Bierbrauen oder Schlachten und dem Darbringen von Opfergaben. Das Essen in Ägypten war ausgeglichen und ist durchaus gesund zu nennen. Hauptnahrungsmittel der einfacheren Leute waren Brot und Fisch. Man kannte etwa 50 verschiedene Brotsorten. Die Variationen bestanden nicht nur in der Verwendung verschiedener Getreidesorten und deren Mischung, sondern auch im Grad von feinerem und gröberem Mehl, aus ungesüßtem oder mit Honig versetztem Teig. Im Nil-Delta wurde sogar ein Brot aus getrocknetem Lotos hergestellt. Das Mehl enthielt oft größere Rückstände von Spelzen und auch Sand. Daher – durch den Abrieb beim Kauen – auch die schlechten Zähne der Ägypter. Außer den Fladen kannte man ein kegelförmiges Brot. Der Bäcker erhitzte eine konische Form; wenn sie heiß war, strich er den Teig darüber, ohne die Form wieder auf das Feuer zu bringen. Es buk aus und konnte nicht verbrennen.

Gemüse und Obst waren reichlich vorhanden, vor allem Knoblauch, Zwiebeln, verschiedene Bohnensorten, Kürbis- und Gurkenarten, Oliven, Feigen, Datteln, Lauch und Melonen. Kochfett war das Olivenöl.

Fleischgerichte waren nicht alltäglich, sie galten als Festtagsspeise. Obwohl Rindvieh schon in den Anfängen der ägyptischen Geschichte gezüchtet wurde und im Neuen Reich im Überfluß vorhanden war. Damit hatte man Nahrung, Milch und – vor allem genügend Zugtiere. Auch Schafe und Ziegen wurden gehalten; natürlich in erster Linie aus Ernährungsgründen, denn für Wollwaren war kein Bedarf.

Besonders beliebt war auch Geflügel jeder Art. Und die Entenjagd mit dem Bumerang bei den besseren Herrschaften ein beliebtes Vergnügen. Wein stand nur bei den Wohlhabenden auf dem Tisch. Neben Wasser und Milch war das Bier das Lieblingsgetränk der Ägypter. Man sprach ihm lebhaft zu, oft im Übermaß. Trunkenheit war scheinbar nicht selten, denn es gibt eine Reihe strenger Ermahnungen. Zum Beispiel in der „Weisheitslehre des Ani“:

„Übernimm dich nicht damit, daß du von Bier einen Krug trinkst. Redest du, so kommt eine unrichtige Äußerung aus deinem Munde. Wenn du hinfällst und deine Glieder brechen, so ist keiner da, der dir die Hand reichte; deine Trinkgenossen stehen auf und sagen: weg mit dem Säufer! Kommt man dann, dich zu suchen, um dich zu befragen, so findet man dich auf dem Boden liegen, und du bist wie ein kleines Kind.“

Herodot berichtet, daß bei Gastmählern reicher Leute nach dem Essen „ein Mann das Bild eines eingesargten Leichnams herumträgt; der Sarg ist in genauer Nachahmung gemalt und geschnitzt und eine oder zwei Ellen lang. Dies zeigt er einem jeden aus der Gesellschaft und spricht: Trink und sei lustig, aber schau dir das an, denn so wirst du sein, wenn du tot bist. So ist es Brauch bei ihren Zechereien.“

In Brüsseler Archiven liegt auch das Dokument eines Lehrers, in dem es heißt: „Ich habe gehört (zum Schüler), du vernachlässigst die Papyri und gibst dich dem Tanze hin. Du wechselt von Ausschank zur Schenke, Bierdunst zeichnet deinen Weg. Menschen meiden dich, wenn du durch die Gasse schwankst..."

Das Bier wurde übrigens ganz anders hergestellt, als das unsere: Gerste oder anderes Getreide feuchtete man an und vergrub es in der Erde, bis es zu keimen begann. Dann wurde es grob gemahlen, mit Hefe versetzt, zu Teig verarbeitet und in Laibe geformt, die kurze Zeit gebacken wurden, damit das Innere roh blieb. In Stücke gebrochen wurden die Laibe dann in Wasser gelegt. Die Mischung mußte einen Tag lang gären, wurde durchgeseiht – fertig war das Bier.

Von geistiger und göttlicher Ordnung

Feiere einen schönen Tag.
Tue Balsam und Wohlgeruch an deine Nase,
auf deine Brust Kränze von Lotos und Liebesäpfeln,
während die Frau deines Herzens bei dir sitzt.
Hole Gesang und Vortrag dir vor Augen.
Übersehe alles Üble und gedenke der Freuden,
bis jener Tag kommt,
an dem du landest in jenem Land,
das das Schweigen liebt.
(Lied des Harfners im Grab des Neferhotep)

„Als noch nicht Menschen und Jäger existierten und es noch keinen Tod gab, entstanden Land und Wasser aus dem uranfänglichen Chaos." So umreißt ein Pyramidentext die Schöpfung. Was hier als Urzeugung erscheint, wird uns in der „Götterlehre von Memphis" als Werk des Schöpfergottes Ptah erklärt. „Er schuf die Götter, er machte die Städte, er gründete die Gaue, er setzte die Götter auf ihre Kultstätten, er setzte ihre Opfer fest, er gründete ihre Heiligtümer, er machte ihren Leib aus allerlei Holz, allerlei Gestein, allerlei Ton und allerlei anderen Dingen, die auf ihm (Ptah) wachsen, in denen sie Gestalt angenommen haben."

Diese Lehren von einem Schöpfergott wurde durch die Theologenschule von Heliopolis ins Abseits gedrängt, denn der Urgott von Heliopolis, Atum, war aus dem chaotischen Urgewässer, dem Nun, hervorgegangen. Im Laufe der Zeit (etwa bis zur XII. Dynastie) verschmolz Atum mit dem Sonnengott Re zu Re-Atum oder Re-Amun. Im galten Verehrung der Könige und der Staatskult.

Re stand im Zentrum allen Lebens des alten Ägypten: als Urkraft des Lebens. Er schwamm auf den Wassern des Himmels als Sonnenbarke, die als Sonnenscheibe auf- und unterging. Ein besonders poetisches, uns hinterlassenes, Glaubensbekenntnis ist der „Sonnengesang von Amarna" des Pharaos Echnaton, der um 1360 v. Chr. entstand. Hier in einer Übersetzung des Ägyptologen Kurt Sethe:

Du erscheinst so schön im Lichterorte des Himmels,
du lebendige Sonne, die zuerst zu leben anfing!
Du bist aufgeleuchtet im östlichen Lichtorte
und hast alle Lande mit deiner Schönheit erfüllt.
Du bist schön und groß, glänzend und hoch über allen Landen.
Deine Strahlen umfassen die Länder, bis zum Ende alles dessen,
was du geschaffen hast; du bist die Sonne und dringst
eben deshalb bis an ihr äußeres Ende.
Du bändigst sie deinem geliebten Sohne.
Du bist fern, und doch sind deine Strahlen auf der Erde;
du bist im Angesicht der Menschen, und doch kennt man deinen Weg nicht.
Gehst du zur Rüste im westlichen Lichtorte so ist die Welt in Finsternis, wie im Tode.
Die Schläfer sind in der Kammer, die Häupter verhüllt, nicht kann ein Auge das andere sehen.
Gestohlen werden alle Sachen, während sie unter ihren Häuptern liegen; sie merken es nicht.
Jedwedes Raubzeug kommt hervor aus seiner Höhle, alles Gewürm beißt; die Finsternis ist für sie verlokkend wie für andere Wesen eine Feuerstatt.
Die Welt liegt in Stille, denn der sie schuf, ist zur Rüste gegangen in seinem Lichtorte.
Im Morgengrauen leuchtest du wieder auf und glänzest aufs Neue als Sonne am Tag. Du vertreibst die Finsternis, sobald du deine Strahlen spendest ...
Deine Strahlen dringen bis ins Innere des Meeres. Der du den Samen sich entwickeln läßt in den Weibern, der du Wasser zu Menschen machst, der du den Sohn am Leben erhältst im Leibe seiner Mutter, der du ihn beruhigst, so daß seine Tränen aufhören. Amme des Kindes im Mutterleib! Der da Luft spendet, um am Leben zu erhalten, jedes seiner Geschöpfe.
Steigt es aus dem Leibe der Mutter herab, um zu atmen, am Tage seiner Geburt, so öffnest du alsbald seinen Mund vollkommen und sorgst für seine Bedürfnisse ...
Wenn du aufleuchtest, so läßt (du jeden Arm) sich rühren für den König, und (Eile) ist in jedem Beine, seit du die Welt gegründet hast.

Du erhebst sie wieder für deinen Sohn, der aus deinem Leib hervorgekommen ist, König Echnaton und die Königin Nefernefruaton-Nofretete.

Zur Verbindung von politischen und religiösen Vorstellungen behielten die Ägypter neben dem Urgott zahlreiche lokale Gottheiten bei. Osiris zum Beispiel war ursprünglich nur eine lokale Größe im östlichen Delta, neben seiner Schwester und Gattin Isis und dem Sohn Horus. Mit seiner Ermordung und Zerstückelung haben wir uns bereits beschäftigt, dieser Mythos freilich fand viele Auslegungen und Deutungen: als Kampf zwischen Licht und Finsternis etwa, als Vergleich zwischen fruchtbarem Land und Wüste, zwischen verendender und erblühender Natur. Der ägyptische Totenkult um Osiris stellt aber in jedem Fall die wichtigste Verbindung des Menschen im Diesseits zum Fortleben im Jenseits dar und ist der wichtigste Zug im Schachspiel zwischen Pharao und Gottheit. Da ein Gott sterben konnte, konnte es auch der Pharao; da der Gott aber seine Macht nach dem Tode nicht verlor, behielt auch der tote Könige all seine Kraft und Herrlichkeit.

Eine Vielzahl theologischer Erörterungen taucht hierzu in Sarg- und Grabtexten auf. Erstaunlich, daß dabei auch die Götter in Frage gestellt wurden oder mit den Jenseitsvorstellungen gehadert. Etwa aus dem Jahr 2000 v. Chr. stammt dieses „Streitgespräch eines Lebensmüden mit seiner Seele“:

„... Wenn du an das Begräbnis erinnerst, so ist das nur Herzeleid. Das heißt nur Tränen hervorbringen und den Menschen beweinen. Das heißt den Menschen aus seinem Haus holen und ihn auf den Wüstenhügel werfen. Niemals wirst du nach oben kommen, um das Sonnenlicht wiederzusehen! Die da in Granit bauten und schöne Pyramiden in prächtiger Arbeit errichteten – sobald ihre Erbauer Götter wurden, wurden ihre Opfersteine zerstört wie die der Müden, die auf dem Deich starben ohne einen Nachkommen. Das Wasser nahm sich einen Teil und die Sonnenglut den ihren. Nur die Fische des Uferrandes reden mit ihnen. Höre also auf mich! Siehe, es ist gut, wenn die Menschen hören: Folge dem frohen Tag! Vergiß die Sorge ...“

Man hatte auch bereits Vorstellungen vom Ende der Welt. Osiris und Ur-Gott Atum unterhalten sich über eine gewaltige Katastrophe, nachdem sich Osiris nach seiner Lebenszeit erkundigt.

Atum: „Du wirst länger als Millionen von Millionen Jahren sein. Ich aber werde alles, was ich schuf, zerstören. Die Erde wird wieder als Ur-Ozean erscheinen, als Wasserflut wie in ihrem Anfangszustand. Ich bin das, was übrigbleibt, zusammen mit Osiris, nachdem ich mich wieder in eine Schlange verwandelt habe, die kein Mensch kennt, die kein Gott sieht.“

Eine Art „Jüngstes Gericht“ scheint das ägyptische „Totengericht“ zu sein. Der Pharao Cheti (Erste Zwischenzeit) schreibt für seinen Sohn in der „Lehre für Merikare“:

„... die Richter, die den Armseligen richten, du weißt, daß sie nicht milde sind an jenem Tage, wo man den Elenden richtet, in der Stunde, wo man das Amt ausübt. Schlimm ist der Ankläger. Spiele nicht den Klugen und vertraue nicht auf die Länge der Jahre; denn sie sehen die Lebenszeit als eine Stunde an. Wenn der Mensch zum Sterben übrigbleibt, werden seine Taten zu Haufen neben ihn gelegt. Die Ewigkeit aber währt es, daß man dort ist, und ein Tor ist, wer Aufhebens davon macht. Wer aber zu ihnen kommt, ohne daß er gesündigt hat, der wird dort wie ein Gott sein, frei schreitend wie die Herren der Ewigkeit ...“

Ging die Sonne und damit das Leben unter, so erwachten die Toten im Jenseits, im Reich des Osiris. Er gehört zur Gruppe der „Großen Neunheit“, während zum Beispiel Thot und Isis, Horus oder Anubis zur „kleinen Neunheit“ zählen. Thot war der Arzt der Götter; ein Abbild von ihm befindet sich noch heute im Siegel der Universität von Kairo. Wenn der Sonnengott – so glaubten die alten Ägypter – morgens die Unterwelt verließ, um sich im See Jaru die Nachtfarbe abzuwaschen und dann in rötlichen Gewändern in die östlichen Lichtgebirge einzusteigen, dann legte er auch sein Widderhaupt ab und schritt falkenköpfig in die erwachende Natur. „Dann“, so heißt es in einer Hymne, „preisen ihn die Paviane.“

Der Gott Thot wurde mit einem Pavian-Haupt dargestellt, darauf eine Mondscheibe, das Sinnbild der Wissenschaft. Als Thots heiliges Tier galt der Ibis. In den endlosen Labyrinthen von Hermopolis fand man über vier Millionen Krüge mit Ibissen.

In die Welt der Tiere gehört natürlich auch der Sphinx (erst bei den Griechen „die“). Einem Löwenkörper setzten die Pharaonen ihren Kopf auf, um ihre sowie die Kraft und Stärke des Königs der Tiere zu demonstrieren. Den Kopf bedeckte ein Tuch, das mit der Uräusschlange verziert war, die seit der Einigung des ägyptischen Reiches ein Herrschersymbol der Könige darstellte.

Der Mensch des alten Ägypten war ein Wanderer zwischen den Welten; zwischen Diesseits und Jenseits, zwischen Göttern und Tieren suchte er nach der Ordnung des Lebens. Seinen Lebensweg sah er mit dem Tod nicht beendet, denn vom Land des Lebens trat er ein ins „Haus der Ewigkeit“, wo er sich „lebendig“ zur Ruhe begeben sollte. Diodor von Sizilien: „Sie halten die Zeit des Lebens für sehr kurz, die Zeit danach aber für sehr lang. Daher nennen sie die Wohnungen der Lebenden ‚Herbergen‘, die Gräber ‚ewige Häuser‘. Die Zeit, die sie auf Erden zubringen, ist nur ein Traumbild; man sagt Willkommen dem, der den Westen erreicht hat.“

Das „Ka“ – die unzerstörbare schöpferische Persönlichkeit – begleitet den toten Körper ins jenseitige Reich, wo sich die Verwandlung in einem ewigen Leib vollzieht. Was auf Erden begonnen wurde, wird im Jenseits fortgesetzt, um es zu vollenden. Das Ritual der Wiedergeburt beinhaltet deshalb die Formel: „Erwache, oh du Kranker, du, der du schliefst. Sie haben deinen Kopf erhoben dem Horizont entgegen. Erscheine! Dein Haupt wird nicht mehr von dir genommen werden in Zukunft! Dein Haupt wird nicht mehr von dir genommen werden, in Ewigkeit!"

Schon in der vordynastischen Zeit hatte man versucht, den Körper nach dem Tod zu bewahren, und das Leben nach dem Dahinscheiden schien den alten Ägyptern von drei Dingen bestimmt: vom Körper, vom Ka und vom Ba. Das mag uns ein wenig verwirrend erscheinen und war es wohl auch für die Ägypter. Zumal sich die Begriffe nicht einfach mit Seele übersetzen lassen. Als der widderköpfige Gott Chnum den Menschen schuf, hatte er auf seiner Töpferscheibe den Körper und das Ka, die göttliche, belebende, unsterbliche Materie.

Das Ba wird aus der Vereinigung von Körper und Ka geboren und ist so etwas wie das Gewissen. Wenn der Körper stirbt, vereinigen sich Ka und Ba. „Er geht zu seinem Ka", hieß es im Volksmund, wenn jemand verstarb. Ka und Ba verantworteten sich vor den Göttern. Nun glaubten die alten Ägypter aber, das Ka könne jederzeit wieder fleischliche Gestalt annehmen, also in seinen ursprünglichen Körper zurückkehren wollen. Dazu müßte die Hülle verfügbar sein, ergo: man mumifizierte die Leiche.

Da der Körper aber dazu „überleben" mußte, entwickelten sich die Grabriten immer extremer; aus anfänglich kleinen Gruften wurden große Kammern und Hallen mit listen- und trickreich ersonnenen Scheingräbern und Fallgruben. Immer mehr Lebensmittel und Hausrat, Gold und Geschmeide wurde den Gräber beigegeben, damit es dem Körper auf seiner langen Reise an nichts mangele. Dabei wußten die Priester zu allen Zeiten sehr wohl, daß die Gräber umgehend von Grabräubern geplündert wurden. Das war der Grund, warum man von Gizeh und Sakkara nach West-Theben gezogen war und dort im „Tal der Könige" lange Stollen in den Fels gehauen hatte, um darin die Pharaonen-Mumien und ihre Schätze zu verbergen.

Ebenfalls ohne Erfolg, denn auch dort fielen die Plünderer über die Gräber her wie Heuschrekken über eine Sykomore. Nichts blieb übrig oder unversehrt – bis auf das Grab des „vergessenen" Pharao: Tutench-Amun, das erst in diesem Jahrhundert geöffnet wurde.

Traum und Astrologie

Der Vollständigkeit halber sei an dieser Stelle noch kurz auf diese Thematik eingegangen, denn die Wahrsagerei und die Traumdeutung spielten im alten Ägypten eine außerordentliche Rolle – auch in der Medizin. Vom Sklaven bis zum Pharao ordneten sich die Menschen den Vorhersagen unter; ging es nun nur um Alltägliches oder den Beginn eines Feldzuges.

Das „wahre ägyptische Traumbuch“, das auch bei uns im Handel ist, hat es in dieser Form tatsächlich gegeben. Die einzelnen Deutungen sind mit der modernen Ausgabe nahezu identisch. Wer sich selbst als Toten sieht, wird ein langes Leben haben; wer träumt, daß ihm die Zähne ausfallen, dem stirb ein Verwandter und wer sich selbst im Spiegel sieht (Zitat) „das ist schlecht, das bedeutet eine zweite Frau. Wer von einer großen Katze träumt, der wird eine große Ernte haben, wer auf einen Mast klettert, den wird sein Gott erheben, wer aber träumt, daß er Gurken ißt, der bekommt Streit. Träumt er, daß er Feigen und Weintrauben ißt, so bedeutet das Krankheit.“

Das Buch stammt aus dem Neuen Reich und bewegt sich in einer einfachen, bäuerlichen Gedankenwelt. Zur Zeit Herodots – zumindest können wir das seinen Schriften entnehmen – muß die Wahrsagerei in Ägypten wie ein Fieber grassiert haben. Zugleich vermerkt der „Vater der Geschichte“, daß auch die Wiege der Astrologie und der Alchemie am Nil stand. Die ursprünglichen Erkenntnisse blieben auch in späteren Jahrhunderten gültig. So wurde etwa Thot, der Gott, dem die meisten wissenschaftlichen Erkenntnisse zugeschrieben wurden (auch der Papyrus Ebers!), bei den Griechen zu „Hermes“. Im Mittelalter ordnete man die alchemistischen Schriften dem „Hermes Trimegistos“ (der dreimal Große) zu. Deshalb sprechen wir noch heute von den „hermetischen Schriften“.

Laut Herodot haben die Ägypter die Astrologie erfunden, Aristoteles hielt sie für die ersten Astronomen. Jede ägyptische Stunde hatte ihre bestimmten Planeten, von denen einige Glück, andere Unheil verhießen und bei den Horoskopen kam es natürlich auf die Stellung der Gestirne an. Ammon (Jupiter) war stets glückverheißend, Seb (Saturn) immer verderblich und Toth (Merkur) schwankender Natur. Die verschiedenen Sterne sollten auch Einfluß auf unterschiedliche Gliedmaßen haben.

Auch Champollion hat sich in seinen Schriften (Lettres, p. 23a, Firmicus Materuns IV,16) mit den Astrologen und Astronomen beschäftigt: „Die Denkmäler sind voll von astronomischen Darstellungen, und die Festkalender, welche bis auf uns kamen, bestätigen das, was die Klassiker von der Astronomie der Ägypter berichten.“ Die Namen von zwei berühmten Astrologen sollen zu guter Letzt nicht verschwiegen sein: sie hießen Petosiris und Nechepso.

Das Totenbuch

Mein Pharao

Ich wollte, das Ende
der Menschheit wäre da,
auf daß es keine Empfängnis
mehr geben könnte
und keine Geburt mehr.
Würde nur der Lärm im Lande aufhören
und es keinen Streit mehr geben.

Der Tod steht vor mir,
wie wenn ein Kranker gesund wird,
wie wenn man nach der Krankheit ausgeht.
Der Tod steht vor mir,
wie der Geruch von Myrrhen,
wie wenn man am windigen Tag
unter dem Segel sitzt.
Der Tod steht vor mir,
wie der Geruch von Lotosblumen,
wie wenn man auf dem Ufer
der Trunkenheit sitzt.
Der Tod steht vor mir,
wie ein betretener Weg,
wie wenn man vom Kriegszug
nach Hause kommt.
Der Tod steht vor mir,
wie ein entwölkter Himmel,
wie einer kommt zu dem,
was er nicht weiß.

Der Tod steht vor mir,
wie wenn jemand sein Haus
wiederzusehen wünscht,
nachdem er viele Jahre
in der Gefangenschaft verbracht.

(Lied des Ipuwer)

Ehe wir mit der Mumifizierung das letzte Kapitel der Medizin der Pharaonen aufschlagen, ist es wichtig, den Nährboden zu beschreiben, auf dem die Idee, einen Körper für die Ewigkeit zu bewahren, gedieh.

Zeit und Tod waren für die Philosophie der Ägypter lediglich Gedankenstützen; der Tod am Nil hatte nichts Erschreckendes. Er war nur eine Station auf einer Fahrt ohne Anfang und Ende. Der Tod kündigte die Geburt zum ewigen Leben an, eine Geburt auf Erden war logischer Weise ein Tod im Jenseits – ein ewiger Kreislauf. Oder wie es der griechische Philosoph Heraklit aus Ephesos gelungen formulierte: „Unsterbliche: Sterbliche Sterbliche: Unsterbliche, denn das Leben dieser ist der Tod jener und das Leben jener der Tod dieser."

Der französische Historiker Albert Champdor in seinem Werk über das Ägyptische Totenbuch: „...wir können uns nicht vorstellen, wie dieses Einswerden (der alten Ägypter) mit dem Weltall vonstatten gehen soll, und weil es uns nicht gelingt, uns von der Gegenwart des aus unserem geheimsten Wesen ausgestrahlten Ka gefangennehmen zu lassen... Wenn wir heutigen zögern, uns auf solche abstrakten Wege zu begeben, weil sie sich auf nichts Substantielles zu beziehen scheinen, dann kann man ebensogut verstehen, daß wir in unserem Inneren nichts kennen, was unsichtbar ist und sich fortentwickelt oder zugrunde geht, ohne daß sich der Gang dieser Entwicklung oder Zerstörung unserem Verstand oder Gefühl einprägt. Unser unsichtbares Sein existiert trotzdem. Dieses Sein ist es, dessen Wesen unzerstörbar und unvergänglich ist ... dieses Doppelbild unserer selbst ist es, das die Ägypter zum Leben erwekken, für jeden Toten aller vergangenen und aller künftigen Zeiten *ein* Sein, solange die Ewigkeit währt... Und alle Toten werden wiederauferstehen, so wie jeden Morgen aufs neue die Sonne aufersteht, 'Trägerin und Spenderin unendlicher Lebenskraft'."

Was ist nun eigentlich das „Ägyptische Totenbuch"? Das Totenbuch ist – wenn man so will, ein Gebetbuch, eine Sammlung von Sprüchen der Schreiber Hunefer, Ani und der Amun-Priesterin Anhai, die man dem Toten mit ins Grab gegeben hat; sei es, man legte sie ihm in den Sarg oder wickelte sie in die Mumienbinden. Das Totenbuch besteht aus rund 200 Kapitel von unterschiedlicher Länge; mit ihnen sollte sich der Verstorbene in der Unterwelt („Duat") zurechtfinden, denn dort hatte er zwölf Regionen zu durchqueren (wir kommen noch darauf). Während der Begräbniszeremonien sagte aber auch die Priester diese „Gebete" her.

Die Papyri mit den Totensprüchen werden wieder Toth, dem Gott der Schreiber, zugesprochen. Niedergeschrieben wurden sie wohl im Neuen Reich, die Bezeichnung selbst stammt vom deutschen Ägyptologen Karl Richard Lepsius (1810–1884; er schuf das Ägyptische Museum in Berlin), der auch die Einteilung in Kapitel vornahm. Sein Schweizer Schüler Edouard Henri Naville faßte 1886 alle bekannten (1844 an der

Zahl) Sprüche in einem Werk zusammen. Das Totenbuch firmiert auch unter den Namen „Buch der Sonnenlitaneien“, „Buch der Pforten“, „Buch der verborgenen Wohnung“, „Buch der Atmungen“ oder „Buch von dem, was in der Duat ist“. Das beste Exemplar einer Textsammlung aus dem 7. Jahrhundert v. Chr. wird im Ägyptischen Museum von Turin aufbewahrt.

Eines der immer wiederkehrenden Bilder an den ägyptischen Grabwänden, das heutzutage zudem in allen Touristenzentren als nachgemalter Papyrus zu kaufen ist, ist die berühmte Szene von der Seelen-Wägung eines Toten. Die Götter sitzen zu Gericht und hören sich das Glaubensbekenntnis des Verstorbenen an. Dann wird sein Herz (das Gewissen) gewogen. Neigt sich das Zünglein der Waage zur richtige Seite, nämlich zur Feder der Maat, dann greift nicht Amenuit, der „Verschlinger der Seelen“ ein. Stattdessen wird der Verstorbene von Horus zu den göttlichen Hütern der Pylonen geführt, und Anubis wird dann sagen, ein neuer Gerechter werde in dem Glanz Osiris' geboren.

Vor Thot und dem schakalköpfigen Anubis muß der Tote erklären, daß er „keine Sünde gegen die Menschen begangen hat; nichts begangen hat, was den Göttern mißfallen könnte; die Hierarchien geachtet hat; niemanden erschlagen hat oder hat erschlagen lassen; niemandem Leid verursacht; niemals knauserig gewesen ist, wenn er ohne Zeugen die Speisen und den Weihrauch bemaß, den man in den Tempeln opfern muß; den Toten nicht die Lebensmittel und Getränke entwendet hat; an Orten der Reinheit keine Unzucht getrieben; die Elle nicht verkürzt hat, um den Nachbarn um seinen Grund und Boden zu bringen; die Maße nicht gefälscht und die Gewichte nicht beschwert hat; weder die Vögel der Götter noch die Fische aus den heiligen Seen entwendet hat; den Herden des thebanischen Amun keinen Schaden zugefügt und die für den Schatz der Heiligtümer bestimmten Goldbarren nicht falsch gezählt hat.“

Er mußte vor den Göttern fortfahren zu sagen: „Ich habe das Leben dazu genutzt, das Gute zu vollbringen; und ohne zu lügen, o ewige und wohlgesonnene Götter, kann ich mein Loblied singen, denn ich bin unter den Guten der Beste gewesen. Ich habe Speise gegeben denen, die bedürftig waren, und Wasser denen, die Durst hatten um die Mitte des Tages; mein Fischerboot habe ich geliehen dem, der keines hatte. Bei Heliopolis, ich habe nicht gesündigt! Beim Träger der Kher-Aha-Flammen, ich habe nicht betrogen! Beim Verschlinger der Schatten, ich habe keinen Menschen erschlagen! Bei der doppelten Himmelslöwin, ich habe kein Korn gestohlen! Beim Zermalmer der Totengebeine von Herakleopolis, ich habe den Tempelschatz nicht geplündert! Meine Eltern habe ich in ein Leichentuch gehüllt. Die Tochter meines Knechtes habe ich nicht in die Knechtschaft geschickt. Die Geier des Himmels habe ich gespeist, denn es sind heilige Tiere. Kein einziges Mal, solange ich lebe, bin ich vor dem Magistrat geschlagen worden oder habe ein Zeichen gemacht, das die Seele eines Toten hätte erschrecken können, ein Zeichen, dessen Bild unreine Dinge hätte beschwören können." (Nach einer Übersetzung von Jean Capart).

Nun konnte der Verstorbene an der Schwelle zum Westen lobpreisen: „Lob sei euch, o Götter, die ihr den Geruch dessen wiedererkennt, der vom Boden Ägyptens kommt und vor euch erscheint, nachdem er einbalsamiert, in Tücher gehüllt und mit jener magischen Salbe gesalbt wurde, die die Entdoppelung begünstigt und das innere Wesen aus dem Äußeren heraustreten läßt, nachdem es geläutert wurde wie einst der Phönix von Herakleopolis, der die Seele des Re ist. Lob sei euch, o Götter im osirischen Wickelzeug, die ihr hinter den Pforten der Amenti steht und jene zu erkennen wißt, deren Gliedmaßen verfaulen und stinken, weil sie ihresgleichen umgebracht haben, oder Tiere im Tempelhof gestohlen oder in der Einsamkeit unkeusch gewesen sind oder das Wasser des Flusses verunreinigt haben. Lob sei euch in Ewigkeit, göttliche Geister, Geister mit dem Pavianskopf! Ich, der ich tot und neugeboren bin, ich habe, bevor ich vor euch erscheine, gesehen, daß mein Leichnam gewaschen und mit Binden umwickelt worden ist und meine Augen mit Antimon bestrichen wurden. Ihr wißt, daß ich weder das werdende Ei zerbrochen, noch beim Bock von Mendes geschworen, noch den Namen des Ptah-Tatenen in Abydos ausgesprochen habe. Errettet mich! Schirmt mich mit eurer Nähe, denn mein Atem ist rein, mein Herz ist rein, meine Hände sind rein, und die mich sehen, sprechen: Sei willkommen, o du, der du rein bist, und möge deine Seele in der Unterwelt Frieden haben... Sei willkommen, denn du hast deine Eingeweide gereinigt im See der Maat, und du kannst erscheinen – du, der du rein bist – vor Osiris, dem Stier der Amenti, vor Osiris Neberdjer, vor Osiris Djedi, dessen Wirbelsäule die Achse des Weltalls ist."

Die Ägypter stellten sich das Totenreich so ähnlich vor, wie das eigentliche Land selbst. Ein breiter Streifen fruchtbaren Landes war durch einen Strom geteilt, und diese Unterwelt hatte – wie die Oberwelt auch – 12 Gaue, die Duat hießen. Sie waren durch mächtige Pforten (deshalb auch „Buch der Pforten") getrennt, an denen scheußliche Ungeheuer hausten. All die reinen Seelen, die die Zaubersprüche kannten, konnten mit Re auf der Sonnenbarke des Nachts durch die Gaue reisen und morgens mit ihm erstrahlen, um dann in einer anderen Nacht wieder die Barke durch die Duat zu ziehen, an einem Tau, das eine lebendige Boa war.

Mit der Sonnenbarke durch die Duat

Im folgenden nun eine Schilderung dieser 12stündigen Reise durch die zwölf Duat der Unterwelt aus dem Totenbuch:

„In der ersten Stunde des Buches der Duat, der ersten Stunde der Nacht, bemerken die Toten, von Schrecken erfüllt, den Drachen, der den Eingang zur Hölle bewacht und gewaltig Feuer speit. Wenn die Toten klug sind, tragen sie schützende Amulette bei sich, und wenn sie die Zauberformeln kennen, wird es ihnen gelingen, die Wachsamkeit des furchtbaren Zerberus der Unterwelt zu täuschen und sich wohlbehalten zwischen den Windungen des Ungeheuers ihren Weg zu bahnen. Dann dringen sie durch die Pforte des Westens in die erste Region des Jenseits ein. In der zweiten und dritten Stunde passieren die Toten die Anrutef-Pforte, die Pforte zum Reich der Seelen, und entdecken die kalten Zonen in den Regionen des Uernes und des Osiris. Sie begrüßen die widderköpfige Sonne, die vom Westen gekommen ist, der Grenze des Reichs der Lebenden für jene, die noch den Lebenshauch und eine weiße Haut besitzen, nicht eine grüne. Die Verstorbenen erweisen der Sonne die Ehre, die zum Leichnam, zu ihrem Fleisch, geworden ist, nachdem sie die Barke des Tages verlassen hat, um in der Barke der Nacht die gemächliche Reise durch die zwölf Regionen der Unterwelt anzutreten, bevor sie unter den Augen des Sphinx wiederaufersteht, wie sie es jeden Tag seit Anbeginn der Zeit getan hat.“ (Zu Ihrer Information: Der Sphinx in Gizeh mit dem Kopf des Pharao Chefren ist so ausgerichtet, daß seine Augen frühmorgens genau auf die Sonne blicken, wenn sie hinter dem Horizont aufgeht.)

„In der vierten und fünften Stunde schauen die Gerechtfertigten, wie die Sonne die geheimen Höhlen des Sokaris passiert, des alten Totengottes mit dem Gesicht des Falken vom Gau Memphis. Die Finsternis ist dort wie das Wasser in den Tiefen der Meere, und Re vermag jene nicht mehr zu sehen, die dort sind. Unterdessen können die Toten, die klebrig wie Schlamm sind, seine Stimme hören, während er Befehle erteilt. Die heilige Barke wird dann weiter durch die Finsternis des Sokaris gleiten und sich dort in eine lange Schlange verwandeln, die in dieser gräßlichen Höllennacht nahezu unsichtbar ist.

In der sechsten Stunde werden die Toten Tausende von Vogelseelen und fremdartige Göttinnen sehen, die die Pupillen der Augen von Horus in den Händen tragen. Sie werden Chepre, den Skarabäus, und fünfköpfige, mit Dolchen bewehrte Drachen erblicken. In der siebenten Stunde stehen die Toten vor Isis, die ein gerechter Zorn gegen die Dämonen gepackt hat. Sie schauen die Feinde des Osiris, die von löwenköpfigen Göttern enthauptet und wie Asiaten gefesselt wurden. Sie schauen die Rückseite des irdischen Firmaments und die

Apophis-Schlange, die den siebenten Kreis der Hölle mit ihren schleimigen Windungen erfüllt und das Wasser unter der Sonnenbarke wegtrinkt, um ihre Fahrt auf den Gewässern zu behindern. In der achten Stunde werden die Toten voller Freude den Lärm, das 'Miauen' der Auferstandenen vernehmen, die aus ihren Häusern unter der Erde hervortreten, um die Sonne zu preisen und ihren Glanz aufs Neue zu schauen.

In der neunten bis elften Stunde durchschreiten die Toten das Wasser und das Feuer jener höllischen Welt, die in den Texten Agarit genannt wird. Die Ruderer verlassen jetzt die Sonnenbarke und beziehen wieder ihre geheimnisvollen Höhlen. Das Tau, das zum Ziehen der Barke auf ihrem nächtlichen Kurs gedient hat, verwandelt sich in eine Schlange, und ein Skarabäus setzt sich neben der Sonne nieder.

In der zwölften und letzten Stunde endlich werden die Toten die Sonne schauen, die, bevor sie wieder die Welt der Lebenden bescheint, in Gestalt eines Skarabäus neu geboren wird. Nut wird jene neue Sonne gebären, 'die zwischen ihren Schenkeln hervorkommt, aus ihrem Schamhügel erscheint'. Mögen sich die Toten nun freuen und die Lebenden sich erheben, um das Licht zu schauen; denn aus dem Schoß der Hölle ist die Totensonne wieder zu Chepre, dem Gott der Morgensonne, geworden, zum neuen Gott, der nach so vielen Drangsalen und Metamorphosen in den zwölf Regionen der Unterwelt sich selbst geboren hat. Von unten aber hört man mitunter Geräusche heraufdringen, wenn der Lärm der Menschen sich gelegt hat . . ."

Übrigens wurden die Litaneien des Totenbuches nicht nur bei den Beerdigungsritualen von Menschen aufgesagt. Die Priester sprachen sie auch über mumifizierte Katzen und Falken, Ratten und Kröten, Schlangen und Krokodile. Das Zeremoniell war das Gleiche, als ob es sich um die Grablegung eines Pharaos gehandelt hätte. Bei Hermopolis fand man einen in den Felsen gehauenen, riesigen unterirdischen Saal, in dem heilige Ibisse einbalsamiert und mumifiziert wurden, nachdem die Gebete des Totenbuches aufgesagt worden waren. Der Archäologe Cabra entdeckte das „Labyrinth von unzähligen Gängen und den Saal. In einem Saal, in dem ein Altar stand, entdeckten wir einen sitzenden Pavian und zwei, aus Holz geschnitzte, vergoldete Ibisse. Alle drei Tiere starrten auf eine Tür, hinter der sich das Grab des Hohepriesters Ankhor befand. Vasen aus Alabaster und 365 Statuetten aus schimmernder Fayence fanden beim Totenkult Verwendung. Unser Erstaunen war grenzenlos angesichts eines derartigen Ibis-Kultes in einem riesigen Palast unter der Erde."

Die Reise ins Jenseits

O du, der du der Zeiten Flügel
schneller schlagen machst,
du Bewohner aller Geheimnisse des
Lebens,
du Wächter jedes Wortes, das ich sage –
siehe, du schämst dich meiner, deines
Sohnes;
dein Herz ist voller Trauer, voller Scham,
ob meiner schweren Sünden in der Welt,
ob meiner kühnen Bosheit und Vergehen.
Oh schließe mit mir Frieden, schließe
Frieden,
reiß ein die Schranken,
die zwischen uns aufragen!
Laß alle meine Sünden weggewaschen sein,
auf daß ich vergessen kann.
Sie fallen zu deiner Rechten
und zu deiner Linken.
Ja, schaffe fort all meine Schlechtigkeit,
leg ab die Scham, die so dein Herz erfüllt,
daß du und ich fortan in Frieden seien.
(Aus dem Totenbuch)

Das größte Mysterium Ägyptens, die Einbalsamierung Verstorbener, eröffnet uns einen weiteren, erstaunlichen Einblick in die medizinische Welt des alten Landes am Strom. Nach vorsichtigen Schätzungen sind in Ägypten bis zur Römerzeit rund 500 Millionen Leichen mumifiziert worden! Zu Beginn des Mittleren Reiches nahm Theben Memphis die Vorherrschaft über das Land ab und am Westufer des Nil – gegenüber des sagenhaften politischen und religiösen Zentrums – müssen wahre Mumifizierungsfabriken entstanden sein. In den Zeiten der IV. Dynastie war die Mumifizierung ein Vorrecht der Pharaonen. Im Laufe der Jahrhunderte ließen sich dann auch die Mitglieder der „besseren Gesellschaft" mumifizieren und in den Tagen der persischen Oberherrschaft schließlich jedermann: ob Bauer oder Steinhauer.

Lassen wir wieder Herodot berichten, wie er die Mumifizierung erlebt hat, ehe wir ins Detail gehen:

„Wenn in einem Hause in Ägypten ein Mensch, natürlich einer, der etwas gilt, stirbt, bestreichen sich alle Frauen im Haus den Kopf und auch das Gesicht mit Lehm; dann lassen sie den Toten im Hause liegen, sie selbst laufen durch die Stadt, hochgeschürzt, mit bloßen Brüsten und schlagen sich und mit ihnen alle weiblichen Verwandten die Brust. Andererseits schlagen sich auch die Männer zum Zeichen der Trauer, und auch sie sind hochgeschürzt. Wenn das geschehen ist, bringen sie den Leichnam zur Einbalsamierung.

Dafür sind aber bestimmte Leute da, die sich auf diese Kunst verstehen. Wenn diesen die Leiche gebracht wird, zeigen sie den Anverwandten Muster von Leichnamen aus Holz und recht naturgetreu bemalt und nennen ihnen die beste Art der Einbalsamierung, deren Namen ich mich auszusprechen scheue; dann zeigen sie die zweite, wohlfeilere und mindere, und dann die dritte, die am billigsten ist. Dann fragen sie, nach welcher Art der Leichnam behandelt werden soll. Und die Angehörigen handeln mit ihnen den Preis aus und gehen dann fort; sie aber bleiben mit der Leiche in ihrem Hause zurück. Und solchermaßen ist nun die sorgfältigste und teuerste Art der Einbalsamierung: Sie entfernen zuerst mit einem krummen Eisen durch die Nasenlöcher das Gehirn, und zwar teils so, indem sie es herausziehen, teils indem sie Arzneien hineingießen. Dann öffnen sie mit einem scharfen äthiopischen Steinmesser die Bauchhöhle und nehmen die ganzen Eingeweide heraus; sie reinigen sie, spülen sie mit Palmwein aus und bestreuen sie mit zerriebenem Räucherwerk. Dann füllen sie die Bauchhöhle mit reiner zerriebener Myrrhe, mit Kaisablättern und anderem Räucherwerk, untermischt mit Weihrauch, und nähen die Leiche wieder zu. Dann legen sie die Leiche in Natron, 70 Tage lang; länger darf man sie nicht darinnen liegen lassen. Sind diese 70 Tage vorüber, dann waschen sie die Leiche und umwinden den ganzen Leib mit Binden aus feinem Byssosleinen und bestreichen sie mit Gummi, den die Ägypter vielfach statt Leim verwenden. Dann übernehmen wieder die Angehörigen die Leiche und machen einen hölzernen Sarg in Menschengestalt, legen die Leiche hinein und bewahren sie in der Grabkammer auf, wo sie die Leiche an die Wand stellen.

So behandeln sie die Leichen, die um den höchsten Preis einbalsamiert werden. Wo aber die Verwandten die Mittelart wählen, weil sie die hohen Kosten scheuen, da geschieht mit der Leiche folgendes: Sie füllen Klistierspritzen mit Zedernöl und füllen damit den Unterleib des

Toten, ohne ihn aufzuschneiden und den Magen und die Eingeweide herauszunehmen; sie spritzen es beim Gesäß hinein, aber so, daß das Klistier nicht wieder herausfließt; dann lassen sie die Leiche die vorgesehenen Tage hindurch in Natron liegen; am letzten Tag aber nehmen sie das Zedernöl, das sie früher hineingetan haben, wieder heraus. Dieses hat eine solche Wirkung, daß es auch den Magen und die Eingeweide mit herausnimmt. Das Fleisch aber wird von dem Natron so aufgelöst, daß von der Leiche nur die Haut und die Gebeine übrigbleiben. Dann geben sie die Leiche so an den Verwandten zurück und tun sonst nichts dazu.

Die dritte Art der Einbalsamierung, welche die am wenigsten Bemittelten erstehen, ist folgende: Sie reinigen die Bauchhöhle mit Abführöl und salzen ... die Leiche siebzig Tage ein; dann geben sie diese wieder zurück ...

Aber die Weiber angesehener Männer, wenn sie verstorben sind, geben sie nicht gleich zur Einbalsamierung, auch nicht die Weiber, die sehr schön oder sonst von größerer Bedeutung sind; sondern wenn sie drei oder vier Tage gestanden, dann erst geben sie dieselben den Einbalsamierenden. Das tun sie deshalb, auf daß die Einbalsamierer mit den Weibern keine Unzucht treiben. Denn es soll einer dabei ertappt sein, der Unzucht mit einer frischen Weiberleiche trieb, und ein Kunstgenosse hat es angezeigt ...“

Es ist uns nicht bekannt, wer in den frühen Tagen der ägyptischen Geschichte die Technik des Einbalsamierens „erfand“. Sicher hat man lange Zeit mit Tieren sowie mit den Leichen von Sklaven und Gefangenen experimentiert, und man hat anfänglich die Toten nur im heißen Sand vergraben, der sie ohnehin austrocknete. Das war freilich nicht mehr genug, als man die Leichen in hölzerne Särge gab. Als die Trocknungsmethode mit Natron gefunden und die Notwendigkeit einer Entfernung der Weichteile aus Bauch und Schädelhöhle erkannt worden war, hielten Priester und Einbalsamierer über die Jahrtausende daran fest.

Mittlerweile hat man Mumien gefunden, die aus dem Jahr 3400 v. Chr. datieren; mit eine der ältesten ist die Mumie der Mutter von Pharao Cheops. Im Alten Reich waren die Mumifizierungs-Methoden längst nicht perfekt; man stopfte den Bauch noch mit Tüchern aus, und teilweise wurden die Körper zerbrochen aufgefunden. Petrie vermutete, die Körper wären zur Entfernung des Gewebes zerstückelt worden, dem widersprach der Mumienforscher Elliot Smith. Seiner Meinung nach haben Grabräuber die Mumien zerbrochen, um an den Schmuck heranzukommen. Religiöse Ägypter hätten sie später wieder – allerdings falsch – zusammengesetzt.

Im Laufe der Zeit wurde die Mumifizierung immer perfekter. Ihren Höhepunkt erreichte sie im Neuen Reich. Tut-ench-Amun, der junge Pharao, war in 16 Lagen Leinen verpackt und lag in drei Sarkophagen aus Gold, einem vierten aus Stein und in drei Holzschreinen.

Bis zum Beginn des Neuen Reichs um 1550 v. Chr. ließ man das Herz an seinem Platz und entfernte nur die Eingeweide und Gefäße aus dem Körper. Während des Neuen Reichs löste man dann häufig auch das Herz aus dem Leib. Das geschah aus Furcht vor dem Totengericht; man hatte Angst, das eigene Herz könnte einen vor Gericht verraten und negativ aussagen. In anderen Epochen nahm man auch die Muskeln von Armen und Beinen und stopfte die Haut mit harzgetränkten Papyrusresten aus. Die entfernten Organe übrigens, die gereinigt worden waren, füllte man mit Myrrhe und Natron vermischt in eine Art Urne, die sogenannten Kanopen, und gab sie der Mumie mit ins Grab.

Jeder Pharao hatte einen richtigen Balsamierungs-Tempel, der gewöhnliche Sterbliche dagegen wurde in einem Zelt oder Stoff-Pavillion „behandelt". Man konnte die Überdachung leicht abbauen und anderenorts je nach Notwendigkeit schnell wieder aufbauen. Der Tempel oder das Zelt wurden „uabit" genannt, „der reine Ort".

Die Hauptpersonen in der Totenstadt waren natürlich die Balsamierer. Schließlich gab es ohne sie kein „Überleben" der körperlichen Hülle und damit die Unsterblichkeit für das Ka. Mit ihm arbeiteten eine ganze Reihe von Spezialisten; als erster der sogenannte „Paraschist", der Einschneider. Er hatte die Aufgabe, den Körper zu öffnen und die Eingeweide und Organe zu entfernen. Danach ließ er seinen Kollegen „taricheute" an den Leichnam. Der mußte sich um die Konservierung kümmern. Dieses griechische Wort wurde allerdings auch in den Fischfabriken verwendet: der „Einsalzer" wurde so genannt. Der griechische Ausdruck „chereb" ist hier bedeutend poetischer. Er meint soviel wie „Lesender", was sich darauf bezieht, daß während des Einbalsamierens rituelle Texte gelesen wurden. Es ist übrigens durchaus möglich, daß zu verschiedenen Zeiten diese beiden Arbeiten von ein und derselben Person ausgeführt wurden. Die Balsamierer waren von einer stattlichen Zahl von Assistenten und Priestern umgeben, allen voran ein Priester in der Maske des Anubis, sinnbildlich für den schakalköpfigen Gott, der schon die Einbalsamierung von Osiris überwacht hatte. Das Amt des Balsamiers war erblich und sicherlich lukrativ, allerdings war dieser Berufsstand nicht besonders angesehen. Im Papyrus Sallier III heißt es: „Die Finger des Einbalsamierers erregen Übelkeit, es ist Leichengeruch, was ihnen entströmt. Seine Augen brennen vor Hitze. Er ist zu müde, seiner eigenen Tochter die Leviten zu lesen. Er verbringt seine Tage mit dem Zuschneiden alter Lumpen, denn Kleidung ist ihm ein Greuel."

Sobald die Leiche den Einbalsamierern übergeben worden war, begann man mit der Entfernung des Gehirns. Es war für die Ägypter nicht weiter wichtig, man glaubte den Sitz des Verstandes im Herzen. Mit langen Bronzestäben, an denen Spiralen und Haken waren, wurde es über den Nasenkanal Stück um Stück herausgezogen; eine mühselige Arbeit, bei der es sich oft nicht vermeiden ließ, daß eine der Nasenmuscheln zertrümmert wurde.

Es gab allerdings auch radikalere Methoden: bei König Ahmose schnitt man den Kopf ab und löffelte das Gehirn aus dem Schädel. Anschließend wurde der Kopf auf einen Stock gesetzt, mit dem Körper verbunden und bandagiert. Oder man entnahm ein Auge und drang so ins Gehirn vor. Bekannt sind uns auch Schädel, die man im Nacken geöffnet hat und nach der Entnahme der Hirnmasse wieder verschlossen. Übrigens wurde nicht allen Mumien das Gehirn entnommen. Zu den Zeiten der ersten Dynastien war diese Maßnahme so gut wie nicht üblich, während der griechischen Epoche dagegen bei über 50 Prozent aller Mumifizierungen.

Nach dem Gehirn entnahm der Einbalsamierer der Leiche die Gedärme. Dazu machte er mit einem eigens präparierten Kieselstein einen scharfen Schnitt von der letzten Rippe bis zu den Schamhaaren. Nach der Regierungszeit von Thutmosis II. schnitt man an der Leiste entlang. Zuerst holte der Balsamierer die Gedärme aus dem Körper, rollte sie auf und schnitt sie in mehrere Teile. Anschließend entfernte er Milz, Leber, Magen und das Bauchfell, oft auch die Nieren. Die Blase blieb meist im Körper, bei einigen Mumien sind Hoden und Penis amputiert und wurden getrennt beigesetzt, wir wissen nicht, warum. Schließlich drang der Einbalsamierer dann durch das Zwerchfell in den Brustraum vor, durchtrennte Luft- und Speiseröhre und entfernte die Lungen. Das Herz blieb auf seinem Platz; riß er es zufällig mit der Lunge heraus, so wurde es wieder im Körper plaziert, manchmal sogar angenäht.

Nun kam es zum kompliziertesten Verfahren, der Austrocknung des Körpers, der beim Menschen ja immerhin zu 75 Prozent aus Wasser besteht. Nach langem Rätselraten und vielen Streitereien haben sich die Wissenschaftler darauf geeinigt, daß die Austrocknung mit Natron gemacht wurde. Nicht mit heißem Sand, am Feuer oder mit Salz, denn man fand natronüberkrustete Balsamierungstische und Natronkristalle an den Mumien. Eine Frage blieb: flüssiges oder trockenes Natron? Lucas, ein Chemiker aus dem 18. Jahrhundert, betrieb hierzu Experimente. Und zwar legte er je eine ausgeweidete Taube in Salzlösung, in eine dreiprozentige Natronlösung und in trockenes Natron; eine vierte legte er in gekörntem Salz ein. Nach 40 Tagen entnahm er die Vögel dem Natron und dem Salz. Die Taube aus der Natronlösung war in gutem Zustand, er mußte sie nur abspülen und in der Sonne trocknen lassen; diejenige, die in der Salzlösung gelegen hatte, war zu einer formlosen Masse aus Haut, Knochen und Fett geworden, die Salz-

und Natrontauben dagegen waren hart und fest, ganz so, wie wir die Mumien kennen. Damit war bewiesen, daß die alten Ägypter trockenes Natron zur Dehydration der Körper verwendet haben.

Nach einer neuerlichen gründlichen Waschung wurden die Mumien ausgestopft. Und zwar mit den unterschiedlichsten Dingen – von Sägespänen über Stoffreste bis zu Tonkrügen. Hauptsache, der Körper sah wirklichkeitsnah aus. Wichtig war, daß er vor dem Einbandagieren gründlich abgetrocknet wurde. Daß das nicht immer geschah, zeigt der Schimmel, den man an manchen Mumien gefunden hat.

Der ausgetrocknete Körper mußte durch Salbungen wieder geschmeidig gemacht werden. Im Papyrus Boulaq 3 wird das so beschrieben: „Erste Kopfsalbung mit Weihrauchharz; Parfümieren des Körpers mit Ausnahme des Kopfes; Präparieren des Rückens mit Ölmassage; Zweite Kopfsalbung und Einwickeln des Kopfes; Letzte Kopfsalbung; Salbungen der Hände und Füße."

Die Hauptbestandteile dieser Öle und Salben waren Zedernöl, Kümmelöl, Libanonöl, Wachs, Rohgummi, Terpentinöl, Weihrauch und Natron.

Was nun noch fehlte, war den Körper vor dem Verschließen mit Harz auszugießen, das in jeden Winkel gelangen mußte. Eine sehr kostspielige Angelegenheit, denn in Ägypten gab es keine Nadelbäume, das Harz kam aus Syrien. Die Geschichte erzählt, Alexander der Große sei in Honig konserviert worden. Sollte das zutreffen, dann geschah das gewiß nicht häufig, auch wenn aus Gizeh eine Geschichte bekannt ist, wonach man bei Ausgrabungen einen Krug mit Honig fand, der noch brauchbar schien. Man goß den Honig aus und fand im Krug die Leiche eines kleinen Kindes, vollständig bekleidet und in einwandfreiem Zustand.

Nach dem Harzen und Auffüllen wurde die Leiche manchmal an Haut, Nägeln und Augen kosmetisch korrigiert. Das Bandagieren des Leichnams wurde unter den Anweisungen eines obersten Einbalsamierers vorgenommen. Auch er trug eine Schakalsmaske und sprach den Riten entsprechende Litaneien zu den komplizierten und langwierigen Handhabungen. Zwischen die Binden legte man Amulette, die neue Lebenskraft verleihen sollten, zum Beispiel Djed-Pfeiler, Isisblut, Udjat-Augen, Skarabäen aus Gold, Bronze, Stein, Glas, Fayence oder Ton.

Wie vertrackt das Bindenlegen war, zeigt allein schon das neunte Kapitel im „Ritual der Einbalsamierung":

„Danach fahren wir mit dem Umwickeln des Gottes fort und bandagieren seine linke Hand, deren geschlossene Faust mit dem gleichen Öl eingerieben werden sollte. Füge hinzu „Anch-imy", eine Pflanze, Bitumen aus Koptos, ein Teil, Natron ein Teil, in die Faust. Umwickle seine ...(?) mit einem Stoffstreifen aus königlichem Linnen, anschließend mit einem Band. Stecke ihm den goldenen Siegelring an den Finger und lasse seine geschlossene Faust, nachdem sie durch Einschieben eines Tampons aus Stoff die richtige Form eingenommen hat, noch einmal vergolden. Bedecke den Handrücken bis an die Fingerwurzeln mit Öl, mache sechsunddreißig Pakete aus „Anch-imy"-Pflanzen, Natron, Bitumen und der „Senebnetjeri"-Pflanze, binde sie zu und lehne sie an seine linke Hand. Binde „mensa"-Pflanzen und einen Zweig vom „aru"-Baum mit einer „Seneb-netjeri"-Pflanze zusammen an seine linke Hand und denke daran, daß der „aru"-Baum Osiris ist. Versichere dich mit einem Stück Tuch und „aru"-Harz, das du ihm über die Faust gießt, daß alles fest in seiner Hand bleibt. Auf diesem Tuch muß das Bild von Hapi, dem größten aller Götter, sein; denn mit diesem Tuche wird der Wiedergeborene sich wieder kleiden. Auf einem sechsmal aufgerollten Stofftampon sollte das Bildnis von Isis in purem Rauschgelb gezeichnet sein... Nun lege ihm das Tuch von Isis aus Koptos über die Hand, nachdem du ihm Hapi und Isis in die Faust geschoben hast, sie dürfen nie mehr von ihm getrennt werden. Bandagiere seine Hand fest über dem Stoff."

Bevor man die Mumie dem „Haus für die Ewigkeit" übergab, nahm man das Ritual der „Mundöffnung" vor. Der Einbalsamierte sollte dadurch symbolisch wiederbelebt werden und seine geistigen und körperlichen Kräfte, das Ka und das Ba, dadurch die Möglichkeit bekommen, wieder in den Körper zu gelangen. Dieses Ritual wurde auch an der Statue des Toten vorgenommen: sie galt den alten Ägyptern ebenfalls als lebendiges Wesen.

In einer alten Schilderung des Zeremoniells heißt es: „Man öffnete den Mund der Statue mit mehreren Werkszeugen, einer Zange ('die beiden Göttlichen' genannt) und einer Art Querbeil ('groß an Zauber'). In diesem Augenblick trat 'der Sohn den er liebt' auf, ein Name, der natürlich an Horus in den Osiris-Mysterien erinnert. Man öffnete noch einmal mit einem Meißel und einem Goldfinger. Danach bot man dem Abbild des Toten einige Kopfbedeckungen dar, ein Messer mit einem menschlichen Kopf am Ende, Weintrauben, eine Straußenfeder und ein mit Wasser gefülltes Gefäß. Wieder wurde geschlachtet, wieder opferte man dem Toten Herz und Keule des Tieres. Nach einer neuerlichen Mundöffnung mit einem Querbeil und einem anschließenden Weihrauch-Opfer erhielt der Tote eine ganze Reihe von Opfergaben zu seinem Schutz... Nun begannen die Salbungen, und danach schminkte man die Statue, verlieh ihr Zepter und Keule, brachte ihr Weihrauch dar, reinigte sie, spendete ein Trankopfer und bereitete den abschließenden Opferdienst vor."

Mit der zunehmenden Dekadenz des ägyptischen Reiches verschlechterte sich auch die Qualität der Mumifizierung; außerdem begann sich das religiöse Empfinden zu ändern. Schon aus der XXI. Dynastie gibt es völlig verwahrloste, lieblos zusammengeschusterte Mumien, teilweise ohne Kopf oder ohne Arme, oder mit Beinen, die ursprünglich gar nicht dem Leichnam gehörten. Auf einem Grab der Spätzeit in Tuna el-Gebel steht:

„Ich bin der Sohn von Epimachus. Geh nicht gleichgültig an meinem Grab vorbei. Deine Nase wird nicht durch den unangenehmen Geruch von Zedernöl belästigt werden" (Sie erinnern sich an Herodots Balsamierung zweiter Klasse mit dem Öl-Klistier; es war allerdings nicht Zedernöl, sondern Wacholder; das Holz wurde destilliert und mit Terpentinöl und Teer vermischt, was eine ätzende Säure ergab.) „Leihe dein Ohr ein wenig einem wohlriechenden Toten. Der Tod holte mich mit Husten, und ich starb, wie alle Menschen sterben müssen. Also weine nicht, mein Freund, ich hasse Tränen. Ich habe auch meinen Vetter Philermos gebeten, allem Wehklagen zu entsagen und mich nicht zu begraben, nur um mich wieder auszugraben. Begrabe mich nur einmal, und zwar ohne Zedernöl. Die langen Begräbnisriten, die Klageweiber machen mir kein Vergnügen. Denn alle Menschen müssen sterben."

Vielleicht ist dieser Knabe, der im Alter von 12 Jahren starb – wahrscheinlich an Tuberkulose –, verbrannt worden. In der römischen Periode wurde das üblich. Bald schon entnahm man dann dem Körper auch nicht mehr die Eingeweide, man bedeckte den Toten nur noch mit Salz oder Natron, ließ ihm seine normalen Kleidungsstücke und begrub ihn.

Was uns die Mumien sagen

Im Jahre 1859 wurde in Lyon ein gewisser Max Armand Ruffer geboren. Durch Zufall geriet der junge Mann nach England, wo er Medizin studierte. Zurück in Paris widmete sich Ruffer der Bakteriologie. Im Verlauf seiner Forschungsarbeit zog er sich durch Lähmungen eine komplizierte Diphtherie zu, von der er sich nur schwer erholte. Des Klimas wegen ging der 34jährige 1893 nach Kairo, wo er Professor für Bakteriologie an der Universität wurde. Gleichzeitig entdeckte Max Armand seine Liebe zur Ägyptologie, bei der ihm seine medizinischen Kenntnisse für die Forschung an Mumien von großem Nutzen wurden. Seine Studien und Veröffentlichungen – ob über 4000 Jahre alte Parasiteneier in den Mumien oder über die Folgen inzestuöser Beziehungen im Pharaonenreich – haben heute noch Gültigkeit. 1917 starb Max Armand Ruffer, als Direktor des Roten Kreuzes, an Bord eines Schiffes, das vor Saloniki torpediert wurde. Die Engländer Elliot Smith und F. Wood Jones führten sein Werk fort. Smith auf recht unorthodoxe Weise übrigens. Von ihm erzählt man sich noch heute in Gelehrtenkreisen schmunzelnd die Geschichte, wie er mit der Mumie des Pharao Tutmosis III. auf dem Beifahrersitz durch Kairo raste – auf der Suche nach einem Röntgengerät, mit dem er den König durchleuchten wollte.

Sie alle haben nichts mehr erfahren von den raffinierten Methoden, mit denen bis heute die Mumien untersucht wurden und werden und von den erstaunlichen Einblicken in die Krankheitsbilder der Pharaonen, die man dabei gewonnen hat.

Die allerneueste Untersuchung fand im Frühjahr 1990 im Brigham Hospital in Boston/Massachusetts statt. Der Radiologe Myron Marx untersuchte elf Sarkophage aus dem „Museum of Fine Art". Und zwar mit einem Computertomographen, einem Gerät, das normalerweise dazu dient, Tumoren und Entzündungen zu orten. Die zwei prächtigsten Sarkophage enthielten die Mumien der Sängerin Ta-Bes und ihres Mannes Nes-Ptah, eines reichen Barbiers. Sie lebten bis 950 v. Chr. in Theben. Vier Stunden untersuchte Marx die beiden, dann stellte er seine Diagnose. Die Sängerin hatte mehrere Rippenbrüche, in ihrem Schädel wucherte ein Tumor. Ihr Mann, der etwa 60 gewesen sein dürfte, muß schwer krank gewesen sein. Neben starken Zahnleiden und einem deutlichen Verschleiß der Lendenwirbel diagnostizierte Marx Arterienverkalkung. Da auch die Adern der Beine bis hinab zu den Fersen sklerotisch verengt waren, spekulierte der Radiologe, der Ägypter könnte zuckerkrank gewesen sein.

Beim sogenannten „Münchner Mumienprojekt" war zwei Jahre lang eine 2700 Jahre alte Mumie Mittelpunkt eines in der Bundesrepublik einmaligen öffentlich geförderten Forschungsprojektes. Eine ganze Reihe von Wissenschaftlern, darunter Röntgenologen, Anthropologen und Ägyptologen untersuchten am Institut für Anthropologie und Humangenetik der Universität eine hervorragend erhaltene Mumie, auf deren Sarkophag der Name „Si Chonsu" zu entziffern war. So hieß der Tote allerdings nicht: „Djehuti Irdis", dessen Name man an einer Stelle der 170 Meter langen Binden fand, war einst in einen fremden Sarg gelegt worden. Beim Auswickeln des äußeren, unscheinbaren Mumienpaketes kam der Name zum Vorschein, dann goldbelegte Fingernägel und Schmuckreifen an Armen und Beinen. Der Tote trug Stoffsandalen und ein bemaltes Tuch über dem hervorragend erhaltenen Gesicht. Die Computertomographie ergab: Djehuti starb mit etwa 17 Jahren an Tuberkulose. Er hatte übrigens die Blutgruppe A und war 154 Zentimeter groß.

In den Anfängen der Mumien-Autopsie war – natürlich – alles noch ganz anders. Die Ägyptologen konnten sich nur auf ihre Augen verlassen. Am 1. Juni 1886 untersuchte Maspéro die Mumie von Ramses II. Dabei notierte er:

„Die erste Stofflage wurde abgenommen, und nach und nach kamen Stoffstreifen hervor, ungefähr 20 Zentimeter breit, die um den ganzen Körper gewickelt waren. Anschließend ein zweites Leichentuch, das zusammengenäht und in gewissen Abständen von schmalen Bändern festgehalten wurde. Dann kamen zwei Lagen Bandagen und ein Stück feines Leinen, das den Körper vom Kopf bis zu den Zehen bedeckte und auf dem, ungefähr 1 Meter groß, das Bildnis der Göttin Nut in Rot und Schwarz gezeichnet war, wie das Ritual es vorschreibt. Unter diesem Amulett kamen neue Bandagen zum Vorschein, anschließend eine Lage von vierfach gefalteten Tüchern, die mit Bitumen getränkt war. Als diese letzte Lage abgewickelt war, erschien Ramses II. Er ist groß (1,72 Meter nach der Einbalsamierung) und perfekt symmetrisch und gut gebaut. Sein länglicher Kopf ist im Verhältnis zum Körper klein, die obere Kopfhälfte vollkommen kahl. Sein Haar, dünn an den Schläfen, wird im Nacken dichter und fällt in 5 Zentimeter langen Lokken auf die Schulter. Es war weiß, als er starb, hatte sich jedoch durch die wohlriechenden Essenzen gelb gefärbt. Die Stirne ist niedrig und gerade, der Augenbrauenbogen springt vor, die Wimpern sind weiß und dicht, die Augen klein und stehen eng neben der Nase; die Nase ist lang und schmal, eine nahezuh römische Hakennase, an der Spitze durch die Bandagen leicht flachgedrückt. Eingefallene Schläfen, vorspringende Backenknochen, runde, abstehende, jedoch feine Ohren, zur Anbringung von Ohrgehängen durchlöchert wie die einer Frau, ein stark ausgeprägter Unterkiefer und ein hohes Kinn. Sein Mund steht weit offen und ist mit einer schwärzlichen Salbe gefüllt. Volle Lippen. Ein kleiner Meißel hat einige ziemlich abgewetzte Zähne zutage gefördert, die, obwohl sie ganz weiß sind, recht zerbrechlich wirken. Der schüttere Bart und Schnurrbart, wohlrasiert im Leben, ist im Verlauf der Krankheit oder nach dem Tode gewachsen, die Haare sind weiß wie die Kopf- und Wimpernhaare, aber rauh und stachelig und höchstens 3 bis 4 Millimeter lang. Seine Haut ist von einem schmutzigen Gelb mit schwarzen Flecken. Seine Maske vermittelt uns eine Ahnung, wie seine Gesichtszüge im Leben ausgesehen haben mögen. Ich würde sie nicht als besonders intelligent bezeichnen, eher etwas roh, jedoch gepaart mit dem Stolz und der Entschlossenheit einer königlichen Majestät. Auch der Rest des Körpers ist gut erhalten, nur daß er nicht mehr so gut aussieht, das Fleisch ist geschrumpft, sein Hals zum Beispiel ist nicht dicker als sein Rückgrat. Die Brust ist breit, die Schultern hochgezogen, die Arme über der Brust gekreuzt, seine langen, feinen Hände sind mit Henna gefärbt, seine wunderschönen, kurz geschnittenen Nägel wohlgepflegt wie die einer ausgehaltenen Frau. Eine Wunde klafft in seiner Leistengegend, aus der die Eingeweide entfernt worden sind. Seine Genitalien sind mit Hilfe eines scharfen Instruments entfernt und höchstwahrscheinlich einem Brauch zufolge in einer kleinen hölzernen Statuette von Osiris verschlossen worden. Ober- und Unterschenkel sind fleischlos, die Füße lang, schmal,

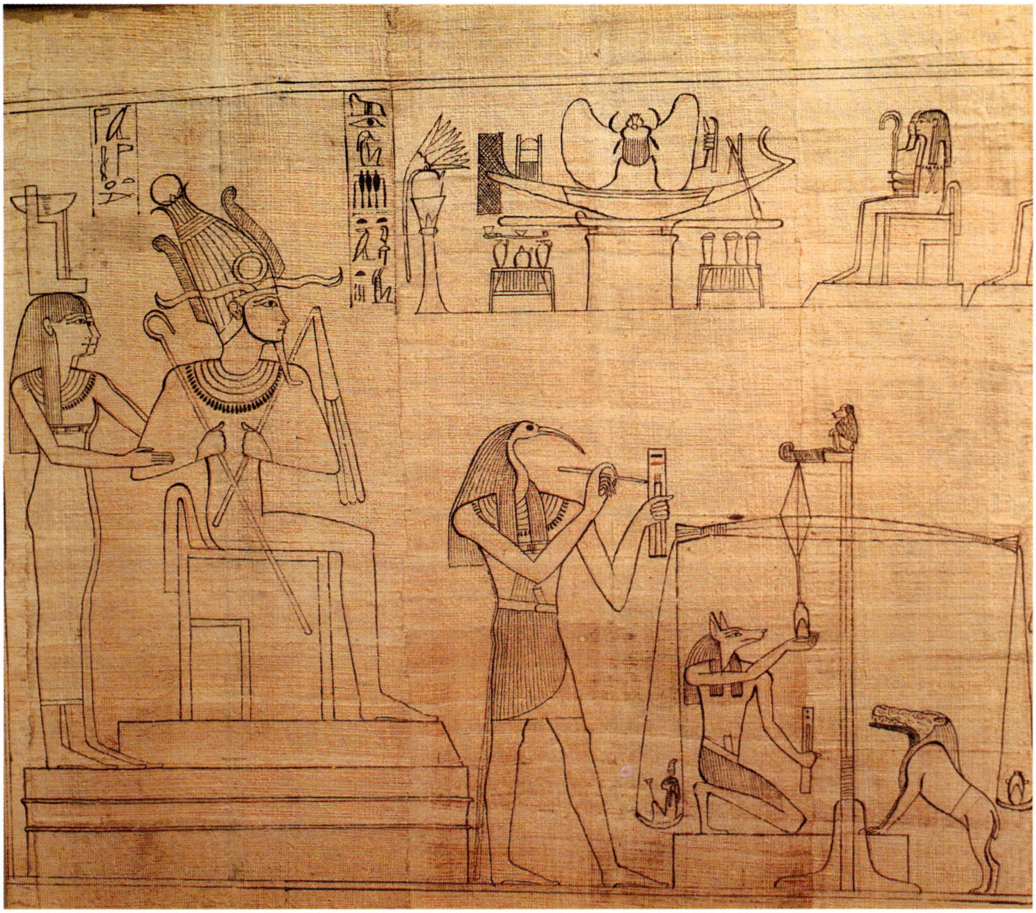

Vor diesem Gericht fürchtete sich jeder Mensch im alten Ägypten: ein Motiv aus dem Totenbuch des Ani (XIX. Dynastie, British Museum London). Das Herz des Toten wird gegen die „Maat“-Feder aufgewogen. Osiris ist Zeuge in diesem Gericht, der ibisköpfige Thot notiert die „Sünden“ des Opfers. Halten die Verfehlungen des Verblichenen nicht wenigstens das Gleichgewicht, wird das Herz vom Hund verschlungen.

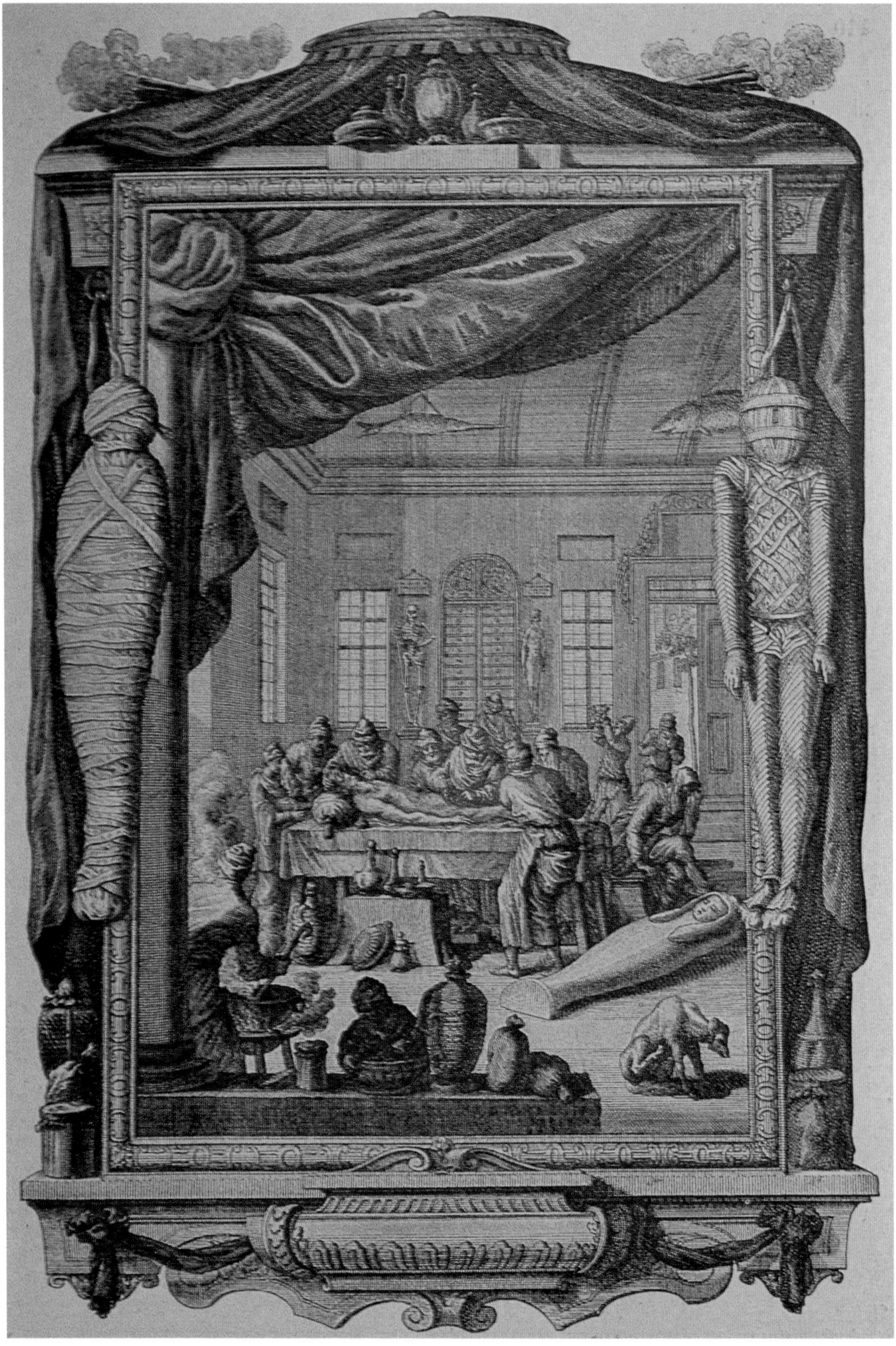

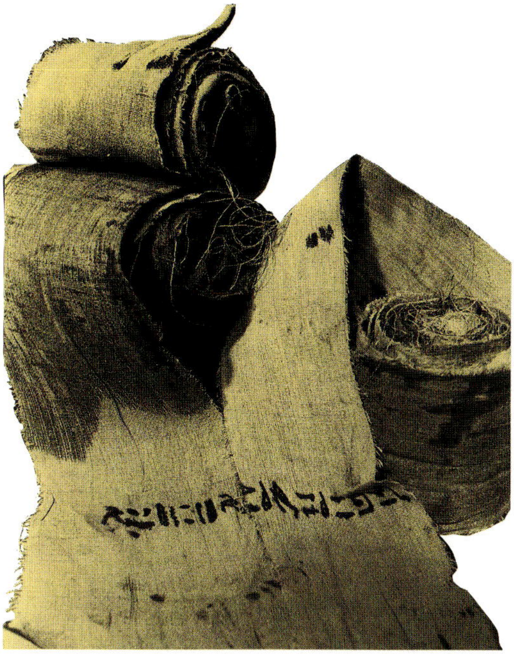

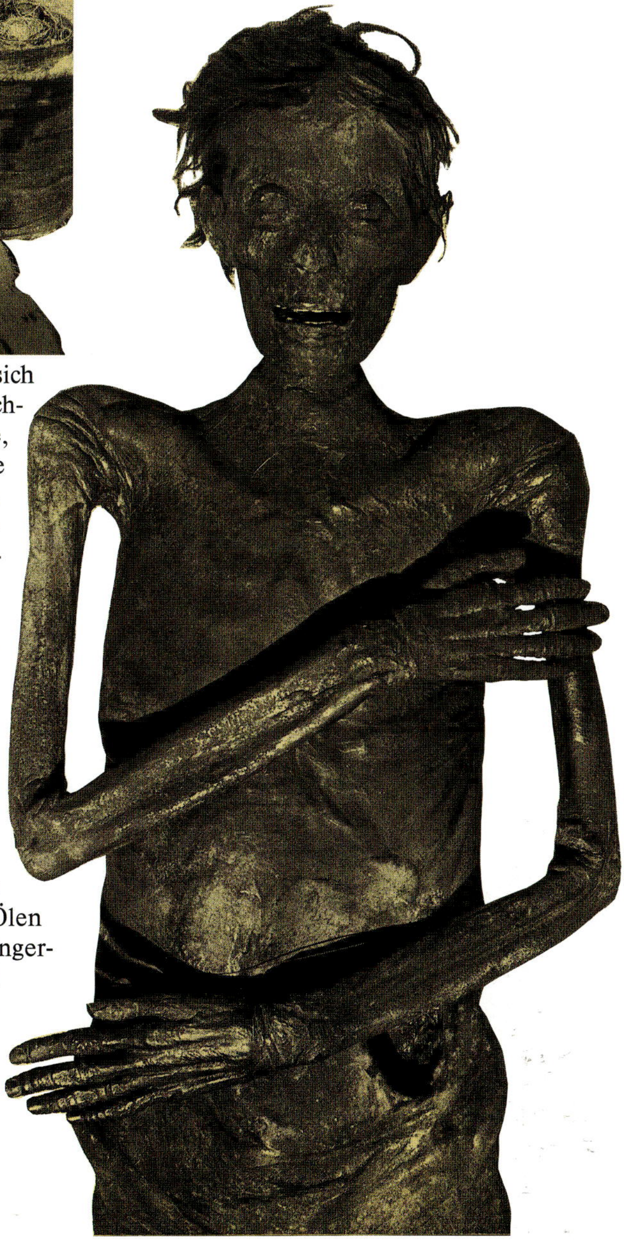

Im Mittelalter (Bild links) stellte man sich so eine Mumifizierung vor. Das „Münchner Forschungsprojekt“ galt einer Mumie, die 1820 von der Königlichen Akademie der Wissenschaften erworben wurde. Vorbereitet wurde das Projekt durch die Untersuchung mumifizierter Tiere, darunter Katzen und Schlangen. Die Mumie war in 170 Meter lange Binden eingepackt, in denen die Wissenschaftler auch den Namen des Mannes fanden: er hieß Djehuti Irdis und starb vor etwa 2700 Jahren. Modernste Untersuchungen wie die Computertomographie ergaben: Djehuti's Leben endete ungefähr in seinem 17. Lebensjahr. Er starb an Tuberkulose, hatte die Blutgruppe A und war 154 Zentimeter groß. Mit Baumharzen, Bitumen und Ölen war er einbalsamiert worden. Die Fingernägel hatte man mit Gold belegt und ihm Schmuckreife an Armen und Beinen mit auf den Weg in die Ewigkeit gegeben.

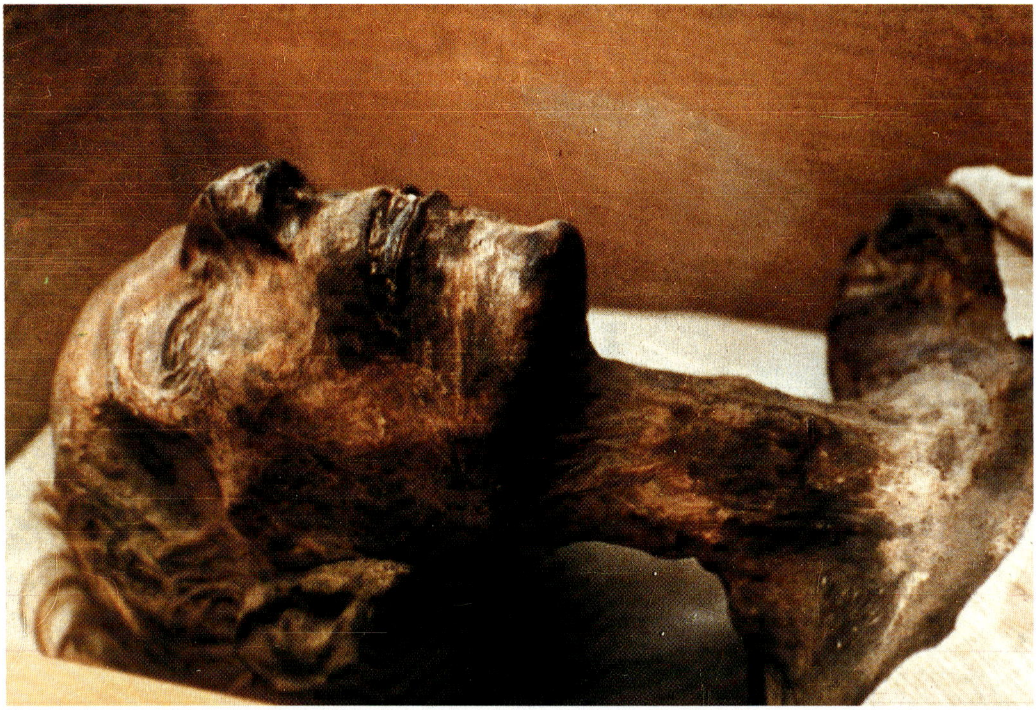

Die Mumie des wohl bedeutendsten Pharaos Ägyptens, Ramses II. Keiner schuf so monumentale Bauwerke, keiner zeugte mehr Kinder, keiner wurde so alt wie er. Bild unten: Anubis, der schakalköpfige Gott, symbolisch bei der Mumifizierung einer Leiche.

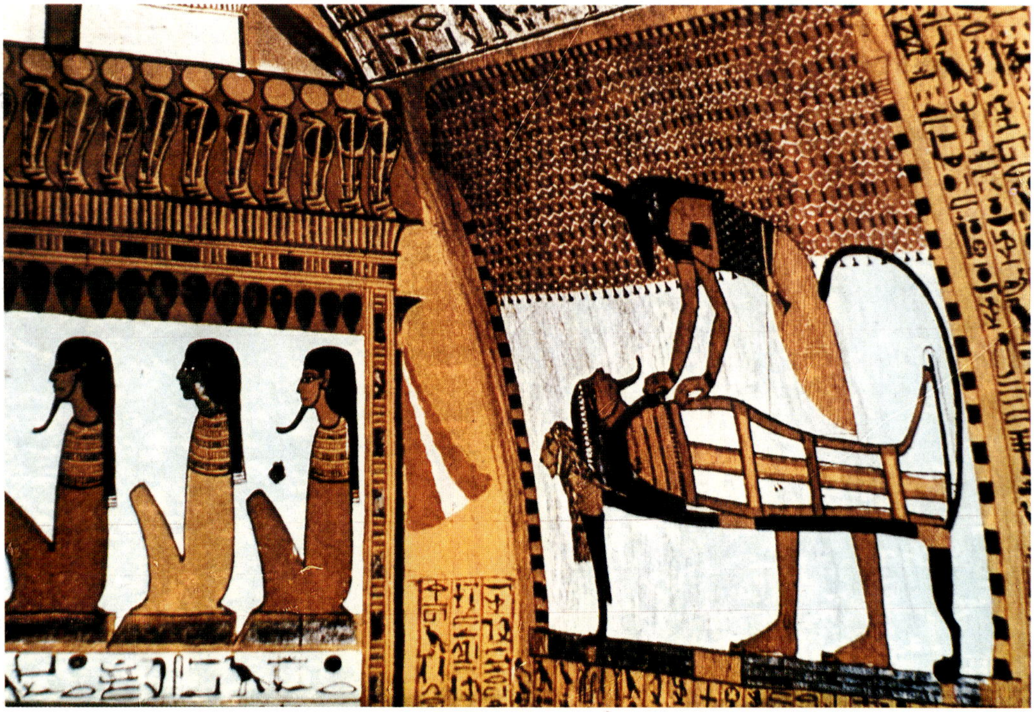

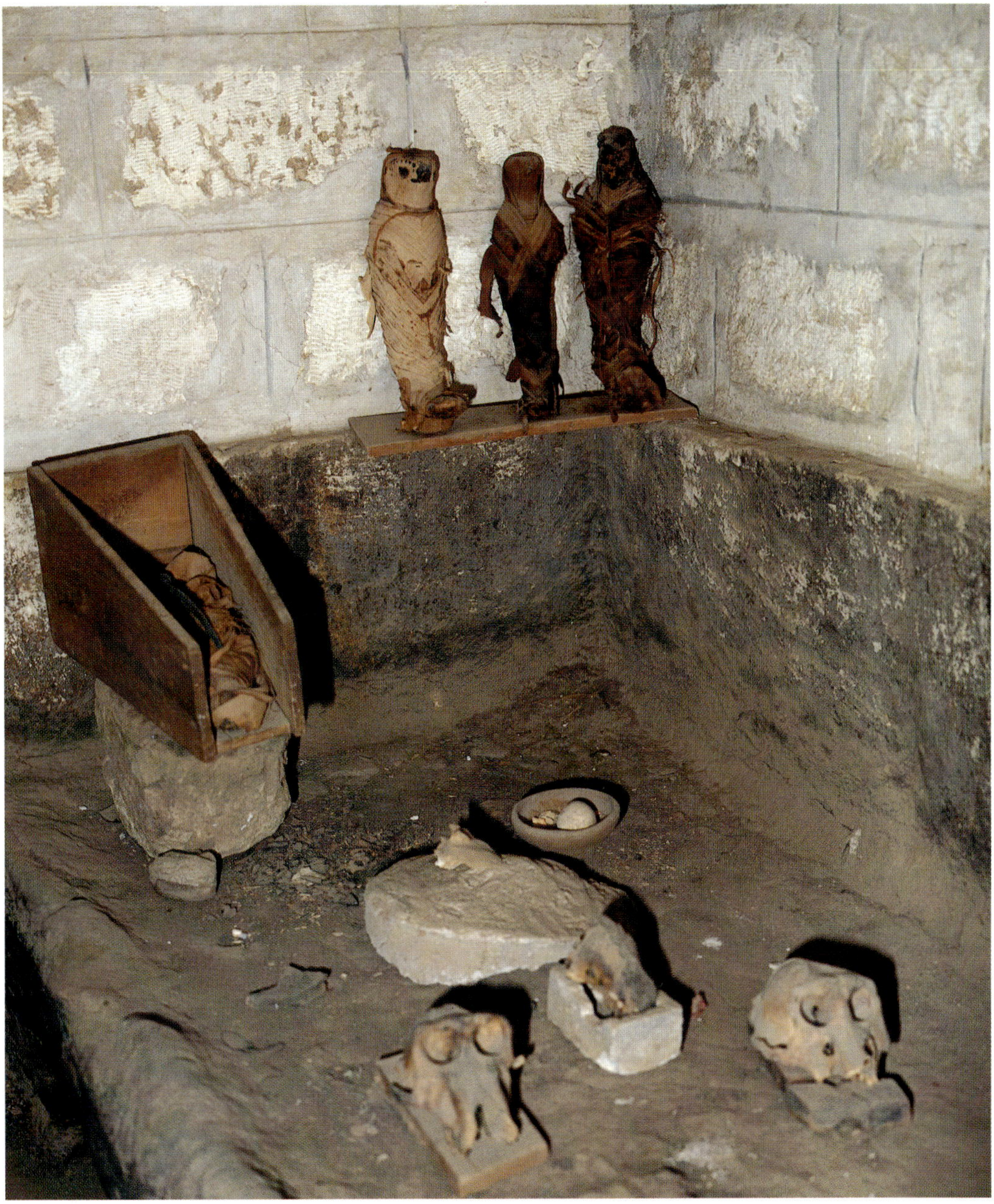

Im Kairoer Vorort Heliopolis hat man diese Krypta mit mumifizierten Vögeln entdeckt. In der Gegend um Memphis gibt es Gräber mit Hunderttausenden von mumifizierten Tieren. Vor allem Ibisse. In den Vorzeiten „übte" man die Mumifizierung an Tieren - vielleicht auch an Sklaven -, ehe man sich an Menschen wagte.

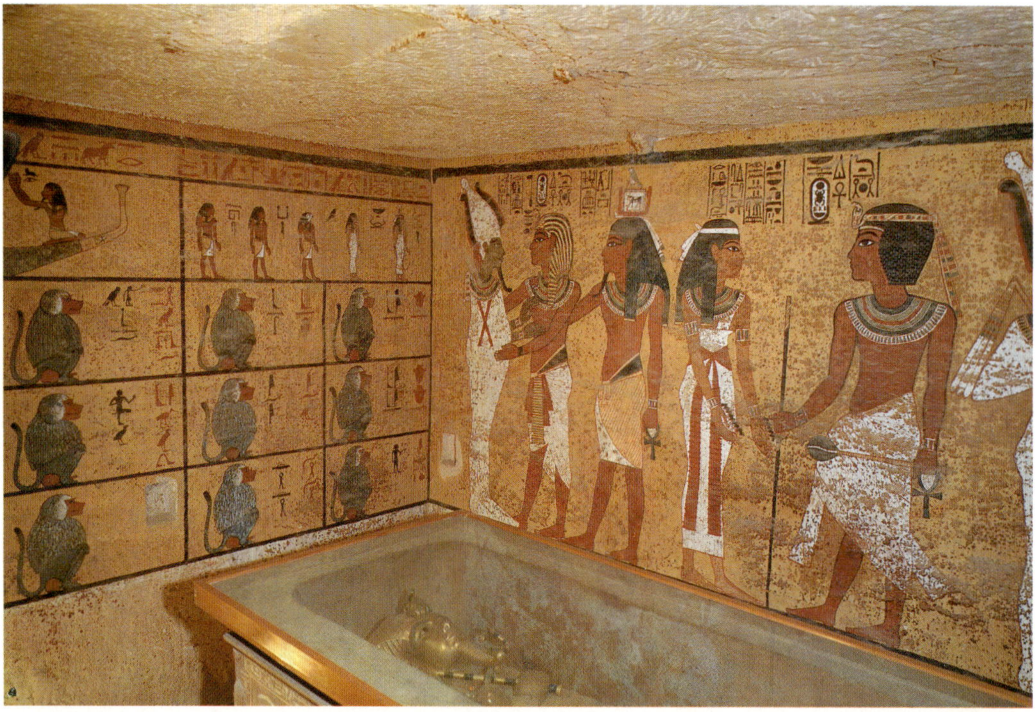

So sieht es in der winzigen, stickigen Grabkammer des Tut-ench-Amun aus. In der kleinsten Grabkammer eines Pharaos fanden sich ungeheure Schätze, eine der Goldmasken liegt noch an Ort und Stelle. Bild unten: Auszüge aus dem Totenbuch.

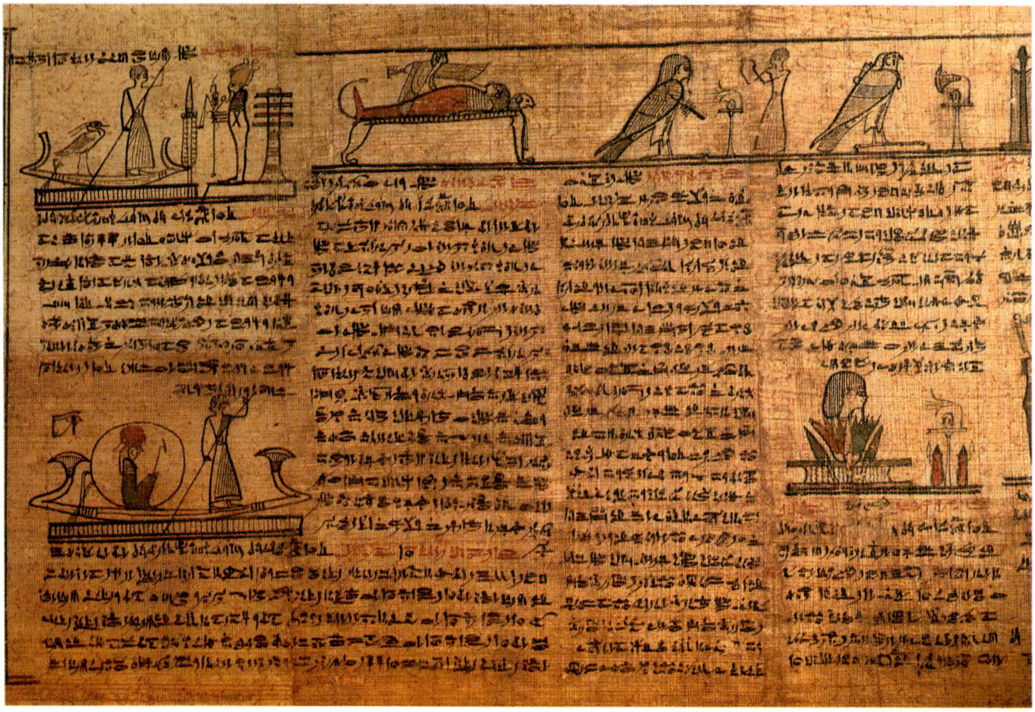

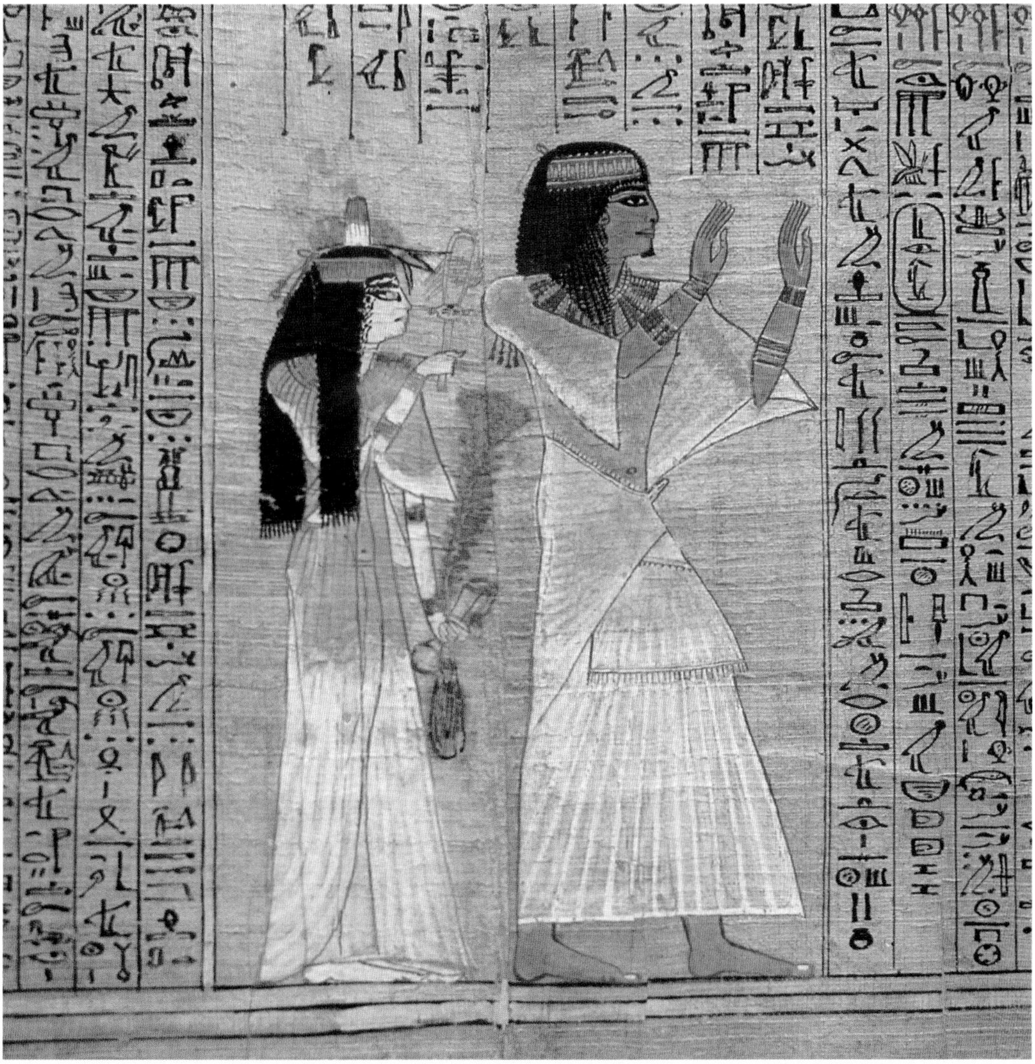

Um 1250 v. Chr. entstand dieses thebanische Totenbuch (Auszug) des Schreibers Ani, das ihn selbst und seine Gemahlin in Anbetung vor Osiris zeigt (British Museum London). Die Ägypter stellten sich vor, daß das Totenreich ähnlich ihrem eigenen Land war; mit einem Fluß in der Mitte sollte diese Unterwelt - die Duat - zwölf Regionen umfassen. nach den zwölf Stunden der Nacht. Diese Regionen waren durch Pforten getrennt, an denen Ungeheuer lauerten und Wache hielten. Aus diesem Grund heißt das Totenbuch auch „Buch der Pforten". Durch die Regionen der Duat und ihre schrecksamen Gegebenheiten führte die nächtliche Fahrt der Ägypter im Jenseits - bis das Morgenrot leuchtete.

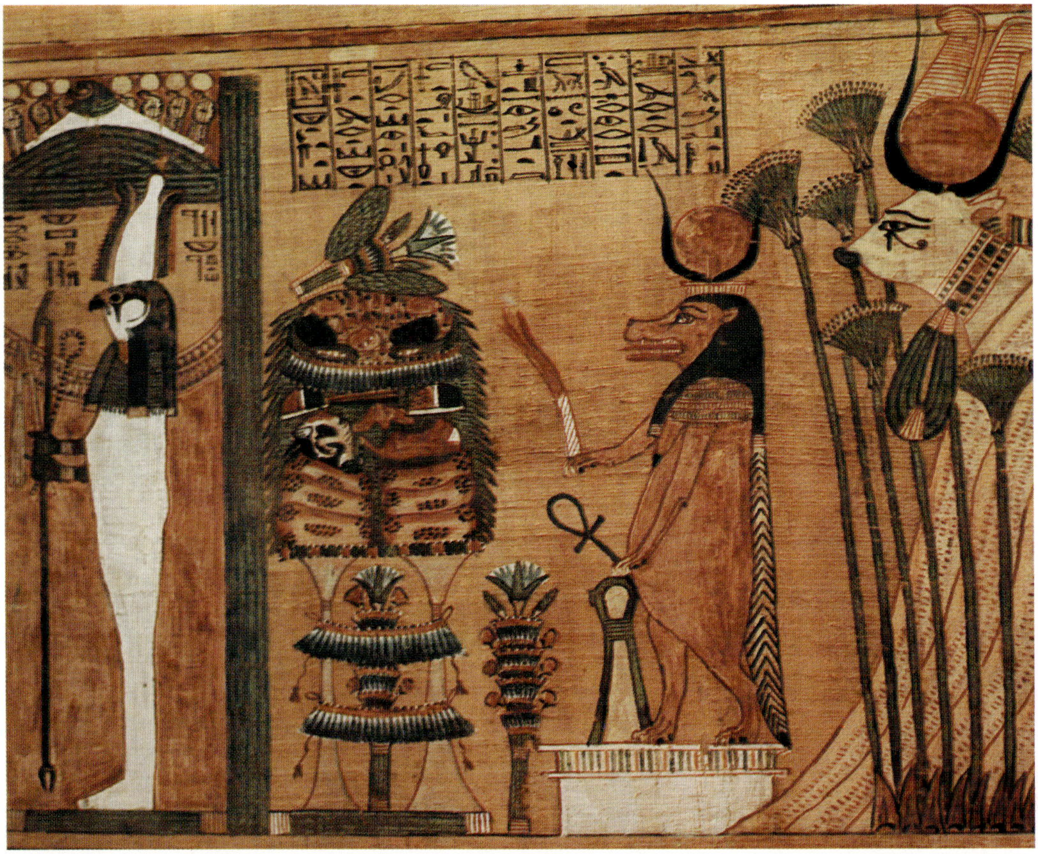

In Theben fand man diesen Toten-Papyrus. Er soll Horus darstellen, mit einer Atef-Krone und in der Gestalt des Osiris. Hinter ihm befindet sich ein großes blumengeschmücktes „Speiseopfer", dazu Thoëris als trächtiges Mischwesen zwischen Nilpferd und Löwe, und noch dazu erscheint Hathor als Kuh in einem Lotosdickicht. Der Papyrus entstand um 1400 v. Chr. und liegt ebenfalls im British Museum London.

ein bißchen platt und wie die Hände mit Henna gefärbt. Die Knochen sind schwach und zerbrechlich, die Muskeln durch Senilität und Altersschwäche schlaff. Wie wir wissen, hat Ramses II. einige Jahre zusammen mit seinem Vater Sethos I. und anschließend zweiundsechzig Jahre allein regiert. Er muß an die hundert Jahre alt gewesen sein, als er gestorben ist."

Für das Jahr 1886 ist dies sicherlich eine famose Arbeit und eine sehr genaue Untersuchung. Doch was die Wissenschaft im Verlauf der folgenden 100 Jahre zu leisten vermochte, würde Maspéro heute wohl die Tränen in die Augen treiben.

Den nächsten gewaltigen Schritt tat Sir Flinders Petrie im Jahre 1898. Nur drei Jahre nachdem Röntgen seine sensationelle Erfindung gemacht hatte, probierte er erstmals die Röntgenstrahlen an einer Mumie aus. Die Resultate waren noch bescheiden. Viele folgten seiner Idee: Smith und Jones, Bertolotti und Moodie, Jonckheeres und Gray, Harris und Weeks.

Im Jahr 1900 entdeckte man die Methode zur Blut-Klassifizierung. Blutbestimmung ist auch möglich bei einem Muskel oder Knochen, der zu Staub zerfallen ist. Nach dem Studium einiger Mumien erkannte man, daß es auch im alten Ägypten die Gruppen A, B und Null gegeben hat; und zwar schon in der Vorgeschichte, entgegen der Annahme, daß es sich bei der Blutgruppe B um eine Mutation der Gruppe Null handelt, die erst zur Zeit der Christenheit aufgetaucht sein soll. Das Studium der Blutgruppen von Pharaonen läßt uns heute sicher sein, daß die Mumie, die man lange Zeit für Echnaton hielt, tatsächlich die seines Mit-Regenten Semenchka-Re war. Lange Zeit wurde auch in Fachkreisen darüber diskutiert, ob Semenchka-Re und Tut-ench-Amun Brüder gewesen wären. Nach der Blut-Analyse spricht nichts dagegen. Beide hatten gleiche Blutfaktoren und die Blutgruppe A 2.

Schließlich tut sich die Wissenschaft heutzutage auch nicht mehr schwer, das genaue Alter von Mumien zu bestimmen. Wir sind nicht mehr auf Grabbeigaben, Verbandsmuster oder Sargformen etc. angewiesen. Unbestechlich ist die Radiokarbonmethode. Wer sich darunter nichts vorstellen kann – knapp ausgedrückt geht das so: Alle organischen Gewebe enthalten „Kohlenstoff 14", der leicht radioaktiv ist; jeder radioaktive Stoff aber verliert auch Radioaktivität. Die Zeit, in der der Stoff die Hälfte seiner Radioaktivität verliert, nennt man den Halbzeitwert. Für Kohlenstoff 14 sind das 5568 Jahre. Totes Gewebe baut kein neues Kohlenstoff 14 auf; man braucht also nur die Radioaktivität messen und bekommt ziemlich genau das Alter des Stoffes. Und das geschieht, indem man ihn verbrennt, aus dem Kohlenstoffgas den reinen Kohlenstoff filtert und mit dem Geigerzähler mißt.

Es gibt noch eine andere Möglichkeit; sie bezieht sich auf die Reaktion von Aminosäuren und deren Brechung von polarisiertem Licht.

Darüber, daß fast alle Mumien schlechte Zähne haben, wurde schon berichtet (nicht nur Karies, sondern eben auch die Partikel im Brot, die Mineralien im Mehl). Worunter litten die alten Ägypter sonst noch? Die Mumien geben Auskunft!

Schon 1909 fand Ruffer in den Nieren von zwei Mumien aus der XX. Dynastie verkalkte Eier des Bilharzia-Wurmes, an einer Mumie aus dem Jahr 1200 v. Chr. fand er Spuren der „Schwarzen Blattern", der Pocken, und in Lunge und Leber anderer Mumien „stabförmige Bakterien, ich glaube Pestbazillen". 1910 untersuchte er die Mumie des Priesters Nesper e-hap (1000 v. Chr.): er hatte die „Pottsche Krankheit" (Percival Pott beschrieb sie erst 1779 n. Chr.) – Wirbelsäulen-Tuberkulose und einen Abszeß in einem Lendenmuskel.

Nierenleiden sind in der Pharaonen-Zeit häufig gewesen; man fand Schrumpfnieren, und auch Nierensteine hatten sich über Jahrtausende erkennbar erhalten. Doch auf keinem medizinischen Gebiet ergaben alle Untersuchungen so klare Resultate wie bei den Gefäßkrankheiten. Bei uns deutet man sie heute als eine Erscheinung des stressigen 20. Jahrhunderts mit seiner gigantomanischen Technik, der Unrast und Hetze, der falschen Ernährung sowie mit Zigaretten und Alkohol in einem unstabilen Klima. Nun, hetzen ließ sich der alte Ägypter nicht, das Klima war relativ konstant, Schnaps kannte er nicht, ebensowenig den Tabak, und in der Regel lebte er doch recht genügsam ohne fettes Fleisch, dafür mit viel Gemüse und Zwiebeln und Rettich. Trotzdem raffte ihn der Herzinfarkt dahin, litt er unter Arteriosklerose. Bei der in Deir el-Bahari gefundenen Mumie von Teje, der Frau Amenophis III., konnte man bei der Sezierung die „Narben" eines Infarktes feststellen. Der Pariser Arzt und Medizinhistoriker Ange-Pierre Leca, ein qualifizierter MumienExperte:

„Röntgen-Bilder enthüllen häufig eine Verkalkung der Arterien in den Gliedmaßen. Merenptah, der für gewöhnlich für den Pharao gehalten wird, der im Exodus erwähnt worden ist und der im Roten Meer ertrunken sein soll, scheint nach einer Untersuchung nicht auf diese Art und Weise gestorben zu sein. Er gehört zu den ersten Mumien, die einer kompletten anatomischen Untersuchung unterzogen worden sind, und diese Untersuchung ergab, daß seine Aorta mit Kalkablagerungen gespickt war... Diese Ablagerungen sind häufig gefunden worden, und nicht nur an großen Arterien, sondern auch an den kleinsten lichtdurchlässigen Kapillararterien. In den Kanopenpaketen des Sängers Har-Mose aus der XVIII. Dynastie fand man den Beweis für seine Arterienverkalkung in Form von geschädigten Darmarterien. Schließlich ist bewiesen, daß Teje nicht nur an ihren kranken Herzkranzgefäßen gelitten hat, sondern auch an zu hohem Blutdruck. Die Diagnose wurde uns von keinem zeitgenössischen Arzt überliefert, doch hat die Krankheit ihre unverwechselbaren Spuren auf ihren Nieren hinterlassen."

Der Papyrus Ebers enthält 21 Arzneigetränke gegen Husten. Das schöne Wetter und die heißen Tage in Ägypten dürfen uns nicht darüber hinwegtäuschen, daß die Nächte bitter kalt waren. Spuren von Tuberkulose sind an vielen Mumien festgestellt worden, und der Sänger Har-Mose muß schon vor dem Infarkt, der sich angekündigt hatte, an Bronchopneumonie (Folge einer Bronchitis, führt zur zusammenhängenden Infiltration des Lungengewebes) gestorben sein. Ange-Pierre Leca: „Seine rechte Lunge, in einen Kübel mit Wasser gelegt, sank ab, statt zu schwimmen, ein eindeutiges Zeichen für Ärzte!"

Zahlreich waren die Frauenkrankheiten, Lepra und Pest breiteten sich immer wieder aus, Ramses V. hatte einen bösen Leistenbruch erlitten, der sich in sein Skrotum hinuntergezogen und es an Umfang verdoppelt hat; Wirbelsäulenathrose kam damals so häufig vor wie heute und auch Bandscheibenvorfälle, die wir unseren langen Autofahrten zuschreiben. Wundverletzungen und Brüche waren an der Tagesordnung.

Mumien als Arznei

Eines der wohl perversesten Kapitel in der Geschichte der Medizin wollen wir zum Schluß noch aufschlagen: das Mumienfieber in Europa.

Nach der Einnahme des Pharaonen-Reiches durch die Römer wachte keine Priesterschaft mehr über die Nekropole. Viele Tausend Gräber wurden restlos geplündert, mit dem Einzug des Christentums zerstörten Priester und Mönche die „heidnischen" Grabanlagen, die Gruften wurden geleert, Sarkophage und Mumien dienten als Brennmaterial. Bis sich dann im Mittelalter und in der Renaissance ein geradezu groteskes Mumienfieber ausbreitete. Mumien wurden als Medizin gegen Lähmungen, Herzschwäche, Husten, Epilepsie, Knochenbrüche, Quetschungen angeboten, Mumienhaut, Mumienpaste, Mumienpuder gegen Leber- und Milzschäden, Übelkeit, Migräne und Abszesse verkauft; also eigentlich gegen alles. Diese Welle ging hauptsächlich von einem jüdischen Arzt mit dem Namen El-Magar aus, der um 1300 in Alexandrien praktizierte und seinen Patienten gegen jedes Wehwehchen „Mummie" verschrieb.

Die „Medizin" wurde entweder in Form eines Leichenteils geliefert oder als ölige Paste, die oft mit der Mumie gar nichts zu tun hatte, sondern judäisches Bitumen oder Pißasphalt war, „Grabbalsam" genannt. In der Literatur werden vier Arten von Mumienmitteln beschrieben: „Arabische Mumien: eine Flüssigkeit aus Aloë, Myrrhe und Leichenbalsam, wie er in Gräbern gefunden wurde; von ägyptischen Mumien: eine Flüssigkeit, die aus den Leichen kleiner Leute tröpfelt, die mit Pißasphalt behandelt wurden – diese

Mumien sind zum Teil vollkommen intakt gefunden worden; künstlicher Pißasphalt: eine Mischung aus Pech und Bitumen, die als das „wahre Mummie“ verkauft wurde; und schließlich aus im Sand vergrabenen und in der Sonnenhitze getrockneten Leichen.“ Die beiden letzteren waren billiger, da sie weder mit Harz noch Öl eingelassen waren.

Savary de Bruslon empfahl Anfang des 17. Jahrhunderts: „die beste Mumie ist die, die kaum glänzt, wirklich schwarz ist, angenehm duftet und auch beim Verbrennen nicht nach Pech riecht.“

Verwendungshinweise finden sich auch bei den arabischen Alchimisten, doch beschränken wir uns einmal auf die unserer heimischen Apotheker. In Bechers „Parnassus medicinalis illustratus“ von 1663 steht folgende Rezeptur:

„Die Mumi resolviert geronnenes Geblüt/ Vor Milzestechen und vor Husten es behüt/ Blähung und Wind des Leibs/ verhaltene Weiberzeit/ zwei Quintlein öffnen die/ zum Pulver seyn bereit.“ Er macht einen Unterschied zwischen dem echten Mumienfleisch, d. h. Mumien aus dem Wüstenland Ägyptens, und künstlichen Mumien, nämlich künstlich hergestellten aus frischem Menschenfleisch. Er behauptet, daß letztere von größerem Nutzen seien als die aus der Wüste hergebrachten. Er teilt auch das Rezept mit, wie die künstlichen Mumien hergestellt werden sollen: „Man nimmt einen jungen, gesunden/ und wo es seyn kann/ einen Roth-Kopff/ etwa durch den Strang ertödten Menschen/ den legt man einen Tag an die Sonnen/ und eine Nacht an des Mondes Strahlen.“ Dann läßt er sich ablösen. Das Fleisch wird gesäubert und in lange Schnitte zerteilt. Diese werden durch Zugabe von Myrrhe und Aloë behandelt, in Wein und Salzspiritus dirigiert (ohne Wärme) 8–10 Tage lang. Schließlich werden die einzelnen Teile gedörrt. „Dann“, so schließt Becher seine Schilderung der Zubereitung, „ist diese Mumie gantz ohne Gestank, lieblich und läuffet an feuchten Orten nicht an.“

Man verordnete Mumien in Salben, Balsamen, Tinkturen, Extrakten; zu letzteren sollen manchmal fünferlei Mumien verwendet worden sein. Auch ganze Menschen wurden verarbeitet und als Medizin verwandt, „mit Haut, Fleisch, Bein und allem“. Man zerstampfte den „ganzen gehenckten Menschen“ in einem großen Mörser oder mehreren kleineren zu Brei und machte eine „aqua divina“. Davon gab man dem Kranken eine Drachme unter Zusatz von 3–9 Tropfen seines Blutes ein. Dann sollte baldige Heilung eintreten. Man stellte aus der Mumie aber auch einen Weintrank unter Zusatz von Bolus und Erde gegen Epilepsie her (mitgeteilt bei Georg Buschan: „Über Medizinzauber und Heilkunst im Leben der Völker, Berlin 1941).

In jenen Tagen war es ein Riesen-Spektakel zu beobachten, wie die Mumienladungen auf den Weg gebracht wurden. In Karawanen schleppte man auf Eseln und Kamelen die Mumien nach Kairo und Alexandria, wo sie auf portugiesische und venezianische Schiffe verladen und nach Frankreich verfrachtet wurden. Das Zentrum für den Mumienhandel scheint Lyon gewesen zu sein, von wo aus der Versand an alle Apotheken im Land organisiert wurde. Der Weiterverkauf geschah zu horrenden Preisen.

Ihren Frieden fanden die Mumien auch um die Jahrhundertwende nicht. Denn da war es im grusel- und spuksüchtigen England sehr gefragt, zu einem „Mumien-Dinner“ eingeladen zu werden. Der Höhepunkt des Essens und des Abends war das Auswickeln einer echten Mumie. Im Deutschland jener Zeit konnte man für 20 Reichsmark Anteilseigner einer „veritablen ägyptischen Mumie“ werden. Und weil das Schicksal einer Mumie in den Vereinigten Staaten erst recht nicht zu beneiden ist: Gegen Ende des 19. Jahrhunderts hatte der Kaufmann August Stanwood, der in Maine Papierfabriken besaß, die Idee, aus Lumpen Papier zu machen. Sehr gewinnträchtig. Arabern, die Erfahrung im Handel mit Mumien hatten, kaufte er solche ab, wickelte sie aus, und startete mit den Leichentüchern und Bandagen seine Papierproduktion. Das Dumme war nur: Das Harz im Stoff bewirkte, daß das Papier braun und nicht weiß aus der Maschine kam. Stanwood fand keine Methode, es weiß zu bekommen; da verkaufte der Schlaumeier sein Produkt als Packpapier; die amerikanischen Hausfrauen trugen nun ihre Lebensmittel in der Wäsche von Mumien nach Hause.

Was aus den Mumien selbst wurde, weiß man nicht. Dabei hatten die alten Ägypter in ihren Gruften und Gräbern doch nur für immer und ewig in Frieden auf Re's Sonnenbarke dahinsegeln wollen!

Epilog

Der Mensch fürchtet sich vor der Zeit –
die Zeit fürchtet sich vor den Pyramiden.
(Ägyptisches Sprichwort)

Es ist später Nachmittag geworden. Von der Terrasse meines Hotels aus betrachte ich die Berge jenseits des Nils, die schroffe Landschaft des Westens, wo so viele Pharaonengräber in den Stein gehauen wurden. Wie schon vor Jahren zum ersten Mal, fasziniert mich dieser Blick immer wieder aufs Neue. Unter einem amethystblauen Himmel scheinen die Berge malvenfarbig und voller Rätsel; bald werden sie wie violett gestrichen wirken, ehe die Sonne urplötzlich in die Unterwelt versinkt. Der Tag war im Tal der Könige wie immer glühend; Fels, Geröll- und Sandwüsten bieten keinen Schatten, in den Gräbern ist es schwül und stickig. Der Schweiß der Besucher schadet den Wandmalereien, auch ohne daß die Besucher immer wieder tastend prüfen müssen, ob tatsächlich alles echt ist. Mittlerweile brauchen sogar die Grabstätten „Urlaub“ von den Touristen: jeweils die Hälfte ist stets geschlossen, wegen klimatischer Probleme und oft für Restaurierungsarbeiten.

Solche Probleme gab es noch nicht, als sich, der Weltstadt Theben gegenüber, die grandiose Stadt der Toten erhob. Vergeblich sucht man nach einer Spur jener Tage, in denen unter den Bergspitzen des Westens in einer prächtigen Umgebung die Toten den Göttern gleich wurden. Die heilige Stadt mit ihren widderköpfigen Shingen-Alleen, mit Vororten, in denen die Balsamierer und Bediensteten der Riesen-Nekropole wohnten, mit Mumienwerkstätten, Kolossalstatuen, Säulen, Masten und Pylonen, mit dem Ramesseum und den vielen kleinen Gärten, in denen die Seelen Rast machten, wenn sie aus den Luftschächten der Gräber ans Licht der Welt gekommen waren, ist nicht mehr. Nur der Blick noch: Wo der gelbe Sand jäh zum Grün der Wiesen wird, liegt schon der Strom, dann die Felsabstürze.

Wo sind sie geblieben – die göttlichen Barken und ihre Besatzungen, die rund einundachtzigtausend Männer von Theben, die nur für Amun arbeiteten: als Bildhauer und Steinschleifer, Papyruspresser oder Hühnerwärter, am Schmelzofen und in der Schreibhalle, am Heiligen See, im verbotenen Bezirk oder den Gemächern der Kranken. Theben, die Stadt, die einst Luxor verschlungen hatte und auf der einen Seite bis zum Horizont reichte, auf der anderen bis nach Karnak, der zu Stein gewordenen Oase, existiert nicht mehr. Heute sitzen wir im glühenden Abendlicht, zierliche Wiedehopfe stochern in den Pferdeäpfeln, die auf der Promenade liegen; die Touristen traben in Einspännern nach Karnak, das einmal Ipet-isut hieß, „Auserwählteste der Stätten", ideologisch und wirtschaftlich das bedeutendste Tempelunternehmen in ganz Ägypten. Doch auch Zeugnisse in Trümmern sterben nicht, und eine Sprache kann man wieder finden. So wie Champollion, der bei seiner Ankunft in Oberägypten schwärmte: „Theben, das ist das größte Wort, das in irgendeiner Sprache existiert. Und in Karnak offenbart sich die ganze Pracht des Pharaonenreiches. Es ist das größte, was die Menschen erdacht und verwirklicht haben. Kein einziges altes Volk hat die Kunst der Architektur in einem derart erhabenen und großartigen Maßstab aufgefaßt."

Den Pharaonen ist es nicht gelungen, den Tod völlig zu besiegen; von ihren Grabstätten, vom Biban el-Muluk aus, mögen sie den Bau von Karnak beobachten haben, die ständige Vergrößerung und Verschönerung, schließlich aber auch die Zerstörung durch fremde Soldatenstiefel.

Für den Pharao war Karnak mehr als eine Tempel-Stadt; hier fand er seine Legitimität, hierher kam er, um Trost und Ermutigung nach Schicksalsschlägen zu suchen, hier brachte er seine Siege dem Amun als Huldigung dar und hier schöpfte er neue Energie. Er war ja nur ein Blatt auf einem Baum, dessen mächtige Wurzeln im thebanischen Boden verankert waren, doch dessen Rauschen wir heute noch fühlen ...

Zum Ende der Dynastien war der Zerfall und der Verfall des Reiches unaufhaltsam. Noch wurde Weihrauch verbrannt, den Göttern gehuldigt oder mumifiziert; der Nil überflutete und schwand, doch der Kunst war die Leidenschaft abhanden gekommen und die Wissenschaft erstarrte in alten Formen. Kriege führte man mit gemieteten Söldnern; es war ganz so, als wolle man sich zu einem ewigen Schlaf niederlegen. Ägypten ertrank in Lethargie.

Als Alexander der Große und später die Römer einmarschierten, hörte die medizinische Literatur nicht plötzlich auf. Es wurden auch weiter Rezeptsammlungen geschrieben – in der koptischen Sprache der ägyptischen Christen. Natürlich war diese Medizin bereits von den Griechen beeinflußt, wie alles, was die Griechen machten, vom Ägyptischen. Selbst Hippokrates gab immer wieder unumwunden zu, wie sehr er sich auf die Kenntnisse der alten ägyptischen Ärzte gestützt hatte.

Obwohl die ägyptische Medizin später auch von der arabischen zehrte, behielt sie doch eine ägyptische Tradition bei, mit Wörtern und Begriffen, die sonst wahrscheinlich für immer verlorengegangen wären. Vor allem den Klöstern ist dieser „pflegliche Umgang" mit den alten Schriften zu danken.

So fand man zum Beispiel viele Rezepte im Kloster Der elAbjad, und 1921 wurde ein Manuskript aus dem 9. (oder 10. Jahrhundert) n. Chr. veröffentlicht, das M. E. Bouriant bei Meshaikh gefunden hatte; eine Handschrift über Augenkrankheiten, die sehr stark den alten ägyptischen Papyri ähnelt.

Als dieses Manuskript von Meshaikh niedergeschrieben wurde, hatte die griechische Heilkunst ihren Zenit schon überschritten, und die arabische Medizin eilte in Siebenmeilenstiefeln neuen, segensreichen Erkenntnissen entgegen.

2500 Jahre waren den Nil hinabgeflossen, seit der Arzt Imhotep für seinen Pharao Djoser die erste Pyramide in Sakkara gebaut hatte. Lotos und Papyrus waren welk, das mächtige Memphis vergessen. 969 n. Chr. enstand unweit davon, unter dem fatimidischen Feldherrn Dschaubar, Misr al-Kahira – das heutige Kairo. Glanzvolle Moscheen entstanden, zur Ehre und zum Ruhme Allahs, „des Barmherzigen, des einzigen Gottes, der die Welt geschaffen hat".

Während man ihm huldigte, bedeckte die Wüste barmherzig die Stätten Amuns und seiner Gefolgsleute. Nur die höchsten Bauten blieben als Wunder einer anderen Welt für alle Zeiten sichtbar, verwirrend geheimnisvoll.

Die Kultur aber, die in jenen fernen Tagen, von der ersten Dynastie an, so urplötzlich auf Europa und Afrika ausgestrahlt hatte, war keineswegs gestorben; sie beflügelte Kunst und Handwerk, Literatur und Medizin bis in unsere Tage.

Seit Champollion die Schriftzeichen zum Sprechen brachte und die Spaten der Archäologen die wundersamsten Geheimnisse freilegten, bestaunen wir ehrfurchtsvoll eine der größten Kulturen unserer Schöpfung.

Glossar

Wir haben uns in diesem Buch bemüht, so weit wie möglich auf Fachbegriffe zu verzichten oder haben sie bereits zum Thema erklärt. Sofern es sich nicht umgehen ließ, werden sie im folgenden Verzeichnis erläutert. Zusätzlich sind einige Ämter, Titel- oder Priesterangelegenheiten für den interessierten Leser noch eingehender behandelt.

Abydos: Hauptkultort des Osiris, angeblich auch mit seinem Grab. Begräbnisstätte der Könige der I. und II. Dynastie.

Alabaster: Nach der ägypt. Stadt Alabastron; durchscheinendes Mineral, weiß, gelb, rot oder grau; wurde in ägypt. und babylonischer Zeit für Vasen und Reliefs verwendet.

Amaunet: Urgöttin, weibliches Gegenstück zu Amun und in ptolemäischer Zeit „Nordwind".

Amenti: Totenreich.

Amun: Hauptgott von Theben, 2000 Jahre gültig als einziger Schöpfer-Gott.

Ancham: Ägypt. für Leben. Ein Blumenkranz, der den Toten göttliche Lebenskraft geben sollte.

Anch-Zeichen: ein hieroglyphischer Schlüssel auf Gräbern oder Särgen,

Symbol für Lebenskraft; christlich „Henkelkreuz".

Anubis: schakalköpfiger Nekropolengott; „zuständig" für die Mumifizierung.

Apis: Der heilige Stier, mit Sonnenscheibe zwischen den Hörnern; mit Ptah verbunden.

Ba: Todüberdauernde Kraft im Menschen; häufig nicht ganz richtig mit Seele übersetzt. Der Ba des Toten bewegt sich frei im Jenseits; wird in Vogelgestalt dargestellt.

Bastet: Löwenköpfige Kriegsgöttin, eng mit Nut und Sachmet verbunden.

Bes: Zwerg mit Maske, Gott der Familie und Schutzherr schwangerer Frauen.

Chepre: Urgott in Käfergestalt. Der heilige Pillendreher, der Skarabäus, ist sein irdisches Bild: die morgendliche Form der Sonne.

Champollion, Jean-François: Löste 1822 das Rätsel der Hieroglyphen.

Chnum: Widderköpfiger Schöpfergott, manchmal beim Bilden von Menschen auf der Töpferscheibe dargestellt.

demotisch: Weiterentwicklung des hieratischen; Volksschrift und Umgangsschrift in der Spätzeit.

Duat: Unterwelt, in die die Sonne versinkt, um sie zu durchwandern.

Gau: Verwaltungseinheit mit der Bezeichnung „Sepat". Die Gaue spielten keine wesentliche Rolle, wenn das Königreich straff geführt wurde – wie zum Beispiel im Mittleren Reich. Gaufürsten waren die höchsten Beamten, erblich, ab der XII. Dynastie kaum noch von Bedeutung.

Geb: Gehörte zur „Neunheit von Heliopolis", Gottheit der Erde, Gatte der Himmelsgöttin Nut. Leitete im Jenseits die ersten Schritte der Toten.

Harachte: „Horus vom Horizont", als Mensch mit Falkenkopf dargestellt.

Harpokrates: Immer als nacktes Kind mit Finger am Mund und Kinderlocke dargestellt. Sohn von Isis und Osiris.

Hathor: Mit Sonnenscheibe und Kuhgehörn, Göttin der Frauen, auch Himmelsgöttin, Baumgöttin (Memphis) und Nekropolengöttin.

Heliopolis: Wichtiger religiöser Ort und mit dem Sonnen-Kult eng verknüpft. Im ägypt. „Junu", biblisch „On".

Herakleopolis: Schauplatz des Kampfes zwischen Seth und Horus.

Hieratisch: übliche Schriftart für Papyri und Ostraka, einfacher zu schreiben als Hieroglyphen.

Hieroglyphe: griech. „heilige Kerbe“; identifizierbare Bildersprache, meist nur auf Denkmälern.

Horus: Falkenköpfig dargestellt, oft mit Doppelkrone von Ober- und Unterägypten, Himmelsgott und der heliopolitanischen Neunheit zugehörig. Sohn von Isis und Osiris.

Imhotep: Arzt, Bildhauer, Architekt der ersten Pyramide der Welt für Pharao Djoser in Sakkara. „Aufgestiegen“ zum Heilgott.

Isis: Schwester und Gattin des Osiris (sterbende Sonne) und Mutter des Horus (neugeborene Sonne); gewährt dem Toten Schutz.

Jaru: Jenseitsland der Seeligen, wo der Tote pflügen, essen, trinken und bei seinen Lieben weiterleben kann.

Ka: Die Lebenskraft, die den Menschen wie sein Doppelgänger begleitet, garantiert das ewige Leben.

Kartusche: Oval mit Querbalken, in das ab der IV. Dynastie der Königsname geschrieben wurde. Die Könige hatten zwei Kartuschennamen; der eine bezog sich stets auf Re (Thronname), der andere zeigte den Geburtsnamen.

Katarakt: Hartgesteinbereich im Flußbett, das Stromschnellen verursacht. Sechs an der Zahl zwischen Assuan und Chartum. Hinderlich für die Schiffahrt; das Zweite konnte nur bei Überschwemmung überfahren werden. Zu verschiedenen Epochen auch Landesgrenzen.

Ker-heb-Priester: Vorlesepriester im Totenkult der Balsamierer bei der Mumifizierung der Leiche.

Maat: Göttin mit Straußenfeder; die personifizierte Wahrheit. Beim Totengericht wird das Herz des Verstorbenen gegen die Maat-Feder aufgewogen.

Mastaba: Arab. für Bank. Wurde zur Bezeichnung für freistehende Gräber im Alten Reich.

Min: Fruchtbarkeitsgott, dargestellt mit einer Kappe mit zwei Feder, Geißel und erigiertem Penis; Schutzherr der Ostwüste.

Nekropole: Griech. für Friedhof, eigentlich Totenstadt; ausgedehnte Flächen zur Bestattung, die über einen längeren Zeitraum hinweg benützt werden.

Neith: Kriegsgöttin mit Pfeil, Bogen und Schild. Zusammen mit Isis, Nephthys und Selket wacht sie an der Bahre von Osiris.

Nephthys: Schwester der Isis, mit der zusammen sie immer erscheint.

Nun: Personifikation des Urwassers, aus dem die Erde hervorkommt.

Nut: Göttin des Himmels und Mutter von Re, dem Sonnengott.

Neunheit: Gruppe von neun Gottheiten in mehreren Kultzentren. Berühmt: die große Neunheit von Heliopolis mit Re-Atum, Schu, Tefnut, Geb, Nut, Osiris, Isis, Sweth und Nephthys.

Obelisk: Hoher, rechteckiger, nach oben schmaler werdener Steinpfeiler; wahrscheinlich Sonnensymbol; vor den Gräbern zu Paaren, Einzelstücke waren Kultobjekte. Alte ägypt. Obelisken sind aus einem Stück und stehen in New York ebenso wie in London, Paris oder München.

Osiris: Mumiengestaltig mit Krummstab und Geißel, weiße Krone über Widdergehörn, Gott des Vegetationsrhythmus und der Unterwelt; zerstükkelt und von Isis wieder zusammengesetzt.

Ostrakon: Griech. für Topfscherbe; Tonscherben, die als Schreib- oder Zeichenunterlage dienten. Rund 20 000 hat man gefunden, die besten aus der IXX. und XX. Dynastie.

Papyrus: Schreibgrundlage, aus der Papyrus-Staude gepreßt.

Pharao: Aus ägyptisch *Per'o* („großes Haus"). Titel der altägyptischen Könige.

Pylon: Monumentale Eingangsmauer an den Tempeln; meist zweinturmartige Massive mit einem Torbogen; ausgedehnte Tempelanlagen verfügen über mehrere Pylone.

Re (Ra): Sonnengott, der mit der Sonnenbarke über den Himmel fährt, begleitet von Thot und seiner Tochter Maat. In der Barke des Re fahren auch die Toten mit.

Sachmet: Ebenfalls löwenköpfige Göttin, mit Nut und Bastet verbunden.

Schu: Herr der Luft, der Mächtige über die vier Winde.

Sechem: Machtbegabte Wesen; „Dinge der Sechem kennen" bedeutet „den Göttern ähnlich" sein.

Sempriester: Hohepriester, der beim Ritual der Mundöffnung die Rolle des Gottes Horus einnimmt und ein Pantherfell trägt!

Seth: Gott des Chaos, der Wüsten, des Sturmes und des Krieges. Nicht identifiziertes Tier, Bruder des Osiris.

Sobek: Krokodilsgott, ab dem Mittleren Reich so gewaltig wie Horus angesehen.

Sokaris: als Nekropolengott Pförtner am Eingang in die Unterwelt und Totengott, der später mit Osiris gleichgesetzt wurde. Festliche Totenfeiern mit der „Sokaris-Barke".

Sothis: Der Stern Sirius, dessen Erscheinen am nächtlichen Himmel im

Frühsommer den Beginn der Nil-Überschwemmungen anzeigte.

Tefnut: Weibliche Ergänzung zu Schu.

Thot: Gott des Mondes und der Wissenschaft, der Weisheit und der Zeitrechnung; mit Ibiskopf oder als Pavian dargestellt und der Tages-Begleiter von Re.

Thoëris: Die schwangere Nilpferd-Göttin mit weiblichen Brüsten; Schutzgöttin aller gebärender Frauen.

Uräus: Die vom König getragene goldene Stirnschlange; heiliges Tier, daß das Sonnenauge darstellen soll.

Uschebti: Kleine Figuren, die man der Mumie mit ins Grab gegeben hat. Teilweise Nachbildungen des Verstorbenen und bis zu 365 Stück pro Grab – für jeden Tag eine Figur, falls der Pharao im Jenseits Arbeitskräfte benötigte.

Uzat- (oder Udjat-)Auge: Beliebtes Amulett oder Grabbeigabe; Symbol der zyklischen Erneuerung des Lebens, soll seinem Träger die körperliche Unversehrtheit bewahren.

Literaturverzeichnis

Dawakhly, Zeinab el; Ghalioungui, Paul
Health and Healing in ancient Egpt.
Cairo, London, 1965

Ranke, Hermann
Medizin und Chirurgie im alten Ägypten.
Heidelberger Vorträge 1948

Schipperges, Heinrich
Moderne Medizin im Spiegel der Geschichte.
dtv 4044, Stuttgart

Sigerist, Henry
Große Ärzte. Eine Geschichte der Heilkunde in Lebensbildern.
München 1965

Schipperges, Heinrich
Lebendige Heilkunde von großen Ärzten und Philosophen aus drei Jahrtausenden.
Olten, Freiburg 1962

Kayser, Hans
100 Tore hatte Theben. Historische Stätten am Nil.
Hannover 1965

Cattrell, Leonard
Das Volk der Pharaonen
Konstanz, Stuttgart 1965

Thorwald, Jürgen
Macht und Geheimnis der frühen Ärzte.
Knaur, Taschenbuch 138, München, Zürich 1967

Morenz, Siegried
Die Begegnung Europas mit Ägypten. Mit einem Beitrag von Martin Kaiser über Herodots Begegnung mit Ägypten.
Zürich, Stuttgart 1969

Brandenburg, Dietrich
Medizinisches bei Herodot.
Berlin 1976

Brunner-Traut, Emma
Die alten Ägypter – Verborgenes Leben und Pharaonen.
Stuttgart 1974

Bauer, Hans
5000 Jahre Medizinische Entdeckungen und Entdecker.
Leipzig 1954

Sigerist, Henry E.
Anfänge der Medizin. Von der primitiven und archaischen Medizin bis zum goldenen Zeitalter.
Zürich 1963

Lichtenthaler, Charles
Geschichte der Medizin. Die Reihenfolge ihrer Epochenbilder und die treibenden Kräfte.
Band 1; Deutscher Ärzteverlag, Köln-Lövenich 1974

Diepgen, Paul
Geschichte der Medizin. Die historische Entwicklung der Heilkunde und des ärztlichen Lebens. Band 1: Von den Anfängen bis zum 18. Jahrhundert.
Berlin 1949

Spiegel, Joachim
Das Werden der altägyptischen Hochkultur. Ägyptische Geistesgeschichte im 3. Jahrtausend n. Chr.
Kerle, Heidelberg 1953, XXVI

Baumann, Hans
Die Welt der Pharaonen. Entdecker am Nil.
Gütersloh 1959

Waltari, Mika
Sinuhe der Ägypter.
Bern 1948

Schenkel, Wolfgang
Grundformen mittelägyptischer Sätze anhand der Sinuhe-Erzählung.

Morenz, Siegfried
Religion und Geschichte der alten Ägypter.
Köln, Wien 1975

Sameh, Waliaddrin-Waley-el-Dine Sameh
Alltag im alten Ägypten.
Callwey, München 1963

Montet, Pierre
So lebten die Ägypter vor 3000 Jahren.
Stuttgart 1960

Grapow, Hermann
Grundriß der Medizin der alten Ägypter.
Berlin 1954

Grapow, Hermann
Über die anatomischen Kenntnisse der altägyptischen Ärzte.
Morgenland Heft 26, Leipzig 1935

Deines, Hildegard von
Übersetzung der medizinischen Texte.
Berlin 1958

Harris, James
X-raying the Pharaons.
New York 1973

Harris, James E.
An X-ray Atlas of the royal mummies.
London, Chicago 1980

Magnus, Hugo
Die Augenheilkunde der Alten.
Breslau 1901

Ebers, Georg
Papyrus Ebers. Das hermetische Buch über die Arzneimittel der Alten Ägypterin hieratischer Schrift.
Band I und II, Leipzig 1879

Ebers, Georg
Eine ägyptische Königstochter.
3 Bände, Stuttgart, Leipzig 1879

Leca, Ange-Pierre
Die Mumien.
Ullstein 1984

Irmscher, Johannes
Lexikon der Antike
Leipzig 1962; Heyne, München 1987

Kraemer, Hans (Hrsg.)
Weltall und Menschheit. Geschichte der Erforschung der Natur und der Verwertung der Naturkräfte im Dienste der Völker.
Band III: Prof. Karl Weule; Band IV: Dr. Albert Neuburger.
Dt. Verlagshaus Bonn, Berlin, Leipzig, Wien

Hatem, Abdel-Kader
Life in Ancient Egypt.
Al Ahram, Cairo 1982

Ramadura
Das alte ägyptische Traumbuch
Bergewald, Darmstadt

David, A. Rosalie
Ancient Egypt.
Phaidon, Oxford 1975/1988

Erman, Adolf
Literatur der Ägypter.
Leipzig 1923

Ankylostomiasis and Bilharziasis in Egypt.
Government Press, Cairo

Carter, Howard
The Tomb of Tut-ankh-Amen.
London 1933

Ruffer, Marc Armand
Studies in the Paleopathology of Egypt.
Chicago 1921

Mendelssohn, Kurt
The Riddle of the Pyramids.
Thames & Hudson, London 1974

Gardiner, A. H.
Egpytian Grammar.
Edition 3, Oxford 1957

David, A. R.
The Pyramid Builders of Ancient Egypt: A Modern Investigation of Pharaoh's Workforce.
London 1986

Bauer, Dümotz, Golowin
Lexikon der Symbole.
Heyne, München 1987

Zabkar, L. V.
A Study of the Ba Concept.
Chicago 1968

Champdor, Albert
Das Ägyptische Totenbuch.
Bern, München, Wien 1977

The Book of the Dead.
Commentaries Evelyn Rossiter, British Museum, Regent, London

Tulhoff, Angelika
Thutmosis III.
Callwey, München 1984

Konzelmann, Gerhard
Der Nil.
Hoffmann und Campe, Hamburg 1982

Eydt, Max
Kampf um die Cheops-Pyramide – Geschichten aus dem Leben eines Ingenieurs.
Zwei Bände der Carl Winter's Universitätsbuchhandlung Heidelberg. (Die letzte Recherche des Autors nach der Herkunft der Bücher weist einen handschriftlichen „Gotthelf Wülber" als Besitzer aus. Das 840-Seiten-Werk lag 1979 zum Verkauf im Kairoer Khan-el-Khalili-Basar und wurde – vielleicht etwa um die Jahrhundertwende – abgestempelt von der „Buchhandlung Crone & Martinot, Hamburg - St. Pauli, neben der Post".)

Flobert, Gustave
Notes inédits ... Voyage d'Egypte 1849–51.
Herausgeber Dr. G. A. Narciss, nach der Ausgabe von 1920, Fischer/Bertelsmann, Frankfurt, Stuttgart

Vandenberg, Philipp
Ramses der Große.
Scherz, Bern/München; Lübbe, Gladbach 1980

Denon, Dominique Vivant de
Mit Napoleon in Ägypten 1798–1799.
Knaur, München/Zürich; Erdmann, Tübingen; Hrsg. Helmut Arndt 1982

Bissing, F. W. V.
Altägyptische Lebensweisheit.
Zürich 1955

Hermann, A.
Ägyptische Liebesdichtung.
Wiesbaden 1959

Kluge, M.
Die Weisheit der alten Ägypter.
Heyne, München 1980

Jacq, Christian
Akhenaton et Néfertiti.
Laffont, Paris 1976

Eriksson/Sjölund
Transkutane Nervenstimulierung zur Schmerzlinderung.
Fischer, Heidelberg 1979

Herodot
Historien II.
Heimeran, München 1977

Schüssler, Karlheinz
Märchen und Erzählungen der alten Ägypter.
Lübbe, Bergisch Gladbach 1980

Lefebvre, G.
Tableau des Parties du Corps Humain Mentionnées par les Egyptiens.
Sasae, 1952

Däniken, Erich von
Die Augen der Sphinx.
Bertelsmann, München 1989

De Buck, Adriaan
De godsdienstige opvattning van den slaap inzonderheid in het oude Egypte.
Leiden 1939

Saunderon, Serge
Les Songes et leur interprétation dans l'Egypte ancienne.
Paris 1959

Bildnachweis

Bildarchiv Preußischer Kulturbesitz, Berlin: Seiten 83, 84.

Heinz Gebhardt, München: Seite 167.

Hans Grimm, München: Seite 37.

Claus Hansmann, München: Umschlag, Seiten 26, 31, 81, 84, 98, 111, 112, 132, 165, 169, 170, 171, 172.

Gerold Jung, Expression Foto, Ottobrunn: Seiten 10 + 11, 12, 82, 87, 88.

Jürgen Kluger, München: hintere Umschlagklappe, Seiten 38, 39, 42, 59, 60, 62, 63, 64, 99, 109, 129, 131.

Lehnert & Landrock Succ., Ägypten: Seiten 85, 168.

Mauritius/F. Gierth, A. Burger: Seite 170.

Cornelius Stetter, München: Seiten 57, 58, 61, 85, 87, 97, 110, 129, 130, 186.

Danksagung

Mein Dank für die Unterstützung bei diesem Buch gebührt im besonderen:

Zeinab el Dawakhly
Dr. Martin Gessler
Prof. Dr. Paul Ghalioungui
Prof. Dr. Dr. Christa Habrich
Dr. Ali Hassan
Robert Kaufmann
Mohamed Ali Mohsen
Dr. Mohamed Saleh
Elisabeth Striebel-Sharavy
Dr. Wolfgang Zierhut

Hochachtung zolle ich ebenfalls Prof. Hermann Grapow, ohne dessen hervorragende Untersuchungen der medizinischen Papyri Aufschlüsse über die altägyptische Medizin so wenig denkbar gewesen wären, wie mir die Forschungsergebnisse zahlreicher Wissenschaftler aus ihren letzten Arbeitsjahren unerläßliche Lektüre waren. Ihr Schaffen ist im Literaturnachweis dokumentiert.

Dankbar bin ich ebenso meiner Frau, die mir, im Tal der Könige wie am Schreibtisch, immer wieder mit viel Geduld zur Seite stand.

Gewidmet ist dieses Buch darüber hinaus allen Gefährten auf dem langen Weg vom ersten Schritt in die „große Pyramide", bis hin zur letzten dieser Zeilen.

schukrán an sie alle!
München, im Sommer 1990